U0199460

国家科学技术学术著作出版基金资助出版

针灸研究的
科学问题

主　　编　刘存志

副 主 编　杨静雯　石广霞　王丽琼

编　　委　马思明　王　宇　孙　宁　闫超群
　　　　　何　甜　汪　露　李金玲　郑　洋
　　　　　林璐璐　邵佳凯　张　帅　张　娜
　　　　　杨娜娜　屠建锋　邹　璇

编写秘书　林璐璐（兼）

人民卫生出版社
·北　京·

图书在版编目（CIP）数据

针灸研究的科学问题 / 刘存志主编. —北京：人
民卫生出版社，2022. 3

ISBN 978-7-117-32834-0

Ⅰ.①针… Ⅱ.①刘… Ⅲ.①针灸学 - 研究　Ⅳ.
①R245

中国版本图书馆 CIP 数据核字（2022）第 015904 号

人卫智网	www.ipmph.com	医学教育、学术、考试、健康，购书智慧智能综合服务平台
人卫官网	www.pmph.com	人卫官方资讯发布平台

针灸研究的科学问题
Zhenjiu Yanjiu De Kexue Wenti

主　　编：刘存志
出版发行：人民卫生出版社（中继线 010-59780011）
地　　址：北京市朝阳区潘家园南里 19 号
邮　　编：100021
E - mail：pmph @ pmph.com
购书热线：010-59787592　010-59787584　010-65264830
印　　刷：北京华联印刷有限公司
经　　销：新华书店
开　　本：710×1000　1/16　印张：15.5　插页：6
字　　数：254 千字
版　　次：2022 年 3 月第 1 版
印　　次：2022 年 4 月第 1 次印刷
标准书号：ISBN 978-7-117-32834-0
定　　价：89.00 元

打击盗版举报电话：**010-59787491**　**E-mail**：**WQ @ pmph.com**
质量问题联系电话：**010-59787234**　**E-mail**：**zhiliang @ pmph.com**

主编简介

刘存志，主任医师、二级教授、研究员、博士生导师，北京中医药大学针灸推拿学院院长，国家杰出青年科学基金、国家优秀青年科学基金获得者。国家万人计划领军人才、教育部新世纪优秀人才，岐黄学者（临床型）。牵头国家重点研发计划中医药现代化专项，在 *Ann Intern Med*、*Arthritis Rheumatol*、*Theranostics*、*Pain*、*Hypertension* 等期刊发表论文 257 篇，获包括一等奖在内的省部级奖励 10 项，参与制定行业标准 9 部，主编国家卫生健康委员会"十四五"规划教材《经络腧穴学》。

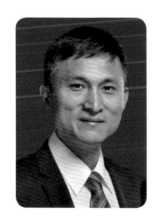

兼任中国针灸学会青年委员会主任委员、*Integrative Medicine Research* 编委，入选爱思唯尔 2020 中国高被引学者和全球针灸领域最知名十位学者，获全国优秀科技工作者、全国卫生系统青年岗位能手等荣誉称号。

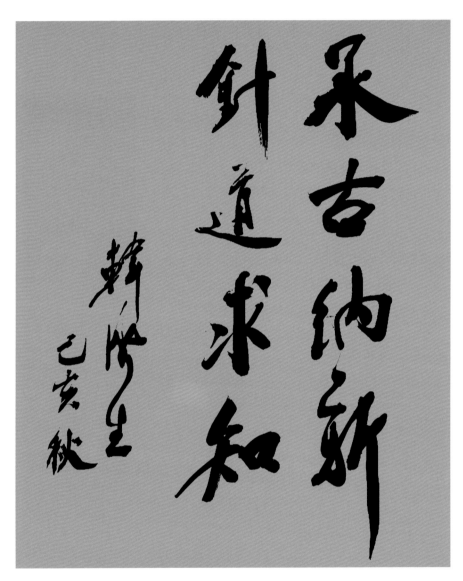

承古纳新 针道求知

韩济生 己亥秋

中国科学院韩济生院士题词

针灸是中医方面之精华，是
中国古代科学的瑰宝。
传承精华，守正创新
的关键是明确针灸
的科技问题，发扬优势
补齐短板，让针灸在健康
中国建设中做出更大贡献。

刘保延

中国针灸学会会长
二〇一九年十二月十六日

中国针灸学会刘保延会长题词

石　序

中医药的发展迎来了天时、地利、人和的大好时机，这是针灸学科发展的最好契机，也是通过科研推动医学发展的黄金时代。针灸领域的科学研究取得了哪些进展？还存在哪些问题？很有必要进行系统的梳理、归纳和总结，为今后针灸发展提供可借鉴的思路和方法。

针灸的起源和发展是一个从不自觉到自觉，从感性深化成为理性的过程。针灸的现代化发展面临既要有效又要有理两大问题。首先是有效的问题，针灸的适应范围很广泛，涉及内、外、伤、妇、儿、五官、皮肤等各科的多种疾患。然而目前只有十余种疾病具有国际公认的研究证据，这显然形成明显落差，符合现代国际规范的针灸证据还远远不够。需要更多确证性研究，提供针灸确有疗效的科学证据。其次，针灸临床有效的同时还得有理。要把针灸治疗疾病的原理、生物学过程尽量解释清楚，更易于国际化传播。西医发展迅速，其重要原因之一就是不断采用了物理、化学、电子、基因工程学等多种科学发展的最新成果，对人类病症的认识和治疗不断深化。中医针灸有 3 000 余年的悠久历史，为何发展缓慢？我们不能墨守陈规，要主动吸取现代科技的精华，把它应用到中医针灸的科学研究中去，不管是临床还是基础研究，采用更科学、严格的研究方法，得到学术界的共识，提升整个针灸发展的水平。

本书以针灸临床和基础研究为主线，围绕针灸研究中的科学问题，将作者十余年来辛勤钻研的成果和见解作了一个系统的、由浅显到复杂的逐步介绍，同时将方法学寓于其中，层层剖析，是很有说服力的。我相信虽然有些观点可能有待于实践的印证和进一步发展，但是本书对于针灸领域关键科学问题的凝练和总结本身已足以使人振奋。

2020 年 10 月

目　　录

绪　　言

　　针灸疗法是传统医学的重要组成部分，是中医药走向世界的重要突破口。世界卫生组织（World Health Organization，WHO）发布了《世卫组织传统医学战略 2014—2023》，指出目前整个传统医学、补充替代医学领域中，世界范围内使用最多的是针灸疗法。世界针灸学会联合会开展的调查结果显示，在调查的 202 个国家中有 183 个使用针刺疗法。在联合国的 190 多个成员国中，178 个（93%）具有针灸疗法实践，59 个有针灸疗法组织，29 个国家为针灸立法。走向世界的针灸，同时也向针灸发源地的中国针灸界提出了严峻的挑战。受针灸疗法和迷走神经刺激治疗疾病的启发，美国国立卫生研究院（National Institutes of Health，NIH）在 2016 年宣布拨款 3.24 亿美元启动刺激外周神经缓解疾病症状（stimulating peripheral activity to relieve conditions，SPARC）计划，旨在明确外周神经与相关器官的联系，按照神经编码刺激内脏器官的传出神经精准调节内脏功能，这对传统针灸研究形成倒逼之势。2019 年 7 月 NIH 补充整合医学中心对"穴位相关问题"进行全球范围的意见征集，也是认识到针灸关键科学问题和进军针灸基础研究的一个标志。我国针灸研究的发展虽然已逐步有标志性成果产出，然而面对西方针灸的发展，仍需在针灸关键问题上取得重大开创性的突破。在针灸发展过程中主要存在三个关键科学问题：

一、针灸理论的科学内涵是什么？

　　针灸在中国传统哲学思想的影响下，逐步形成完整的且能指导临床实践的理论体系。然而目前传统的针灸理论正面临严峻挑战。例如，传统针灸理论认为针刺不同的经穴可以治疗不同的疾病，即经穴的功能具有特异性。但现代有些针刺或类针刺的临床及实验研究结果不支持经穴特异性，加之对于经穴特异性科学基础的阐释远远跟不上临床，使得西方医学界虽然普遍承认针刺有效，但对于传统的针灸理论却持怀疑态度。此外，在现代科学基础上

1

出现的"日本针灸""英国针灸""美国干针"以及神经刺激等疗法对某些疾病有一定的疗效，却不需要任何穴位理论的指导，与传统针灸经脉腧穴等理论有悖。多种针法各具特色，如耳针、腹针、浮针、腕踝针、电针、激光针等，其理论也有别于传统针灸理论。因此，对于传统针灸理论的深度挖掘，及对其内涵外延的界定，显得尤为重要，直接关乎针灸学科发展的根基。

针灸理论的科学内涵到底是什么？这是针灸领域最基本的关键科学问题。流传几千年的针灸理论的现代重构刻不容缓，完善针灸理论体系，是当代针灸人义不容辞的使命。

二、针灸治疗疾病是否真的安全有效？

目前有关针灸临床疗效的证实取得了越来越多的进展，然而科学界关于针灸是否能够有效治疗疾病一直存在争议。WHO 指出传统医学面临最大的问题是缺乏高级别循证医学证据。针灸疾病谱相关研究显示，针灸可对 16 个系统 532 种病症发挥不同程度的治疗作用，但美国国立临床诊疗指南数据库显示，2 475 个指南中仅 39 个以低级别证据推荐针灸作为可选择方案。一项系统综述比较了世界上 27 个国家针刺临床研究阳性结果的报告情况，结果发现，中国针刺临床研究大多针刺组疗效优于假针刺或药物对照组，阳性结果率接近 100%，而欧美国家针刺临床研究的阳性结果大多在50%~60%。因此，认为中国的针刺研究可能存在发表偏倚，也说明了临床研究水平可能偏低。针灸临床研究结果的强阳和极阴两极分化明显，针灸治疗疾病疗效到底如何呢？基于新药研发的临床疗效评价模式并不符合传统针灸的自身规律，完全标准化的针灸治疗方案易失去中医辨证论治特点，多数国外临床研究缺失传统针灸特色；而国内研究囿于顶层设计和方法学局限，多存在对照、盲法、样本量等方法学缺陷，导致符合现代临床研究规范的高级别证据远远不足，严重阻碍了针灸在全世界的推广和应用。以经验为主的针灸疗法如何构建既符合传统针灸特点又能被现代科学认可的研究模式？针灸属于复杂干预，其效应的产生不能清晰地归为某一种或几种特定因素，有必要结合针灸自身特点，创新针灸临床研究方法，建立遵循中医药自身规律的科研新范式，提供高级别证据，这也是针灸学科发展的迫切需求。

三、针灸效应的生物学基础是什么?

有人认为针灸没有明确的解剖结构和化学物质基础，直到现在还解释不清经络的实质是什么，它的解剖结构是什么，因此提出"针灸是伪科学"的观点。*Nature* 杂志指出："揭示针灸的内在作用机制是传统中医学研究的一项重要任务。"如何利用先进的科技手段开展针灸的机制研究？这是针灸能否在国内外得到更广泛认可的瓶颈问题。目前已发现的针刺镇痛机制主要涉及内源性神经肽[1]、腺苷释放[2]、闸门控制、弥散性伤害抑制性控制等；非镇痛机制主要包括"神经-内分泌-免疫"[3]、生物电、氧化应激等学说。现在医学的研究模式，大多针对某一靶点，去研发新药，推广应用，形成指南，但容易出现长期疗效难以为继、药物耐受成瘾增加等问题。而针灸作为一种整体疗法，在多靶点治疗、发挥长期疗效中可能更具有优势。针灸的这种整体调节的特点与当前以健康而不是以疾病为目标的医学发展新趋势相切合。今后可基于针灸整体调节和多靶点作用的特点，采用生命科学多个领域中更为先进的、灵敏的、客观的检测技术，结合大数据信息技术，多维度、网络化、系统性探讨针灸的生物学机制。

本书以针灸临床和基础研究为主线，系统介绍近年来针灸学领域的研究进展，阐述关键科学问题。从宏观上整体介绍针灸的特点及针灸的科学内涵，分析近年来针灸治疗优势病种的临床研究，探讨针灸的生物学机制，同时，将方法学寓于其中，强调临床研究与基础研究的相互转化，推动转化医学在针灸领域的发展。

刘存志

2020 年 2 月

[1] HAN J S. Acupuncture analgesia：areas of consensus and controversy[J]. Pain，2011，152（3 Suppl）：S41-48.

[2] GOLDMAN N，CHEN M，FUJITA T，et al. Adenosine A1 receptors mediate local anti-nociceptive effects of acupuncture [J]. Nature Neuroscience，2010，13（7）：883-888.

[3] TORRES-ROSAS R，YEHIA G，PE A G，et al. Dopamine mediates vagal modulation of the immune system by electroacupuncture [J]. Nature Medicine，2014，20（3）：291-295.

上篇

针灸概论

第一章　针灸的作用特点

　　针灸是中医药走向世界的重要突破口，被越来越多的国家和地区纳入医疗保险体系，成为国内外研究的热点。有关针灸临床疗效的证实及其作用机制的研究取得了越来越多的进展，但研究方法和结果存在诸多争议。近年来，国外一系列高质量的临床随机对照试验得出假针刺可能和针刺同样有效的结论，与传统的针灸理论相冲突，使人们对针灸的治疗效应提出了质疑。与内服药物治病不同，针灸疗法以经络、腧穴等理论为基础，通过直接刺激体表以疏通经脉、激发机体自稳态系统，发挥其治疗效应。在理论范畴、干预维度和治疗特点上与药物疗法具有明显的差异。

第一节　复杂干预疗法多样

　　针刺疗法是一种复杂干预，其临床疗效的产生及其评价受多种因素的影响，如功能状态的个体差异、心理因素、腧穴的特异性、腧穴配伍、针刺手法、得气性质以及时间因素等。尽管中医学强调"整体观"并根据患者的个体化诊断和辨证论治来治疗，但至今为止，许多针灸的临床研究却单纯集中于针刺本身的特异性效应评价。目前公认的随机对照临床试验通过严格的筛选和标准化的治疗方案尽量排除了偏倚，但这些结果只显示了部分针灸效应，忽略了针灸更广泛的整体治疗效果。

　　目前在主流医学界开展的"比较效果研究"，通过综合比较两种或者多种医疗手段的疗效，获取疗效较好的医疗手段的临床研究证据；并以此帮助患者、医生以及政策制定者选择最合适的治疗方案。这一证据比随机对照试验的结论可能更适用于实际医疗方案的决策。未来我们应该关注：针灸复杂干预的有效性和成本效益；改进评估针灸复杂干预方法；个性化诊治的临床疗效评价；对于患者个体什么是最有效的治疗手段。

　　针灸的技术和器具具有多样性，为临床实践提供了更多更有效的选择。

在针灸治疗器具方面，除了传统的毫针、艾灸等广泛应用之外，尚有皮肤针（梅花针、七星针等）、三棱针、芒针、巨针、皮内针和药物灸等。针灸的部位选择除体针外，还有耳针、面针、头针、鼻针、唇针、手针、腕踝针、足针等区域针灸法。在针灸技术方面，激光针灸、电针、热敏灸、穴位注射、穴位磁疗、穴位埋线、穴位照射等新技术在临床上也得到了广泛应用。针灸器具是针灸临床实践中必要的治疗工具。近年来，随着科技的不断进步，针灸器具制造工艺不断提高，种类也越来越丰富。

第二节　整体效应双向调节

针灸通过激发或诱导体内固有的调节系统功能，使失调、紊乱的生理生化过程恢复正常。因此针灸效应并不是针灸刺激直接产生，而是通过体内的固有调节系统所产生，这就决定了针灸效应是整体调节的作用。

针灸的整体调节包括两方面含义：一是指针灸穴位可在不同水平上同时对多个器官、系统功能产生影响，如针刺麻醉，在产生针刺镇痛效应时，同时增强机体相关调节功能，减少术中对生理功能的干扰，又调节免疫，促进术后恢复；二是指针灸对某一器官功能的调节作用，是通过该器官所属系统甚至全身各系统功能的综合调节而实现的，如针灸通过调整交感神经和迷走神经张力，分别调整胃肠动力、调整胃酸分泌、保护胃肠黏膜等，从而治疗胃和十二指肠溃疡。针灸对机体各系统、各器官功能几乎均能发挥多环节、多水平、多途径的综合调节作用，针灸的整体调节特点是针灸具有广泛适应证的基本原因。

针灸对机体的整体调节作用与针灸激发机体的神经 - 内分泌 - 免疫调节网络具有密切的关系。大量的研究证实，针灸对神经内分泌和免疫系统均具有良性调节作用。针灸刺激穴位后，产生的生物信号从外周传入后，作用于以神经 - 内分泌 - 免疫调节网络为主的相应器官组织，通过生物活性物质（激素或细胞因子等）作用于靶细胞后诱导细胞信息传导，从而引发相应的生物效应或基因表达，最终使针灸效应得以发挥。针灸作为一种整体调动机体内源性免疫的疗法，分别通过神经、内分泌和免疫途径对神经 - 内分泌 - 免疫调节网络进行整体调节，使机体重新恢复到稳定状态。在多靶点治疗、发挥长期疗效中可能更具有优势。针灸的这种整体调节人体自愈力的特点与当前的医学发展新趋势相切合。

　　针灸穴位能产生兴奋或抑制双重效应，针灸有双向调节特点。当适宜的针灸刺激作用于机体时，其效应是使偏离正常生理状态的异常变动朝着正常生理状态方向发展转化，使紊乱的功能恢复正常。如果针刺某一穴位能够对某一器官的功能产生影响，在一般刺激量的情况下，这种作用是兴奋性的还是抑制性的，最主要的是由该器官所处的功能状态所决定的。如果该器官的功能处于亢奋状态，那么针刺效应多是抑制性的；如果该器官的功能处于低下状态，那么针刺效应多是兴奋性的；如果该器官的功能处在正常稳定状态，则针刺效应往往既不呈现出明显的抑制，也不呈现出明显的兴奋，但具有稳定该器官功能，增强该器官抗扰动的作用。这就是针刺的双向调节规律。针灸的双向调节特点，是针灸疗法无明显毒副反应的根本原因。

　　药物是一种外源性的治疗方法，无论化学合成药物还是天然药物，都可能会有一定的毒副作用，如果使用不当，还可能对人体造成更大的伤害。而针灸通过针刺或艾灸穴位激发人体本身固有调节能力，是内源性的。针灸的安全性已经得到国际上的广泛认可。1997 年，美国国立卫生研究院（NIH）的针灸研究报告陈述道："针灸疗法的最大优势之一，就是在治疗同样病症时，针灸的不良反应发生率要比许多药物和其他认可的医疗手段低很多。"尽管评估针灸不良反应的发生率会有许多困难，但还是有科研人员进行了尝试。2000 年 7 月，英国医学会在《针灸疗效、安全性及实施》中指出，通过对大量针灸临床文献的回顾得出结论，安全性是针灸的最大优势之一，针刺过程中发生的绝大多数不良反应都是可逆的，且非致命性的。

中篇

针灸的科学基础

第二章　针灸的生物学机制

第一节　感　受　器

感受器是动物体表或体内接受内外环境刺激，并将之转换为神经冲动过程的结构。宏观角度上，可以将人体视为一个能够灵敏接受外界刺激的复杂感受器系统。构成人体的器官与组织各司其职，负责处理不同的生物学传入信息。微观角度上，细胞表面及其内部的各种细胞器、受体、配体等通过完成一系列复杂的生理学功能，维持人体的正常生命活动。在中医理论中，穴位是人体脏腑经络之气输注于体表的特殊部位。穴位与感受器确实存在生物学相似性。然而，穴位并非只是众多感受器的组合，还需要局部内分泌、免疫反应的激活，来介导针刺具体的治疗作用。由此可见，穴位的上述特性需要以体表感受器的功能发挥为依托，穴位不仅能感受、转化、放大针刺的信息，也能够通过穴位局部效应如痛阈、敏感性的改变反映脏腑病变的情况。

近年来，中西方学者力图利用现代科学揭示穴位的本质。相对特异的组织结构、差异性的免疫细胞和生物分子分布均被认为是针灸作用的效应点，这些都为针灸穴位效应的发挥提供了可能的生物学特性基础。一方面，针灸的刺激信号通过外周感觉神经传递至脊髓和脑，经高位中枢整合后转化为传出信号至内脏器官等效应器，这一系列通路调节可能依赖于复杂的神经网络调控系统。另一方面，针灸对穴位的刺激引起局部的免疫细胞释放多种化学物质，可能通过触发神经 - 内分泌 - 免疫调节网络产生广泛的调节作用。

一、穴位的概念与起源

古代医家对穴位的称谓种类多样，如《黄帝内经》中"节""骨空""气府"，《明堂孔穴针灸治要》的"孔穴"，直至《新铸铜人腧穴针灸图经》的"腧穴"。对腧穴广义上的位置描述亦比较概括，如《灵枢·九针十二原》"节之交，三百六十五会"；《素问·气穴论》"肉之大会为谷，肉之小会为溪，肉分之间，溪谷之会"。迄今为止，穴位的起源并无确定而详细的记载，但是通过对古代医学文献的梳理，可以推论穴位是在砭石割治皮肤痈疡的实践中被认识，并在"以痛为腧"的理论基础上逐渐系统化。如《备急千金要方·灸例第六》"凡孔穴在身，皆是脏腑荣卫血脉流通，表里往来，各有所主"，表明穴位为机体生理功能在体表反映的参照点；《灵枢·九针十二原》"五脏有疾也，应出十二原……明知其原，睹其应，而知五脏之害矣"，指出穴位能够反映脏腑病变的特性。《灵枢·背腧》曰"欲得而验之，按其处，应在中而痛解，乃其腧也"，即以"按之痛解"确定穴位的存在。这种特殊压痛点的认识至唐朝得到了理论化的总结，孙思邈在《备急千金要方·灸例第六》中提出："言人有病痛，即令捏其上，若里当其处，不问孔穴，即得便快或痛处，即云阿是，灸刺皆验，故曰阿是穴也。"可见，从穴位的系统化发展过程看，阿是穴是经穴和经外奇穴的基础，而经穴和经外奇穴是阿是穴的扩展和延伸。这一系统化过程包括两个重要的理论提升，即：穴位是疾病病理的反映点，穴位也是针灸施治的效应点。换言之，穴位既可作为机体结构破坏、功能异常信号的放大器，也可作为针灸治疗时刺激信号的感受器。由此古人才能够对众多穴位点建立网络关系，或将穴位与其附近/远端的靶器官建立联系，逐渐形成一整套经络和针灸治疗理论。

二、穴位与非穴位

古人为确定穴位的位置，采用了骨度分寸法、同身寸法、简便取穴法等方便定位的方法，许多现代学者认为这是一种相对模糊的思维方式。但后世针灸铜人的铸造与应用却要求医者扎实的穴位定位能力，由此可以推测，古人对穴位在体表二维的定位确实有精确的要求，但从穴位的整体描述上重于功能，轻于结构，缺少对穴位三维结构的挖掘。而在现代科学研究中，明确穴位本身及其周围非穴位区域的概念及范围对探讨穴位特异性和生物学特征具有重要的意义。穴位在人体具有广泛的体表分布和内在联系，但人的个体身高、体重存在较大差异，穴位的有效刺激范围随这种差异是否变化尚未明确。一般情况下，通常将穴位体表定位点为圆心、半径 0.2~0.5cm 的圆形视为穴位在皮肤的二维区域，向下投射至肌肉层的圆柱体可被视为穴位的三维区域。穴位之外的人体组织自然也被定义成为"非穴位"，即穴位圆心点旁几毫米或几厘米、位于两组平行经络间、或在主干的一侧、或远离经络的位置。

　　临床研究中通常认为非穴不具有治疗效应，随着神经影像学技术的兴起，穴位特异性的可视化研究证实，穴位与非穴位虽均能够激活脑区，但这种激活具有区域和模式的差异性，而这种差异可能是穴位特异性的决定因素之一。然而，也有研究发现非穴也能够产生与穴位相似的治疗作用，这种非特异性作用可能是基于大量浅表感觉神经末梢的激活效应，或者仅仅是一种安慰剂效应。可见，针灸治疗方式的特殊性为实验研究带来了不小的困难，穴位特异性的验证过程受到概念界定、疾病状态、技术手段等多重因素影响，而未来如何更为严谨地进行实验设计、有效排除干扰是研究的重点问题。

三、穴位的局部特征

　　针对穴位本质特征的研究发现，穴位附近皮肤电特征如电阻、电流、电压/电流比等值存在相对特异性，其附近的解剖结构如毛细血管、神经末梢、组织内免疫细胞等也被证明存在形态学和分子生物学差异，这些特征无疑为实现穴位信号放大器和感受器功能提供了生物学基础。

（一）形态学特征

　　针灸刺激是一种复杂的感觉信号，涉及触觉、压觉、痛觉、温度觉等一系列皮肤感觉的传递。穴位作为针灸刺激的初始应答部位，能够将这种物理刺激转化为可被机体识别的生物学信息。

　　首先，研究发现肌肉和皮肤感受野的分布并非均匀一致，穴位所在处较非穴位具有更为丰富的 A 类和 C 类传入神经纤维束及神经末梢。针刺可引起穴位神经感受器的兴奋，再通过局部轴突反射激活更多神经纤维，继而使传入神经电信号发生变化。机械或化学阻断穴位附近的感觉神经末梢，或直接切断较大的躯体感觉神经主干，针刺效应也随之消失。

　　其次，局部微循环血流量的改变及免疫反应激活也是穴位结构特性的一种存在形式。有学者认为，穴位实际是一组具有特异性舒缩频率的微循环单元（参见文末彩图 1），构成微循环血管的内皮细胞具有炎症高反应性，可以对微循环内的免疫细胞进行适当调节。也有学者认为，穴位局部神经纤维末梢表达的伤害性神经肽 P 物质（substance P，SP）和降钙素基因相关肽（calcitonin generelated peptide，CGRP）能够同时作用于局部血管，导致血流增加和血浆渗出，肥大细胞聚集、脱颗粒，形成神经源性炎症反应。可见，针灸的效应是基于神经-免疫应答的双向反馈性调节。

对于具有侵入性的刺法而言，针灸针在刺入皮肤后通常会抵达更深层的筋膜甚至肌肉。肌肉和肌腱是接受针刺刺激的主要部位，通过捻转提插的手法可引起局部弹性纤维、胶原纤维或肌纤维缠结，激发人体的"得气"反应（即：针感）。针感的出现可能依赖于筋膜和肌肉与穴位之间存在的组织连接。由于穴位分布广泛，其神经支配也各有差异，因此针刺不同穴位形成的针感强弱或性质差异，可能与不同的神经节段支配更为相关。随着刺激强度及时间的增加，针刺激活的肌肉感受器会募集支配邻近或更远处肌肉单元的运动神经元，这些神经元的活动引起肌肉产生的等长收缩，将进一步诱发新一轮神经元募集过程，这一系列过程可能是经络现象的机制之一。

除神经、血管和肌肉组织的特异性外，肥大细胞在穴位区域组织内也表现为更高密度的表达。聚集的肥大细胞能够感知针灸产生的局部刺激，并将刺激作为其脱颗粒的启动信号；而脱颗粒引发的 SP、组胺、五羟色胺等活性物质的释放将进一步触发机体的体液反应。研究发现，这种物理刺激与其引起化学反应之间确实存在解剖学基础，即肥大细胞与神经末梢之间的"突触样"连接。针刺能够分别作用于肥大细胞或神经末梢，并利用突触样连接实现双向信息传递。这种刺激诱导的神经和细胞调节可能是构成穴位生物学效应的启动环节。

（二）电学特征

在探索穴位生物学特性的过程中，电学特征如电阻、电导、电位、伏安特性等都被证明具有穴位的区域特异性，能够客观反映穴位的生物物理学性质，至今仍是研究的热点之一。

1. **电阻特征**　通过测定皮肤电阻可发现，健康人穴位皮肤电阻较其周边区域更低，具有低电阻高电容的特点；而测定经络上的若干相邻穴位则发现，穴位之间的相对电位依照经络气血流行的方向依次降低。在某些疾病状态下如哮喘发作时，患者列缺穴和太渊穴的皮肤电阻较健康人增高[1]。这一系列发现不仅为"穴位是疾病反映点"的理论提供了证据，也为脏腑与经络之间

---

[1] NGAI S P, JONES A Y, CHENG E K. Lung meridian acupuncture point skin impedance in asthma and description of a mathematical relationship with FEV$_1$ [J]. Respiratory Physiology and Neurobiology, 2011, 179（2-3）：187-191.

存在的生物学联系提供了客观依据。

2. **电流特征**　为了回答针刺穴位局部诱导的原始电学效应及物质改变是什么，早期研究将目光锁定在电流测定方面。通过测定针刺时穴位区域的电流改变发现，穴位区域的确有电流的增加，且呈现由高向低的变化，可能是针刺效应的物质基础。但这一结果一直受到诸多学者质疑：即这种电流的改变是否只是机体原有的生物电？通过对比活体与死亡动物的针刺效应，研究者发现即使在失去生物学活性的尸体上，针刺也能够激发穴位局部的电流，说明针刺测定的是具有电化学效应的电流，其原始效应物质为电子和离子。

在穴位电学特性研究中应明确的一点是，实验获得的是具有相对性的结果，对待这种复杂条件下获得的数据应进行谨慎的分析。人体穴位具有不同于电子元件的活体生物学特征，如大部分组织均被富含无机盐的体液浸润，属于电的良导体，其测试电阻相当小，穴位电特性实际是穴位处皮肤的电特性；又如生命活动电信号或代谢产物对测试结果的干扰不可避免，而直接将穴位区域组织离体，其性质可能与在体不同，从而影响检测结果的真实性。因此，在未来不仅需要更为先进的实验设备以剔除干扰，还需要结合影像学、组织学、分子生物学等技术手段全面地阐释穴位的本质。

（三）分子生物学特征

1. **局部特征**　在观察到穴位的生理和病理状态下的表征后，分子生物学技术的应用将研究的视角切换到更为微观的层面。在组织的形态学特异性基础上，相应的神经递质或信号分子也可能具有被针灸调控的潜力。有研究发现，健康人穴位皮肤的一氧化氮（nitric oxide，NO）和神经元型一氧化氮合酶（neuronal nitric oxide synthase，nNOS）表达呈持续增多状态，NO的增加能够上调肾上腺素转化率，二者的升高与穴位的低电阻特性有关。也有研究发现，针刺能够引起穴位局部腺苷释放增加，从而发挥镇痛的作用，而人为降低局部腺苷消除的速度可使针刺的镇痛效果延长。针灸刺激既然通过外周神经进行信号传递，则必然离不开 Ca^{2+} 的释放。穴位处皮肤 Ca^{2+} 浓度显著高于非穴位区域，选择性络合 Ca^{2+} 则针刺效应也随之消失。

2. **整体特征**　然而针刺是如何影响局部或整体某个分子的变化？针刺又是如何通过简单的机械性刺激最终改变基因表达的呢？针刺的提插、捻转机械性刺激会引起穴位局部组织的肌纤维牵拉和缠结，导致局部充血和水肿等炎症反应。这种炎症或组织损伤信号既可以促进肥大细胞聚集/脱颗粒，亦可以激活高速泳动族蛋白 B1（HMGB1）等内源性分子。这些被激活的内源性配体继而诱导内脏器官炎症因子、NO、前列腺素等物质产生信号级联反应。然而在这一系列因果关系中，连接内源性配体与分子信号通路的桥梁是什么？所激活的生物活性分子只是被调控的结果还是也能够与其上游形成相互作用？大量研究证实，内源性配体表达增加能够激活 Toll 样受体（Toll-like receptor，TLR），进而开启下游相关信号转导的闸门。至今 TLR 家族已有 13 个成员，其中表达最为广泛的 TLR2 与 TLR4 均被证明能够被针刺调控，二者激活后都能够通过经典的依赖髓样分化因子 88 MyD88 诱导次一级的信号通路，如丝裂原激活蛋白激酶（mitogen activation protein kinase，MAPK）和核因子 κB（nuclear factor-κB，NF-κB）诱导激酶（NF-κB inducing kinase，NIK），最终激活 NF-κB，引起炎症因子如白细胞介素（interleukin，IL）、肿瘤坏死因子 -α（tumor necrosis factor-α，TNF-α）、干扰素等相关基因的转录表达。反之，IL、TNF-α 等炎症因子或信号分子也能够进一步作用于上游的肥大细胞或内源性配体，扩大炎症或氧化应激的正反馈效应。

针刺穴位能够介导分子生物学变化，但对于穴位局部组织中的变化及其相关通路和受体的表达较少涉及，因此在未来的研究中，需要更多探索穴位局部分子生物学特性的研究，以进一步明确穴位在更为微观层面的特性。

（四）敏化特性

纵观古今穴位本质的诸多理论与探索可知，穴位并非是一个固定不变的解剖结构，而是一个生理或病理的动态变化反映点和治疗效应点。如果把穴位看作一道具有门禁的大门，那么在生理状态下，穴位处于一种低反应性的静息态，门禁处于关闭状态，致病因素不能轻易入侵，也无需针灸等疗法进行干预；而在病理状态下，某些穴位则呈现相对高敏感性的激活态，此时门禁处于开启状态，针灸等疗法能够被门禁识别而开启穴位的大门，对人体的内环境进行调节。其中，这种内脏生理病理变化带来的体表动态变化特性即为穴位的"敏化"特性。

1. 敏化形式 穴位敏化的基本表现形式有两种，即形态改变和功能改变。其中，形态改变主要表现为穴位的有效刺激面积增加、局部皮肤表面的颜色改变、毛细血管增多、丘疹出现等；或者穴位皮下结节、条索状物的产生等。功能改变则包括：痛敏化、热敏化、电敏化、光敏化等。需要明确的一点是，穴位敏化不是穴位某一种单独的特征，而是前文中形态学、电学、分子生物学等方面综合的动态特征。有研究认为，穴位就是这种敏化点的规律性总结，穴位的本质就是这种敏化的特性，而非部位。因此讨论穴位敏化特性的过程实际是对穴位各种生物学特性的全面总结，有助于建立对穴位本质更全面、更立体的认识。

2. **敏化机制**　由于穴位敏化的形态或功能改变具有多样性，调控过程具有多系统性，其背后具体的生物学机制也各有不同。如在最为常见的痛敏化的中枢机制研究中，有学者认为内脏器官病理改变可以引起脊髓的兴奋，降低同一脊髓节段的刺激兴奋阈值。此时即使产生了一个阈下刺激也能够兴奋脊髓和脑，产生局部皮肤痛觉，这一假说即"上行易化"机制。也有学者认为，因皮肤和内脏痛觉传入均经过脊髓丘脑束的共同通路，痛敏化是大脑将内脏痛觉的传入错认为是皮肤痛觉的结果。在痛敏化的外周机制研究中，有学者通过对观察针刺时皮肤发红的现象，推测"轴突反射"可能是敏化的外周机制之一。即刺激引起的神经冲动不向中枢神经系统传导，仅由一个轴突传递至邻近轴突。这种局部的神经兴奋可引起 SP 和组胺的释放，导致神经源性炎症反应的发生，局部血管扩张，皮肤发红。同时，局部炎症导致的代谢产物增加和等离子浓度发生改变，也是诱发痛敏化或电敏化的部分原因。目前，多数机制研究认为穴位敏化与神经 - 内分泌 - 免疫调节网络密切相关，其中中枢神经系统和自主神经系统的调控至关重要。了解这种敏化的特性无疑对疾病诊断和治疗的选穴具有重要的临床指导意义。

四、穴位的整体效应

（一）整体效应的神经反射机制

中医传统针灸技术从经典的针刺、艾灸法，逐渐衍生出电针、激光灸等结合现代科学手段的刺激方法，可大致分为机械刺激、热刺激、光电刺激几种形式。不论针灸的刺激形式如何变化，针刺效应都依赖于完整的神经传入 / 传出通路和自主神经功能，具有双向性的调节特点，协助机体内环境由失衡向平衡状态转化。在随后的信号转导过程中，针刺诱导的神经冲动可投射到相同的脊神经节段（节段内反射），或投射到不同的脊神经节段（节段间反射），或传递至脑干甚至皮质（脊髓上反射），从而发挥中枢神经系统的调控作用。

脊髓节段内和节段间反射通常不需要脑的信息整合作用，通过对自主神经的影响调节人体功能，尤其是内脏器官的功能。有研究认为，穴位的感觉传入神经投射节段与靶器官的交感神经节段一致，则这些穴位发挥抑制交感神经的作用；相反，若感觉传入神经与靶器官的交感神经节段不同，则穴位主要发挥兴奋迷走神经的作用。如天枢穴与小肠的神经支配属同一神经节段，则针刺天枢穴能够抑制脊髓后角内脏感觉神经元的高敏感性从而降低肠易激综合征患者胃肠功能的亢进。这些发挥交感抑制作用的穴位由于与其所对应的内脏器官多位于胸腹部，因此此类穴位常见于胸腹部，但并非全部胸腹部穴位都具有交感抑制作用，最终决定作用方向的是支配的节段是否一致。

在脊髓上反射效应中，针灸穴位能够通过影响不同脑区如延髓、中脑、下丘脑、前额叶皮质等的激活状态，调节相关脑区的适应性神经递质如内源性阿片肽、γ-氨基丁酸（γ-aminobutyric acid，GABA）、神经生长因子等释放，以恢复中枢神经系统的内平衡，或调控自主神经系统的平衡。在中枢神经系统中，脑血管病变所致的出血、缺血缺氧和代谢异常均可能造成认知功能下降，而针刺能够显著缓解上述病因导致的白质和灰质损伤，发挥神经保护作用。在自主神经系统中，交感-迷走神经发挥重要的拮抗与平衡作用，而针刺穴位能够激活脑干孤束核、迷走神经背核等支配迷走神经的中枢性核团，通过兴奋迷走神经激活胆碱能抗炎通路。在切断迷走神经后，针刺抗炎的作用消失，说明针刺调整自主神经功能的关键点可能在迷走神经。在针刺调控迷走神经的方式研究方面，有实验发现在不同的机体状态和针刺方法的条件下，针刺对自主神经的调控方式存在差异。留针时以迷走神经兴奋为主，取针后迷走和交感神经张力变化并不显著。而电针由于其刺激量较大，留针时能引起交感神经和迷走神经的同时兴奋，取针后交感神经兴奋占主导。

（二）整体效应的内分泌-免疫信号通路机制

针刺信号通过传入传出神经通路进入靶器官后，首先对内分泌-免疫系统进行影响或调节。下丘脑作为内分泌系统的高级中枢可调控各类激素的合成和释放，而针刺能够作用于下丘脑，影响下丘脑的内分泌功能。如针刺能够提高5-羟色胺（5-hydroxytryptamine，5-HT）能神经元的活性，促进促肾上腺皮质激素（adrenocorticotropic hormone，ACTH）的释放，通过升高脑内去甲肾上腺素（norepinephrine，NE）发挥抗抑郁作用。在外周，脑内的激素相关中枢将对外周免疫系统发挥兴奋或抑制的调控效应，通过促进单核细胞或巨噬细胞释放细胞因子提升机体的免疫功能。

针刺信号作用于内分泌、免疫系统后，其介导的多种抗炎、抗氧化、抗凋亡通路成为效应发挥的根本机制。如在依赖迷走神经的胆碱能抗炎通路中，针刺足三里穴可激活迷走传入神经末梢释放乙酰胆碱（acetylcholine，ACh）并与α7烟碱型乙酰胆碱受体（α7 nicotinic acetylcholine receptor，α7nAChR）结合，进一步介导 NF-κB、JAK 2/STAT 3、MAPK 等细胞内信号转导通路发挥系统性的抗炎作用；也有学者发现，针刺激活迷走神经亦能够通过活化磷脂酰肌醇 3 激酶（phosphoinositide 3-kinase，PI3K）和蛋白激酶 B 介导抗炎机制发挥。在抗氧化相关通路方面，针刺能够降低组织内超氧化物歧化酶（superoxide dismutase，SOD）和丙二醛（malondialdehyde，MDA）水平。而相关实验证明，针刺可能通过影响还原型烟酰胺腺嘌呤二核苷酸磷酸（reduced nicotinamide adenine dinucleotide phosphate，NADPH）氧化酶和一氧化氮合酶（nitric oxide synthase，NOS）的水平影响氧化产物的表达，最终介导抗氧化的机制。

五、研究趋势与挑战

针灸疗法在我国作为一种非药物的外治法，广泛应用于多系统疾病的预防与治疗中，在其发展过程中，与中国哲学、社会学，甚至天文学、地理学等学科融合交会。而今如何用自然科学解释这种融合的复杂治疗体系困难重重。针灸在逐渐走向世界的同时，西方学者也开始了解到针灸的治疗作用及其优势，并试图利用西方医学的理论来论证和指导更多外治法的机制和发展。面对这种挑战，针灸领域的研究者应该借鉴其思维方式和论证方法，从而助力针灸科学问题的阐释。

（一）穴位与激痛点

20 世纪 50 年代，西方学者观察到按压体表某些部位后可诱发整块肌肉疼痛，并扩散至周围或远端部位成为放射痛，由此提出"激痛点"，即在骨骼肌纤维中可以触及的紧张性条索上局限和易激惹的点。此后有学者发现，激痛点与穴位在定义上有相似处，解剖位置重叠率高，针刺后的针感和近治效果相近等。因此有人提出激痛点可能是探索已久的传统腧穴。然而通过分析对比发现，从现象角度，激痛点分布常位于受损肌肉附近，实际上是一些敏化穴位的总结。前文在介绍穴位敏化的概念时提到，能够发生痛觉敏化的只是一部分穴位，更多的穴位或以热敏、光敏等形式表现，或不以敏化的形式存在，这种穴位敏化的多样性就将自身与单纯的激痛点区别开来。就机制而言，激痛点主治的疾病多局限于自主神经系统疾病，并没有形成完整的治疗理论体系；而传统针灸腧穴理论是针灸疗法的系统性总结，除"住痛移疼"外还能够治疗远端脏腑器官、肢体经络疾病，与多种病证之间存在特异性的关联。

（二）针灸与神经刺激

神经刺激疗法是西方医学非药物疗法的重要形式之一，1938 年意大利神经学家 Ugo Cerletti 使用脑电击疗法治疗精神病的尝试开启了脑刺激领域的大门。NIH 建立的 SPARC 项目，更是将外周神经刺激疗法作为一种有效的干预手段，应用在多种神经系统疾病的治疗中。外周神经刺激既包括基本的体表刺激，也包括迷走神经刺激，其相关研究成果也颇为丰富。如影像学研究发现，外周刺激三叉神经眼支能够激活脑干蓝斑和中缝核。耳迷走神经刺激能够增强孤束核与前岛叶和前扣带回皮质的功能连接治疗偏头痛。经颅电刺激能够调控精神分裂症患者的前额叶及脑网络末端节点连接，提升患者的执行能力。在缺血性中风的大鼠模型中，前后爪刺激介导的动脉吻合血流增加不仅提高了神经元活性，更恢复了皮质血流和组织活性[1]。神经生物学研究证实，颈迷走神经刺激通过 α7nAChR 激活脾脏胆碱能抗炎通路，发挥对肾脏缺血损伤的保护作用[2]。

近年来通过对针灸疗法的认识与研究，许多西方学者认为经络和穴位与外周神经系统关系密切，因此提出"将针灸视为一种经典的外周神经刺激疗法"的理论。通过梳理既往研究的成果我们不难发现，针灸的疗效的确需要外周神经的介导，换而言之，没有外周神经系统针灸无法发挥任何生物学作

---

[1] PAN H C, LIAO L D, LO Y C, et al. Neurovascular function recovery after focal ischemic stroke by enhancing cerebral collateral circulation via peripheral stimulation-mediated interarterial anastomosis [J]. Neurophotonics, 2017, 4（3）: 035003.

[2] INOUE T, ABE C, SUNG S S, et al. Vagus nerve stimulation mediates protection from kidney ischemia-reperfusion injury through α7nAChR+ splenocytes [J]. The Journal of Clinical Investigation, 2016, 126（5）: 1939-1952.

用。但是仅仅将针灸看作一种外周神经刺激仍然缺少理论依据。尤其是对一套已经形成几千年的理论和治疗体系而言，其经验积累的背后必然是复杂的神经、内分泌等生物学基础，因此在未来，需要更多高质量的研究来解决穴位、经络特异性的相关争议。

第二节　传入机制

经络是人体各组成部分之间的结构联络网，"内属于腑脏，外络于支节"。穴位是经络与外界沟通之窗，在针刺作用下，通过相应的神经通路，引起特定的功能活动，起到"调虚实，处百病"之效。从现代生命科学角度来看，经络系统应该是人体生命信息调控的复杂系统，它需要躯体内多种系统的共同参与，尤其是神经系统。现代神经生物学认为，人体的一切感觉和运动都是在神经支配下进行的，人体神经系统由中枢神经系统和外周神经系统两部分组成，它们共同支配并调节着人体的各项生命活动，当然穴位区域的感觉也不例外。

首先任何穴位都有神经纤维，即使在血管周围也不能排除神经末梢的存在。实验发现阻滞神经传导后穴位刺激效果明显减弱甚至消失。其次，施针者在行针刺治疗时，其针下"如鱼吞钩"的沉涩感和受针者的"酸、麻、胀、重"等得气感是针刺是否取得疗效的关键因素，而这种"得气"过程必然需要经过外周神经和不同中枢水平的调节。以针刺镇痛为例，我国神经生理学家张香桐教授认为，针刺发挥镇痛效应是针刺穴位诱发的神经冲动与疼痛源部位的神经冲动相互作用的结果。

对经穴结构的形态学研究发现，60%的穴位靠近神经干，90%以上穴位0.5cm半径范围内有神经干或较大的分支通过[1]。并且经穴组织的血管分布丰富，而血管周围又有密集的交感神经丛，从而构成了经穴与非穴之间的差异。差异反应主要表现在穴位对外周的刺激更加敏感，引起的反应更大。

---

[1] 佘琛，徐东升，崔晶晶，等. 腧穴结构研究的思考 [J]. 针刺研究，2018，43（5）：285-289.

一、针刺的传入机制和脊髓节段性有关

针刺体表不同分节部位时可以引起不同内脏器官、分泌腺等产生不同的功能改变，这和针刺部位的神经节段性支配密切相关。在胚胎早期，胚体由40对体节沿胚体中轴连接而成，致使胚体呈分节状结构。每一分节均由躯体部、内脏部和神经节段三部分组成，他们构成了脊椎动物和人体的原始功能性局部单位。在一个原始分节内，由神经节段向躯体部和内脏部分别发出躯体神经和内脏神经，将两部分连接成一个整体。以后随着胚体的生长、分化，躯体部形成未来的四肢、躯干；内脏部形成未来的内脏器官，包括中空和实质性器官；神经节段则成为未来的中枢神经系统的一部分，主要是脊髓。但无论内脏器官变成什么形状，躯体部的皮节、肢节如何向远处变位、转移，其神经根怎样重新排列、组合，功能上仍然保留节段性的支配关系，即其原来所属的节段支配领域保持不变。每个体节就是一个以神经节段为中心，并经过躯体、内脏神经联系的内外统一的整体。一旦内脏发生病变时，病理冲动沿内脏传入神经到脊髓后角，经过相应节段的躯体神经感应到体表；反之，躯体部位的变化也能影响相应节段的内脏器官。所以针刺的传入机制首先和针刺部位神经节段性分布密切相关。例如任脉膻中穴处分布 T5 的躯体神经，由 T5 发出的自主神经分布在肺脏和心脏，而膻中穴具有主治咳嗽、哮喘、心悸、胸痛等肺脏和心脏多种疾患的作用[1]；下脘穴处的躯体神经来自 T9、T10，而 T9、T10 发出的自主神经分布到胃、小肠、肝、胆、胰、脾，而下脘穴可以治疗上述器官相关的疾病，如各种上腹部疼痛、呕吐、消化不良、黄疸等[2]；关元穴分布 T12 的躯体神经，而其相应的自主神经分布到子宫、输卵管、肾脏和输尿管，关元穴主治遗尿、遗精、尿闭、崩漏、月经不调、不孕等泌尿生殖系统疾患[3]。

目前对膀胱经有关的脊髓节段性的研究较多，因而主要从膀胱经出发探讨针刺传入神经与脊髓节段性的联系。穴位对膀胱功能的调节效应与穴位、

[1] 戴美友. 膻中穴的临床应用与研究现状 [J]. 上海针灸杂志，2004（6）：30-31.

[2] 徐蕾，杨红星，章越，等. 上脘、中脘、下脘穴的体表定位汇考与局部解剖探析 [J]. 针灸临床杂志，2012，28（9）：4-6.

[3] 胡赟，李万瑶，全科. 关元穴的配伍与应用 [J]. 蜜蜂杂志，2011，31（6）：41-42.

穴下神经出入的脊髓节段紧密联系。针刺时针体距神经干较近或直接触及神经干者，针刺引起的膀胱效应也越强，距离越远则针刺效应越差；穴下神经与支配膀胱逼尿肌、尿道括约肌及盆底肌等下尿路的神经（盆神经、阴部神经、腹下神经）出入的脊髓节段重合较多者，针刺效应强。研究发现膀胱俞、次髎穴穴下神经出入 S1-S2 节段与盆神经出入骶髓排尿中枢部重合，所以针刺效应较强，而三阴交、阴谷等穴下神经出入 L1-L2 脊髓节段，所以针刺效应较弱[1]。

针刺的传入机制和穴位处的脊髓神经节段支配有关，并且发现躯干部穴位的节段性规律更加明显，而四肢远端穴位也具有脊髓节段性特点，但是特异性较差。采用辣根过氧化物酶（horseradish peroxidase，HRP）示踪法研究神经脊髓分布节段发现，内关穴的传入神经元主要位于 C6~T1，而内关穴附近存在着正中神经干，正中神经的神经节段主要分布在 C5~T1，因此内关穴和其局部正中神经的神经节段基本相同，但与心脏 T1~T5 和胃 T6~T9 所属节段相差甚远。足三里穴局部存在腓深神经、胫神经、坐骨神经，其躯体性节段不会超过腰丛的 L1~T4 和骶丛的 L4~S4，这与胃 T6~T9、小肠 T6~T10 所属节段相差甚远。单纯使用穴位 - 脊髓节段性分布理论不能完全解释穴位的治疗效应，因此，针刺疗效的发挥可能涉及脊髓固有反射和脊髓上反射两种。中枢神经系统由两大部分组成：脑和脊髓。脊髓属于中枢神经系统中的低级中枢，是针刺信号和伤害信号初级整合第一站。针刺信号由传入神经传入，一部分在脊髓背角内初步整合后发生节段性抑制，作用于腹角运动细胞，通过传出神经到达肌肉、腺体等效应器，完成简单的局部防御性反射，另一部分向上传到脊髓以上的结构进行更高一层的整合。针刺"足三里"治疗头痛是由脊髓上反射调节的，实验发现切断 L1 脊髓背角（阻断脊髓固有反射）不会影响下肢穴位"足三里"对头部疼痛的抑制作用，但切断脊髓腹外侧索（阻断脊髓上反射）后针刺镇痛效应大部分消失[2]。上述实验说明，同节段的针刺效应在脊髓背角水平就可完成，仅需激活粗的传入神经纤维，因此，

---

[1] 吕婷婷，吕坚伟，蒋晨，等. 电针神经刺激疗法治疗糖尿病神经源性膀胱的临床研究 [J]. 针灸临床杂志，2019，35（1）：34-37.

[2] 林丹. 电针扶突穴等对颈部切口痛大鼠颈髓 GABA/Glu 受体 /cAMP/CREB 信号通路活动的影响 [D]. 北京：中国中医科学院，2012.

需要的针刺刺激强度较低；远节段的针刺效应经脊髓腹外侧索上行传递到脊髓上中枢，需要激活多种传入纤维类型，因此远节段的针刺效应需要更大的刺激强度。

二、针刺的传入机制和兴奋的神经类型有关

神经纤维分类方法有两种。一种是根据神经纤维的传导速度和后电位的差异分为 A（包括 α、β、γ、δ 四种）、B、C 三类。另一种是根据神经纤维的直径划分为 I、II、III、IV 四类。C 类和 IV 类属无髓鞘纤维，为细纤维，其余皆为有髓鞘纤维，属于粗纤维（见表 2-2-1）。一般来讲，参与体表信息传递的初级传入纤维包括三种：Aβ（II）类、Aδ（III）类和 C（IV）类纤维，其中 Aβ 类纤维主要参与非伤害性刺激感知，而 Aδ 类纤维和 C 类纤维主要参与机体伤害性信息感知。至于在远节段针刺效应的产生中究竟需要哪一种神经纤维类型的激活，从目前的实验来看，只要激活 Aδ 类（或 III 类）纤维就有一定的镇痛作用，但是激活 C 类（或 IV 类）纤维可产生更强的镇痛效应。临床上同样观察到脊髓空洞症的患者，由于破坏了传导痛温觉的脊髓腹外侧索，针刺病变区穴位针感大多数减弱或消失，而且针刺镇痛效应也减弱或消失。

针刺主要的传入纤维为中等大小的粗纤维。现代神经科学已知，包括穴位在内的躯体组织均有传入神经纤维末梢分布，其中较粗的传入纤维和较细的传入纤维分别传递触压觉和痛温觉。在硬膜外麻醉的过程中，针感和其他感觉的消失顺序依次为浅感觉—深痛觉—针感—触觉—位置觉，针感的变化介于痛觉和触、位置觉之间，并靠近后者。针感传入纤维的直径介于传导痛觉的细纤维和传导触觉、位置觉的粗纤维之间，并较接近后者，这表明针感的主要传入纤维为中等大小的粗纤维。在穴位局麻药物优先阻滞细纤维活动的条件下或止血带压迫优先阻滞粗纤维活动的条件下，针感的减弱或消失时间都介于痛、温觉和触、位置觉之间。因此推论穴位的传入纤维组成中可能以粗纤维为主，针感可能主要由粗纤维传递并在中枢神经系统中进行信息整合，发挥针刺调节作用。

研究表明针刺"足三里"良好的镇痛作用与腓神经 A 类传入神经纤维的兴奋密切相关，并且"足三里"的这一镇痛效应不是通过血流或血管壁和其他的自主神经或股、胫神经传递，而主要是由支配足三里部位的腓神经传入的。分别阻滞腓神经中的 A 类和 C 类纤维，发现"足三里"穴的针刺镇痛

冲动主要由腓神经中的 A 类传入纤维所介导，尤其是 Aβ、Aγ 纤维，与该神经的 C 类纤维关系不大。与之相反，腓神经痛刺激所致的伤害性冲动则显然是由 C 类纤维所介导的，而与 Aβ、Aγ 纤维无关。Aα 纤维是最粗的神经纤维，由于其阈值低，易激活，普通的针刺操作就会引起其兴奋，因此 Aα 纤维肯定参与针刺镇痛效应。从实验观察来看，单纯使足够数量的 Aα 兴奋，也往往看不到理想的镇痛效果，而且 Aα 传入纤维大多联系肌梭和腱器官，主要来自牵张感受器的活动信号，这种信号不进入意识领域，因而 Aα 不是"足三里"针刺镇痛冲动传入的主要纤维。传入纤维 Aδ 在针刺中的镇痛作用是一个颇耐人寻味的问题，当刺激强度控制在只使 Aα、Aβ、Aγ 活动时，其镇痛效应通常不如同时伴有 Aδ 兴奋时来得显著。这似乎意味着 Aδ 纤维的活动是必要的，但是值得注意的是，当 Aδ 纤维开始参与兴奋时，Aβ、Aγ 纤维的活化量达到 Aβ、Aγ 纤维总量的 70%~80%，认为 Aδ 的兴奋提示着 Aβ、Aγ 纤维充分活动，可作为适宜刺激量的标志，因此不能证明 Aδ 兴奋参与针刺镇痛的传入机制。

表 2-2-1　传入纤维的种类和感受器种类、传导速度之间对应关系

神经纤维类别	直径 /μm	传导速度 /m·s^{-1}	感受器种类	传入感觉
Aα/Ⅰa	12~20	70~120	肌梭初级末梢 高尔基腱器官	本体感觉
Aβ/Ⅰa	5~12	30~70	肌梭次级末梢 触觉环层小体	触觉
Aγ/Ⅱ	3~6	15~30	压觉小体	压觉
Aδ/Ⅲ	2~5	12~30	温觉、快痛	痛觉、温度觉
B	<3	3~15	/	/
C/Ⅳ	0.3~1.3	0.7~2.3	慢痛、多型	痛觉等

分别以"足三里""内关""非穴"作为镇痛显效点、无效点和非穴点，同样发现针刺显效点镇痛效果明显，并且主要兴奋Ⅰ、Ⅱ类粗纤维，尤其是Ⅱ类粗纤维。实验还发现显效点局部有髓传入纤维的数量显著多于无髓纤维（2.7 倍）；而无效点和非穴点的有髓纤维却少于无髓纤维。总之显效点局部具有髓鞘的传入纤维多、粗纤维多、Ⅱ类纤维多的"三多特征"。

当针刺刺激过强或者伴有疼痛时，其针刺传入纤维是否不同？近年来通

过观察不同强度的电针镇痛效应，发现低强度的电针是非伤害性刺激，主要兴奋Ⅰ、Ⅱ类（主要是Aα和Aβ类）传入纤维，并通过脊髓节段性整合作用实现镇痛，镇痛效应局限在穴位附近或同一神经节段所支配的范围内，并表现出穴位的相对特异性（即不同穴位或非穴点之间镇痛程度的差异性）；而高强度电针以其伤害性刺激成分，除兴奋Ⅰ、Ⅱ类神经纤维外，主要兴奋Ⅲ类（主要是Aδ类），特别是Ⅳ类（C）传入纤维，激活脑干中缝大核所介导的痛相关负反馈调节机制，再经下行抑制途径发挥全身性镇痛作用，体现出针刺镇痛的广泛性。

在同神经节段水平，较弱刺激强度兴奋Ⅰ、Ⅱ类神经纤维就可以产生明显的效应，但同样的刺激强度在异神经节段产生的效应就大大降低。电针或手针以及模拟电针的神经刺激方法，观察对伤害性刺激引起的脊髓腰段背外侧传导束纤维反应的抑制效应。实验使用能够兴奋穴位α、β、γ传入纤维的刺激强度来刺激近节段的后肢穴位，能抑制伤害性放电，并且当激活全部的A类传入纤维时产生的抑制作用更强。同样强度刺激远节段的前肢穴位，仅产生很弱的镇痛作用。实验在踝部佐剂性关节炎大鼠模型上比较电针局部穴位刺激与远端穴位刺激的镇痛效果，发现电针刺激局部穴位"太溪"和"商丘"会取得最好的镇痛效果，而邻近节段的穴位如"昆仑"和"丘墟"虽然也有一定的镇痛效果，但抑制的强度明显弱于同节段的穴位[1]。而同样的刺激作用于远节段的"曲池"和"外关"则基本无效，只有在加大刺激强度时才能抑制脚踝部伤害性刺激引起的反应。说明位于脊髓同节段水平的穴位的作用效果优于邻近节段与远节段。将辣椒素注射到新生鼠的皮下损毁C类纤维后，针刺与疼痛部位脊髓同节段的穴位仍能产生镇痛作用，而针刺和疼痛部位不是同神经节段的穴位不能明显提高痛阈，产生镇痛作用。据此认为，在同神经节段水平，针刺只要能够兴奋穴位的A类纤维就有明显的镇痛作用；而异神经节段的全身各部位的镇痛效应，不仅要兴奋Aα、Aβ、Aγ类粗神经纤维，还需要兴奋较细的Aδ和C类纤维才可以产生镇痛作用。因此，在远节段取穴要产生镇痛效应，需要的刺激强度更大一些。

总之，目前研究认为，不伴有疼痛的针感的传入纤维以Aβ、Aγ纤维或

---

[1] 余伟佳，陈波，陈泽林，等. 佐剂性关节炎大鼠模型针刺镇痛、抗炎效果影响因素分析[J]. 辽宁中医药大学学报，2017，19（9）：107-109.

Ⅱ类粗纤维为主；伴有强烈疼痛的针感传入纤维是 Aβ、Aγ 纤维和 C 类纤维共同参与。

三、针刺的传入机制和肥大细胞有关

研究表明，针刺主要对神经 - 内分泌 - 体液系统起作用，并且通过调节三者之间的关系来达到稳态。早期学者们从外周到中枢、中枢到外周等不同的途径着手开展了大量的工作，但研究的过程中发现单纯用神经机制来阐释针灸机制是远远不够的。皮肤作为人体最大的器官，与神经、内分泌和免疫系统相互联系互为一体。皮肤之中不仅有感觉传入神经纤维和运动传出神经纤维，而且组织液中有许多免疫因子、神经肽、激素、免疫细胞等，这些物质共同构成完整的神经 - 内分泌 - 免疫调节网络。虽然这些物质主要聚集在皮肤局部发挥效应，但其功效却不止于此，远程效应也是重要的起效途径。因为皮肤中有大量的毛细血管丛，可通过循环系统增强这些物质的效应。针刺作为一种机械刺激，刺入穴位皮肤组织可以直接刺激局部细胞释放有关化学成分及细胞因子、神经肽，通过这些分泌物质发挥局部效应及远程效应。但针刺信息由刺激局部转导并传导放大到全身的过程是十分复杂的。针刺可以直接刺激局部的神经末梢使之产生效应，也可以间接通过物理或化学的变化而触发邻近组织结构发生反应，产生针刺效应。其中肥大细胞是针刺效应产生和放大的关键因素之一。

肥大细胞作为人体疏松结缔组织内一种常见的细胞，早在 20 世纪 80 年代起就有研究者予以关注，提出针刺得气感传递与局部肥大细胞相关的假说[1]。已有实验证实穴位区肥大细胞数量明显多于非穴位区；经脉线上的肥大细胞数量多于非经脉线上，且多在经脉线走行方向上的小血管、神经囊周围分布，这有利于肥大细胞及其释放的化学介质如组胺、SP 等与局部的血管、神经发生反应。

针刺可以直接促进肥大细胞脱颗粒[2]。针刺刺入体表是一种物理性刺激，在穴位局部造成微创伤，导致损伤组织或细胞释放一些生物活性物质，如

---

[1] 潘萍，郭义. 肥大细胞是针刺效应信号放大的关键因素之一 [J]. 辽宁中医杂志，2009，36（12）：2066-2068.

[2] 王巧侠. 膝骨关节炎模型大鼠腧穴敏化不同时间节点的肥大细胞机制研究 [D]. 北京：北京中医药大学，2019.

H⁺、组胺、缓激肽和 5-HT、SP 等。5-HT、组胺作为一个复合体储存在肥大细胞中，并且在后者释放颗粒的反应中首先释放，在针刺前后变化明显。组胺能扩张毛细血管及微静脉，作用于血管内皮使基底膜暴露，组织液渗出，以致沿经络线上局部组织发生电位变化而呈现"经络现象"。5-HT 则是一种神经递质，与睡眠、镇痛、体温调节、神经活动都有关系，能改变机体的内分泌功能[1]。这为进一步阐明神经 - 体液调节和经络之间的关系提供了依据。物理或化学刺激可以被神经末梢感知或与相应受体结合，参与针刺信号的外周传入。穴位皮区和肌肉组织的肥大细胞数量均高于非穴区（参见文末彩图 2），并且针刺会促进肥大细胞脱颗粒。值得注意的是，针刺等物理刺激可以直接激活穴位局部肥大细胞膜上的瞬时受体电位香草酸亚型 2（transient receptor potential vanilloid 2，TRPV2），导致肥大细胞发生脱颗粒[2]。在疼痛调节中，肥大细胞分泌介质直接作用于外周神经，引起伤害性初级感觉传入神经纤维和 C 类神经纤维 SP、神经肽类物质耗竭；局部的分泌还可作用于表浅的神经导致 C 类纤维传导速度减慢，并阻滞 SP 的运输，从而有效地调节疼痛的传导和扩散。

外来体或外泌体是肥大细胞和感觉神经末梢进行信息交流的重要形式，参与神经免疫系统的调节；其内容物含有神经递质、激素、细胞因子等各种信号分子，是细胞信息传递的重要物质基础[3]。研究发现，针刺作为一种机械刺激，可导致穴区结缔组织中的胶原纤维变形或剪切细胞，导致细胞内钙离子浓度增大。针刺也可作用于邻近的神经末梢，间接促使肥大细胞活化和脱颗粒，释放活性物质组胺、SP 等。这些活性物质作用于邻近的肥大细胞和神经末梢组织，进而引起一系列的反应，将针刺的刺激效应信息逐步传递、级联放大，最终作用于靶器官或组织，形成针刺效应。有研究发现针刺信号可能是通过激活肥大细胞的功能，在胶原纤维介导下将信息从外周传到

[1] 刘琼, 朱伟, 刘迈兰, 等. 针刺和热刺激对小鼠"关元"穴区肥大细胞、血清五羟色胺影响差异的研究（英文）[J]. World Journal of Acupuncture-Moxibustion, 2018, 28（4）: 257-262, 311-312.

[2] HUANG M, WANG X, XING B, et al. Critical roles of TRPV2 channels, histamine H1 and adenosine A1 receptors in the initiation of acupoint signals for acupuncture analgesia[J]. Scientific Reports, 2018, 8（1）: 6523.

[3] 陈波, 李牧洋, 邢立莹, 等. 穴位局部外泌体参与针刺镇痛效应启动的研究（英文）[J]. World Journal of Acupuncture-Moxibustion, 2018, 28（4）: 263-267, 312.

中枢。肥大细胞被认为是针刺调节效应的重要因素之一，研究发现腺苷三磷酸（adenosine triphosphate，ATP）、嘌呤能离子通道型受体（P2X）可通过肥大细胞传递针刺信号。针刺可使穴区组织细胞释放 ATP 并作用于细胞或神经末梢上的 P2X 受体以传递针刺信号于肥大细胞、其他细胞或调节通路，最终激活神经 - 内分泌 - 免疫调节网络，发挥针刺效应。

针刺也可以通过神经末梢间接促进肥大细胞脱颗粒。1985 年，张保真教授发现，人皮肤内的肥大细胞与神经末梢之间的"突触样"连接为两者之间的信息交流提供了解剖学基础，并提出"轴索反射联动说"。该假说认为，针刺兴奋的神经可以在同一轴突的另一个分支上逆向传回到体表，在与肥大细胞的突触样连接上释放各种化学介质如组蛋白、糜蛋白酶、SP 等。这些化学介质不仅可进一步刺激下一个神经末梢，还可以作用于邻近的肥大细胞，使其脱颗粒释放白三烯、组胺等物质。

当针刺作用于肥大细胞而非神经末梢时，肥大细胞可以释放组胺、SP 等，这些物质可作用于局部的神经末梢和血管，使之发生相应的变化；另一方面当针刺作用于神经末梢而非肥大细胞时，又可以促进神经末梢释放 SP，引起邻近肥大细胞脱颗粒。也就是说，不论刺激的是肥大细胞还是神经末梢，最终针刺的效应信息都会在肥大细胞和神经之间相互传递（参见文末彩图 3），并且根据轴索反射联动假说这种传递可以由神经的一支传导到相连的其他神经侧支。

四、针刺的传入机制和钙离子浓度有关

钙离子是机体中重要的一种生理调节因子，不仅参与体内细胞的兴奋 - 收缩耦联，还参与神经递质分泌等活动。钙离子作为第二信使在各种细胞内具有多种生理功能。在美国第 22 届神经科学年会上细胞钙成为讨论的高潮，认为细胞内游离钙的调节是可兴奋细胞从分化到基因表达等各种过程的一个汇聚性调控点。实际上，钙离子参与的生命活动远不止这些，似乎参与了细胞生命活动的全过程。

针刺的物理刺激会在穴位处转换为有效的生物信息，而在这一过程中一些化学物质发挥重要作用，尤其是局部钙离子浓度的特异性变化[1]。针刺使

---

[1] 陈静子，刘阳阳，刘喆，等. 基于非线性动力学方法研究钙离子在针刺神经电信号传导中的作用 [J]. 上海针灸杂志，2018，37（12）：1437-1443.

穴区钙离子浓度升高，并且在针刺前向穴区注射乙二胺四乙酸四钠络合钙离子后再进行针刺时会产生与正常针刺时不同的生理反应。当脏腑发生病变时，相关经穴处的钙离子也存在特异性变化。针刺可以引起经脉线上钙离子浓度的特异性变化，且有重新分布的趋势，即有向经穴处汇集的倾向[1]。由此说明，钙离子浓度会影响针刺神经电信息的产生和传导。应用钙离子选择性"针灸电极"，发现穴位区钙离子浓度在针刺后有增高趋势，针刺足阳明胃经上的穴位亦可使足三里穴处钙离子浓度升高[2]。邓元江等发现与针刺足阳明经穴组相比，胃窦平滑肌细胞内钙离子明显高于阿托品模型组，说明针刺足阳明经穴对胃运动的影响与胃平滑肌细胞内钙离子释放有关[3]。

钙离子在生命体内具有重要的作用，与肥大细胞亦关系密切。肥大细胞脱颗粒时钙离子浓度有所升高，即肥大细胞的活化伴随着细胞内钙离子浓度的升高。针刺作为一种外部刺激，可以引起局部组织的轻微损伤，在局部产生无菌性炎症反应，促进钙离子等化学物质的释放。钙离子浓度升高，激活肥大细胞，促使肥大细胞脱颗粒，释放组胺等化学物质，并使毛细血管扩张，通透性增加而引起神经、免疫等细胞反应（参见文末彩图4）。现代研究发现，钙离子浓度和神经元的兴奋密切相关。细胞水平钙离子稳态失衡将会引起动作电位的可塑性变化。神经元周围钙离子稳态失衡将通过直接或间接（膜电位）作用降低动作电位的幅度，在一定程度上延长动作电位的时程，表明细胞内外钙离子稳态的维持有利于初级感觉神经元动作电位保持"全或无"的时空特征。

钙离子可以有效参与突触前和突触后的调控机制，并且在神经细胞迁移和轴突导向的研究中发现钙离子是一个很重要的信号分子。钙离子在针刺信息的传导中具有重要的作用，其可能的环节是，针刺穴位通过相关过程激发钙离子，触发相应的生理过程（如肥大细胞脱颗粒等），引起针刺信息的级联放大，从而产生相应的效应。

---

[1] 白红新，赵国桢，嵇波，等. 相关经穴与非经非穴、非相关经穴的机体反映和效应差异 [J]. 长春中医药大学学报，2017, 33（1）: 82-85.

[2] 王雪争，王康，李西忠，等. 针型传感器的研究进展及在中医研究中的应用 [J]. 针灸临床杂志，2010, 26（12）: 68-71.

[3] 易受乡，邓元江，严洁，等. 电针足阳明经穴后家兔胃窦平滑肌细胞内钙离子浓度、三磷酸肌醇及环磷酸腺苷含量的变化 [J]. 中国临床康复，2006（3）: 93-95.

　　针刺时的物理刺激可能会通过神经、体液等多种途径转化为生物有效信号来引起机体的变化，从而产生针刺效应。针刺可以直接刺激神经末梢，经神经通路传导，在中枢神经系统整合，最终作用于效应器官；也可通过调节钙离子水平或直接影响肥大细胞的脱颗粒，促进肥大细胞释放组胺、SP 等化学介质，兴奋神经末梢或扩张毛细血管。

第三节　中 枢 机 制

　　《素问·五脏别论》记载："脑髓骨脉胆女子胞，此六者地气之所生也，皆藏于阴而象于地，故藏而不泻，名曰奇恒之府"。而"脑髓"主藏肾精，为人体基本生命活动之所在，其重要性体现在人体生命的本源和维持人体各种生命活动的功能。《灵枢·海论》记载有"脑为髓之海"，指出了脑与髓的关系。髓，除了脑髓外，还有脊骨内的脊髓、骨空内的骨髓。《素问·五脏生成》篇记载"诸髓者皆属于脑"，强调了脑为髓之主，也就是说，脑由诸髓会合而成，又对诸髓有主导作用。《难经·二十八难》有"督脉者，起于下极之俞，并于脊里，上至风府，入属于脑"，提示穴位与脑之间有着密切的联系。现代研究也认识到脑在针刺中的重要作用，并发现针刺穴位可以特异性激活大脑皮质特定功能区域。针灸的作用路径，是通过神经系统激活脑中相关功能区某些神经核团，进而控制相关神经递质的释放，调节靶器官的功能紊乱。

　　中枢神经系统是神经系统的主要部分，位于人体的中轴，由脑神经节、神经索、脑和脊髓以及它们之间的连接成分组成。在中枢神经系统内大量神经细胞聚集在一起，有机地构成网络或回路。中枢神经系统接受全身各处的传入信息，整合加工后变为协调的运动性传出信息，或者储存在中枢神经系统内成为学习、记忆的神经基础。

　　针刺效应涉及整个神经系统各部的功能，脊髓是对针刺效应处理、译释的第一站；脑干是对针刺信息整理、辨析、激发、综合、承上启下的中继站；丘脑负责对各类信息进行整合，是加强针刺效应的协调中枢；边缘系统及其核团和多种神经介质的参与，对针刺效应起到协调作用；大脑皮质是最高中枢，对针刺引起的相关效应进行高度整合，起到保持动态平衡的作用。

　　近年来针刺对中枢调节作用的研究颇多，除应用传统电生理学方法外，不同学科专家多层次（从整体水平进入到分子和基因水平）、多角度（神经、体液和传导途径等）对针刺的机制进行了多方面的探讨。研究者采用分子生物学、免疫组织化学等先进的技术来探讨针刺对脑的神经内分泌、氧化应激、细胞存活等的影响，一致认为针刺的作用在于调动机体的内源性机制，增强机体对从外周到中枢神经系统各级水平伤害性信息的抵抗力，从而发挥保护机体的作用。

一、针灸的神经生物学机制

（一）针灸的中枢机制和调节炎症反应有关

炎症反应是具有血管活性的生物机体对于各种外源性或内源性损伤因子所产生的复杂的防御性反应。其致病因子种类繁多，总体可归纳为物理性因子、化学性因子、生物性因子、组织坏死、变态反应以及异物。炎症反应涉及的细胞众多，如白细胞、上皮细胞、血小板、间质细胞（内皮细胞、成纤维细胞）等。致病因子不仅损伤细胞释放如 TNF、血管活性胺、氧自由基、IL-1、IL-6 等炎症介质；而且可以激活血浆中相互关联的 3 大系统：激肽系统、补体系统、凝血系统/纤维蛋白溶解系统，以产生级联放大作用。在病理状态下，炎症反应参与调节中枢系统记忆和认知功能，其中介导炎症反应的重要介质包括脑内的神经免疫细胞及释放的炎症因子。本节将从针刺对中枢免疫炎症细胞、炎症因子分泌调节的角度论述针刺对炎症反应的中枢调节机制。

1. **免疫炎症细胞** 小胶质细胞是大脑实质内最主要的免疫炎症细胞，由于其在炎症反应过程中发生表型和活性的改变，也被称为是中枢神经系统的专职巨噬细胞。小胶质细胞主要功能包括抗原识别、吞噬作用、抗原呈递以及突触的重塑等。小胶质细胞激活后产生促炎介质和神经毒性复合物，在中枢神经系统的宿主防御和组织修复方面具有重要作用。离子钙接头蛋白（ionized calcium bindingadaptor molecule-1，Iba-1）是小胶质细胞激活的敏感标记，针刺可显著抑制血管性痴呆模型鼠海马内 Iba-1 的表达，抑制小胶质细胞的过度激活。电针可以抑制小胶质细胞中 TLR4/NF-κB、P38MAPK 等信号通路从而改善神经损伤，减轻炎症反应[1]。除小胶质细胞外，大脑中

---

[1] JI L L, GUO M W, REN X J, et al. Effects of electroacupuncture intervention on expression of cyclooxygenase 2 and microglia in spinal cord in rat model of neuropathic pain[J]. Chinese Journal of Integrative Medicine, 2017, 23（10）：786-792.

的少突胶质细胞、星形胶质细胞等细胞也可参与中枢免疫炎症反应。因此，针刺既可以通过直接调节这些免疫炎症细胞的激活、转型，改善大脑中的炎症反应，亦可通过调节免疫炎症细胞的功能，从而间接抑制大脑某些脑区神经细胞的凋亡或神经兴奋性传导，发挥其中枢调节作用。

2. 炎症因子　炎症因子是指参与炎症反应的各种细胞因子，介导了创伤、感染以及神经退行性疾病中的炎症反应，其中最主要的炎症因子包括 TNF、IL-1、IL-6、IL-8 等。炎症因子作为炎症反应的中心介质具有广泛的生理效应，研究表明针刺在疾病过程中发挥的抗炎作用，其机制与调节炎症因子的分泌密切相关。环氧合酶 -2（cyclooxygenase-2，COX-2）是一种促炎因子、生长因子及脂多糖的诱导酶，针刺可通过降低 COX-2 的表达从而减少白细胞的浸润。TLR4 是重要的炎症启动子，可激活多种信号转导通路，导致 NF-κB 的激活。NF-κB 在调节炎症反应的基因表达中起关键作用，可诱导多种细胞因子、黏附分子如细胞间黏附分子 -1、血管细胞黏附分子 -1、内皮细胞黏附分子 -1 及趋化因子等的分泌。针刺可抑制 TLR4 的表达，降低 NF-κB 通路的激活，减轻脑出血后炎性损伤，改善大鼠神经功能缺损症状，发挥脑保护作用 [1]。针刺预处理还可以通过单核细胞趋化蛋白诱导蛋白 1——炎症反应的调控蛋白，减少梗死面积、神经元缺失，并通过调控 NF-κB 信号通路的激活起到抗炎作用 [2]。炎性反应被认为是多巴胺（dopamine，DA）能神经元进行性死亡的主要原因之一。研究发现针刺可能通过抑制帕金森大鼠黑质中的 COX-2 的表达、P38MAPK 信号通路的激活，从而减轻 DA 能神经元的损伤 [3]。针刺治疗可通过对炎症相关介质的调控来减轻后者对组织细胞的损伤，这对消除炎症、促进组织修复有重要作用。

（二）针灸的中枢机制和氧化应激有关

氧化应激是指体内氧化与抗氧化作用失衡引起的组织损伤作用，是自由基在体内产生的一种负面作用，并被认为是导致衰老和疾病的一个重要因素。

---

[1] 陈秋欣，朱路文，庞秀明，等. 针刺对急性脑出血大鼠 TLR4/MyD88 信号通路关键因子表达的影响 [J]. 世界中西医结合杂志，2019，14（6）：815-818，825.

[2] JIN Z, LIANG J, WANG J, et al. Delayed brain ischemia tolerance induced by electroacupuncture pretreatment is mediated via MCP-induced protein 1 [J]. Journal of Neuroinflammation, 2013, 10（63）：845.

[3] 龚元勋. 针刺对帕金森病模型大鼠脑内 MAPKs 信号通路及炎症反应的作用研究 [D]. 武汉：湖北中医药大学，2014.

氧化应激的指示剂包括损伤的 DNA 碱基、蛋白质氧化产物、脂质过氧化产物。活性氧（reactive oxygen species，ROS）是血管细胞增长的重要细胞内信号，过度产生的 ROS 与多种疾病状态（如高血压、抑郁症、痴呆等）有关。ROS 家族的一个重要成员是过氧化物，ROS 过度积累，导致其产生及消除失衡，大量的氧自由基能够透过浆膜，通过脂质过氧化损害细胞膜，改变信号及结构蛋白引起蛋白的重叠、聚集，造成 RNA/DNA 氧化，干扰转录，最终引起细胞组织损伤。针刺治疗能够减少血管性痴呆大鼠海马 ROS 含量，抑制 NOS 的激活，减少 NO 的过量生成。超氧化物歧化酶（SOD）活性的降低，丙二醛（MDA）含量的升高，表明氧化应激参与了疾病的发生发展过程，并且可能是造成神经元损伤的主要因素。抑郁症患者 MDA 水平明显升高，而针刺可有效降低抑郁症患者 MDA 水平。在血管性痴呆模型大鼠中，针刺能上调 Cu-Zn-SOD mRNA 和蛋白表达水平，提高 SOD、谷胱甘肽过氧化物酶（glutathione peroxidase，GSH-Px）的活性，通过 SOD/GSH-Px 级联途径，直接发挥抗氧化效应，进而改善脑功能。此外，针刺对疾病的抗氧化作用也依赖于对抗氧化系统的调节。针刺可以降低自发性高血压大鼠脑组织中的反应性氧化物并提高 NO/eNOS（内皮型一氧化氮合酶，endothelial nitric oxide synthase）的含量，从而增强机体抗氧化能力和降低血压 [1]。针刺治疗可通过提高体内的抗氧化物质水平而产生对神经细胞的保护作用，从而为临床上疾病的预防和治疗提供有效的治疗途径。

（三）针灸的中枢机制和细胞存活有关

神经元是一种高度分化的细胞，是神经系统的基本结构和功能单位之一，它具有感受刺激和传导兴奋的功能。神经元死亡是许多神经系统疾病发生发展过程中所不可避免的。常见的细胞死亡方式包括凋亡、自噬以及坏死。细胞凋亡是有机体为保持自身组织稳定、调控自身细胞增殖和死亡之间的平衡，由基因控制的细胞主动性死亡过程。自噬是一种高度保守的自我降解和清除的动态过程。当机体受到各种刺激导致细胞器受损时，会激活自噬以降解受损细胞器和清除蛋白质。细胞坏死是一类由化学因素、物理因素或生物因素

---

[1] WANG X R, YANG J W, JI C S, et al. Inhibition of NADPH Oxidase-Dependent Oxidative Stress in the Rostral Ventrolateral Medulla Mediates the Antihypertensive Effects of Acupuncture in Spontaneously Hypertensive Rats [J]. Hypertension, 2018, 71（2）: 356-365.

等环境因素伤害引起的细胞死亡现象，属于被动性死亡。针刺治疗可诱导局灶脑缺血后 SD 大鼠抗凋亡蛋白 B 淋巴细胞瘤 -2（bcl-2）表达水平的上调，抑制促凋亡蛋白 bax 的表达，减少神经元凋亡。在脑缺血再灌注损伤模型大鼠中，针刺可通过直接调控自噬相关标志物如自噬体、微管相关蛋白 1 轻链 3（LC3）、B 淋巴细胞瘤 -2 同源结构域蛋白（Beclin 1）以及自噬底物蛋白 p62 等来减轻神经细胞的损伤、改善学习记忆能力以及神经运动功能障碍[1]。针刺内关穴可抑制脑缺血再灌注模型大鼠神经细胞坏死，发挥对受损神经元的保护作用。细胞死亡过程复杂，影响因素众多，多种基因、细胞因子及细胞内小分子参与其中。针刺可以通过调控与凋亡、自噬及坏死相关的细胞因子及细胞内小分子释放和传递等途径来调控细胞存活，发挥神经保护作用。

（四）针灸的中枢机制和阿片肽有关

阿片肽是免疫系统中重要的调节因子，它几乎作用于所有的免疫活性细胞，对不同亚类的细胞作用不尽相同。阿片肽的释放受应激的影响，而应激影响免疫反应，提示阿片肽是应激引起免疫调节的介质。1971 年，Goldstein 等发现了脑内存在阿片受体。1975 年，Aughes 首先从猪脑内分离出具有阿片样活性的多肽，称为内源性阿片肽。内源性阿片肽除广泛分布于中枢神经系统外，在其他组织和器官也有分布。内源性阿片肽的发现使人们对中枢神经系统痛觉调整机制的认识向前迈进了一大步，并由此提出下行性阿片肽镇痛系统，其范围涉及大脑皮质、中脑导水管周围灰质，延髓头端腹内侧网状结构和丘脑、脊髓背外侧束。它们与中枢神经系统各级水平不同的阿片受体（μ、δ、κ）结合，发挥镇痛及痛觉调整作用。内源性阿片肽镇痛系统正常时处于静息状态，机体受伤害性刺激时，脊髓背角传导痛觉的第一神经元末梢释放递质，将痛觉冲动传至第二神经元，此时内源性阿片肽镇痛系统激活。有关神经纤维释放内源性阿片肽，并依突触前抑制方式使痛觉传导于第一神经元即受抑制，使其不得上传第二级神经元，从而表现出对传入痛觉冲动的中枢性控制。

针刺镇痛是一种多通路、多水平的综合过程，中枢神经系统各级水平，例如脊髓、脑干、丘脑、尾状核和皮质等均参与针刺镇痛的过程。脊髓是针

---

[1] 黄亚光，陶薇，王金凤，等. 针刺调控自噬保护脑缺血再灌注损伤的研究进展 [J]. 针刺研究，2019，44（6）：459-464.

刺信号的初级整合中枢，针刺信号进入脊髓后，一部分针刺信号使脊髓内发生节段抑制（包括突触后抑制和突触前抑制），从而影响痛觉信号进一步向上传递，大部分针刺信号沿着脊髓外侧索上行。针刺镇痛效应主要通过激活从大脑皮质到脊髓背角的下行抑制系统产生，脊髓以上的脑干、丘脑、大脑皮质可以对脊髓背角产生抑制性影响。脑干各部分结构在针刺镇痛过程中均有重要的作用，中缝大核是关键部位之一。脑内与镇痛有关的大多数核团都有纤维直接或间接（通过中脑导水管周围灰质和蓝斑）投射到中缝大核，再通过中缝大核终止于脊髓背角，激活中缝大核可以明显增强针刺镇痛效应。丘脑是痛觉冲动的主要接收中枢和整合部位，其中束旁核和中央核的作用尤为重要，刺激信号可以通过高位结构（如尾核、皮质）或者低位结构（如中缝大核）对其产生抑制性影响。大脑皮质参与针刺镇痛的机制，除认为其痛觉具有感知和定性作用外，还以两种方式参与疼痛的调整过程，一方面传入大脑皮质的针刺信息和疼痛信息发生相互作用，另一方面通过皮质的下行控制机制来控制疼痛信息在中枢神经系统中的传导过程。

（五）针灸的中枢机制和神经递质有关

神经递质是指由突触前神经元合成并在末梢处释放，经突触间隙扩散，特异性地作用于突触后神经元或效应器细胞上的受体，导致信号从突触前递质传到突触后的一些化学物质。随着神经生物学的发展，陆续在神经系统中发现了大量神经活性物质。在中枢神经系统中，突触传递最重要的方式是神经化学传递。中枢性神经递质分为四大类，包括单胺类，如 5-HT、DA 等；氨基酸类，如谷氨酸（glutamic acid，Glu）、γ- 氨基丁酸（GABA）、ACh 等；肽类，及其他类神经递质。海马作为在应激情况下极易受损的区域，是目前针刺中枢机制的研究热点。针刺可减轻卒中后抑郁大鼠海马 CA1 神经元结构的损伤，增加单胺神经递质去甲肾上腺素（NE）、5-HT 和 DA 的水平 [1]。针刺可增强脑缺血再灌注大鼠海马组织胆碱乙酰转移酶活性，抑制 ACh 合成，促进脑细胞功能恢复。脑内神经递质紊乱可能参与了许多神经系统疾病的发生与发展，针刺具有良性的调节作用。但目前的研究大多为针刺对部分脑区单一递质或某一类递质的影响，对不同递质间相互作用的研究尚不足，涉及

---

[1] 孙培养，蔡荣林，李佩芳，等. "通督调神"针刺对脑卒中后抑郁大鼠海马神经元保护作用及单胺类神经递质的影响[J]. 中国针灸，2019，39（7）：741-747.

的脑区也比较局限，应进一步借助新技术、新手段深入研究针刺对神经递质作用的机制。

（六）针灸的中枢机制和自主神经调节有关

自主神经系统是脊椎动物的末梢神经系统，由交感神经系统和副交感神经系统两部分组成。其功能包括支配和调节机体各器官、血管、平滑肌和腺体的活动和分泌，并参与调节葡萄糖、脂肪、水和电解质代谢，以及体温、睡眠和血压等。交感神经和迷走神经系统会在大脑皮质及下丘脑的支配下，既拮抗又协调地调节器官的生理活动。自主神经系统按其所在的部位又可分为中枢部分和周围部分。自主神经系统主要分布到内脏、心血管和腺体，它们的中枢部分在脑和脊髓内，周围部分包括内脏运动（传出）纤维和内脏感觉（传入）纤维，分别构成内脏运动神经和内脏感觉神经。

赵英侠等将 $10\mu l$ 浓度为 30% 的辣根过氧化物酶溶液注射到 SD 大鼠"命门"穴区及卵巢、肾上腺实质内，发现三者的传入神经在脊神经节 T15~L2 节段互相重叠，为体表穴位与脏腑的联系提供了形态学基础[1]。针刺作用于腧穴可通过自主神经系统有效地调节机体和内脏的功能状态，研究发现针刺足三里穴通过调节迷走神经传出通路促进胃运动，而针刺关元穴通过调节交感神经传出通路抑制胃运动[2]。人体在正常情况下，交感神经和副交感神经相互平衡制约，发挥调控生理活动的作用。一旦这种平衡受到破坏，迷走神经兴奋性过低和 / 或交感神经兴奋性过高，均可导致机体脏器功能异常。针刺可以通过调节交感神经的功能，使血管舒缩功能恢复正常，改善微循环，治疗神经血管性头痛。在急性心肌缺血疾病早期，针刺具有降低亢进的交感神经活性，提高迷走神经张力，发挥心脏保护的作用。很多疾病的发生和发展变化均与自主神经功能失调相关，针刺能够调节自主神经系统功能，对内脏产生良性调整作用。

---

[1] 赵英侠，邵水金，余安胜，等. "命门"穴区与卵巢、肾上腺的传入神经节段性分布的关系—HRP 法研究 [J]. 针刺研究，1999（4）：294-296.

[2] IWA M，TATEIWA M，SAKITA M，et al. Anatomical evidence of regional specific effects of acupuncture on gastric motor function in rats [J]. Autonomic Neuroscience：Basic and Clinical，2007，137（1-2）：67-76.

（七）针灸的中枢机制和突触可塑性有关

突触可塑性是指神经细胞间突触连接强度可调节的特性，主要包括短时突触可塑性与长时突触可塑性。短时突触可塑性主要包括易化、抑制和增强。长时突触可塑性主要表现形式为长时程增强（long-term potentiation，LTP）和长时程抑制（long-term depression，LTD），这两者已被公认为是学习记忆活动的细胞水平的生物学基础。突触可塑性是突触在一定条件下增减数目、改变形态及调整生理功能的能力，既有形态结构的变化，也有传递效能的变化。LTP 是突触传递效能的可塑性参数之一，反映突触水平的信息存储过程，是学习记忆的生理学基础。LTP 诱导过程中，突触前谷胱甘肽释放增加，激活突触后 N- 甲基 -D- 天冬氨酸（N-methyl-D-aspartate，NMDA）受体，导致钙离子内流，从而触发细胞内信号通路，引起氨甲基膦酸（AMPA）受体磷酸化和上膜。针刺治疗可通过调节 Glu、NMDA 的表达来增加海马兴奋性突触后电位，增加 LTP 效应，改善血管性痴呆模型大鼠的学习记忆能力[1]。低频电针可以激活 NMDA 亚基 NR1/NR 2B，增加钙离子通道开放性，抑制 LTP 的产生进而淡化海洛因依赖小鼠成瘾记忆[2]。NMDA 受体和 AMPA 受体是产生和维持 LTP 的重要递质，在突触传递过程中有至关重要的作用。电针可以调控 NMDA 和 AMPA 的表达，影响 LTP 的产生和维持，促进突触功能可塑性，从而起到保护神经元的作用。突触结构可塑性和功能可塑性相互影响、密不可分，是学习记忆能力改变的基础。增强突触可塑性，可能是针刺促进脑功能恢复的主要途径。

二、针灸的神经影像学机制

神经影像学技术的蓬勃发展为针刺中枢机制的研究提供了无创的可视化手段，它能在人体实现实时监测，直观地反映针刺引起的大脑血流变化、生化代谢等情况。目前，国内外已开展了大量的针刺神经影像学研究，该领域成为当前针刺研究的热点和未来针刺神经机制研究的重要发展方向。

---

[1] 孙忠人，吕晓琳，尹洪娜，等. 针刺调节脑可塑性的机制研究进展 [J]. 针刺研究，2018，43（10）：674-677.

[2] 蔡琛，洪营东，吴俊梅. 低频电针对海洛因依赖小鼠海马 N- 甲基 -D- 天冬氨酸受体 NR1、NR2A、NR2B 亚型蛋白表达的影响 [J]. 中国康复医学杂志，2012，27（4）：324-329.

（一）参与针刺调节作用的脑功能网络

人体脑功能网络分为默认网络（default mode network，DMN）和任务功能网络两部分。DMN 在人脑静息状态（意识清楚）时处于激活状态，当有外界刺激时任务功能网络被激活，而默认脑功能网络则被抑制。目前认为，这两大网络功能的协调性对维持机体正常的生理活动具有重要意义。功能影像研究表明，针刺可引起广泛大脑皮质系统的激活 / 负激活 [1]。针刺经穴与非穴之间脑功能网络的变化是否存在特异性还有待进一步研究。

1. **默认网络** DMN 是指人脑在无任务的静息状态下，仍持续进行着某些功能活动的脑区所构成的网络，与人脑对内外环境的监测、维持意识的觉醒、情绪的加工、自我内省、情景记忆的提取等功能密切相关，有学者将该网络称为"消极任务网络"。人脑部分脑区在静息状态下处于自发持续激活状态，在任务刺激时活动反而受到抑制，这是 DMN 的一个重要特点。

1997 年，Shulman 等在利用正电子发射断层显像（positron emission tomography，PET）对人类视觉信息处理的相关研究中发现，后扣带回等特定的脑区在不同任务下持续地显示负激活，表明这些脑区在静息状态下，相对任务执行时的活动是增加的，可能表现在自我内省、对人体内外环境及情绪的监测中。2001 年，Mazoyer 等经过 Meta 分析也发现类似的激活网络，并认为这些脑区组成了工作记忆网络和工作执行网络。同年，Raichle 应用氧摄取分数作为度量标准，首次在静息状态下对 Shulman 等人在实验中发现的不同任务状态下持续负激活脑区的活动进行了研究，并由此提出了脑功能 DMN 学说。2003 年，Greicius 等在前期研究结果的基础上，首次利用功能磁共振成像（functional magnetic resonance imaging，fMRI）技术对人脑在静息态下的功能活动进行探索，为 DMN 的存在提供了可信服的证据，并认为后扣带回是 DMN 的重要节点 [2]。

Gusnard 等根据不同的解剖位置将 DMN 涉及的脑区结构进一步划分为

[1] HUI K K，LIU J，MAKRIS N，et al. Acupuncture modulates the limbic system and subcortical gray structures of the human brain：evidence from fMRI studies in normal subjects [J]. Human Brain Mapping，2000，9（1）：13-25.

[2] GREICIUS M D，KRASNOW B，REISS A L，et al. Functional connectivity in the resting brain：a network analysis of the default mode hypothesis [J]. Proceedings of the National Academy of Sciences of the United States of America，2003，100（1）：253-258.

4个部分，并简单介绍了各部分的具体功能活动[1]：①中后部脑皮质区：包括后扣带回、楔前叶、胼胝体部，该区主要参与视觉空间的信息处理，亦有报道认为楔前叶与自我意识及情景记忆的提取等功能有关；②侧后部脑皮质区：主要包括布罗德曼（Brodmann）分区中双侧的顶下小叶、颞叶及枕叶等，该区可能参与对不熟悉或者意外出现的物体的方位及运动方式的判断或对生物运动的分析活动；③前额叶腹内侧皮质：该区与认知功能和情感调节相关，并涉及对人体内外环境的信息传递和整合；④前额叶中背侧皮质：主要与人脑自发思维及情感等内心状态的功能活动有关。DMN的脑功能活动主要与人脑清醒状态的维持有关，并参与认知功能、环境监测、信息加工处理、情景提取等活动。DMN功能连接的紊乱可能会导致其所执行的功能出现紊乱，与其他网络之间互动调节效应异常，从而导致疾病的发生，如神经精神类疾病及成瘾类疾病等。

　　近年来，随着影像学技术的发展，静息状态的DMN的针刺效应机制研究逐渐成为热点，在传统理论的基础上，对针刺效应的神经机制提出了新的方向。研究发现针刺治疗可通过增强与疼痛、记忆、感情相关的脑DMN区域的功能连接发挥作用，在一定程度上表明了针刺刺激对大脑DMN的调节效应。对坐骨神经痛患者进行针刺干预治疗后，发现针刺可使病理状态下异常的DMN功能连接基本恢复正常，说明针刺干预在发挥基本的镇痛作用的基础上，可能对患者的感觉、情绪调节有一定作用，在脑功能网络层面上，解释了针刺可能存在的中枢效应机制[2]。DMN调节作用的研究为针刺效应神经网络机制深入研究提供了依据，有助于我们更好地了解针刺静息状态脑功能网络的生理机制，进而对疾病的治疗以及预后等提供一种新的判断指标。

　　2. 任务功能网络　　任务功能网络是指个体在执行认知活动（如工作、考试）过程中显示出激活状态的脑区所构成的网络，具有"做决定、刺激加工、认知的整合"等功能。在实验室环境中，如果线索提示了何时、何处、以何种形式进行反应时，任务功能网络就会持续地活动以保证任务的完成。在日

---

[1] GUSNARD D A, RAICHLE M E, RAICHLE M E. Searching for a baseline: functional imaging and the resting human brain [J]. Nature Reviews Neuroscience, 2001, 2（10）: 685-694.

[2] 李霁，董竞成，乐晶晶，等. 针刺对慢性坐骨神经痛患者治疗后静息态脑默认网络影像的影响 [J]. 中国中西医结合杂志，2012，32（12）：1624-1627.

常生活中任务功能网络激活时，个体往往处于一种高度专注的高效率状态。主要包括与记忆相关的网络、与疼痛相关的网络以及与情绪相关的网络等。

（1）记忆相关网络：内侧颞叶区，尤其是海马，是人脑记忆中枢，与广泛的皮质及皮质下结构相连接，形成与额叶相联系的神经功能网络。记忆编码区域包括海马、前额叶、顶叶和丘脑，而记忆提取区域主要位于前额叶、后海马、丘脑、内嗅皮质、边缘皮质和基底神经节。影像学研究发现，记忆力障碍患者的海马相关脑网络存在异常 [1]。海马和前额叶之间存在单突触联系，即海马 - 前额叶回路，具有单突触、单向和同侧投射的特点。海马 - 前额叶回路参与多种认知功能，并与多种神经、精神疾病的发生存在关联，是工作记忆的关键神经回路。近年来，将 fMRI 与 PET 技术相结合，分析不同穴位组合改善认知功能的潜在机制，为针刺改善轻度认知障碍等记忆相关疾病提供了新的论据。

（2）疼痛相关网络：疼痛是由高级中枢分析、整合处理的一种与组织损伤或潜在损伤相关的，以不愉快的主观认知和情感为主的体验，也就是说痛觉是一种既包括情绪动机又包含感觉辨别的复杂体验。疼痛的复杂性决定了疼痛的感觉和情绪成分是由不同的传导通路承担的，并且各自通过相应的脑区进行加工。已知脑内存在外侧痛觉和内侧痛觉系统，外侧系统负责收集和传导伤害刺激的感觉信息，与疼痛的识别有关；内侧痛觉系统负责传导伤害性刺激产生的情绪成分，主要参与疼痛的动机——情感反应和认知评价，这两套痛觉系统可以整合为与疼痛相关的网络，称之为"疼痛矩阵（pain matrix）"。完整的疼痛经验包含了整个疼痛矩阵网络，该矩阵主要包括：丘脑、杏仁核、岛叶、后顶叶皮质、前额叶皮质、扣带回皮质、导水管灰质、基底核、小脑皮质、第一躯体感觉皮质、第二躯体感觉皮质、运动感觉辅助区。由这些脑区和核团共同构成的复杂网络是处理与疼痛、情感、认知等高级中枢活动相关的主要场所。

基于疼痛神经网络学说的 fMRI 和 PET 研究表明，脑内存在调控疼痛的相应脑区，尤其是前额叶皮质和扣带回皮质在疼痛信号传导中起着很重要的作用。当前的研究表明针刺可能是通过调节感觉、认知和情感处理相关的功

---

[1] HARRISON T M, MAASS A, ADAMS J N, et al. Tau deposition is associated with functional isolation of the hippocampus in aging [J]. Nature Communications, 2019, 10（1）: 4900.

能脑区，进而起到镇痛效果。众所周知，合谷穴具有很好的镇痛疗效，运用局域一致性（ReHo）的分析方法观察针刺合谷对功能脑区的影响，发现针刺后右侧前扣带回背侧区、双侧中央前回、左侧中央后回及左侧丘脑ReHo值增高，而左侧前扣带回膝下区、左侧岛叶ReHo值减低，表明针刺信息在大脑感觉和痛觉相关脑区进行汇聚和整合，这可能是针刺合谷穴镇痛机制的体现。观察偏头痛患者针刺前后脑区代谢变化后发现，针刺后偏头痛患者出现脑干、岛叶、颞叶等多个脑区的激活与负激活，并呈现出以疼痛矩阵相关脑区为主的中枢响应网络特征[1]。

（3）情绪相关网络：一般认为情绪的产生和调节是大脑皮质和皮质下神经过程协同活动的结果。皮质下神经过程的作用处于主要地位，而大脑皮质起着调节和制约的作用，所形成的情绪调控网络，是情绪产生和感知的神经生理基础，又称为情绪调节回路。1927年美国生理学家坎农最早提出了情绪的丘脑学说；1937年神经解剖学家帕佩兹提出下丘脑是情绪表达的中心，而边缘系统是情绪体验的中枢部位，由此命名的大脑"帕佩兹回路"是情绪体验的大脑神经环路；1949年麦克莱恩在这个环路上附加一些核团，命名为"边缘系统"，它包括皮质与皮质下结构、扣带回、海马皮质、丘脑和下丘脑等部位；自20世纪80年代以来，情绪的结构定位已从下丘脑延伸到边缘系统和整个中枢神经系统各水平结构。

"边缘系统-皮质-纹状体-苍白球-丘脑"为情感障碍的神经解剖环路，其中背外侧及内侧前额叶皮质、海马、前扣带回等区域的功能及其连接改变与情感调节密切相关。杏仁核作为环路中边缘系统的重要组成部分在情感信息的加工、调节及记忆过程中发挥了重要作用，在对多种情感刺激的加工过程中，双侧杏仁核的反应显示了明显的差异，即在执行特定情感任务时，杏仁核存在明显的偏侧化。杏仁核是情感调节网络中的重要脑区，虽然双侧杏仁核没有直接的结构与功能连接，但杏仁核可能与情感调节网络内其他区域相互作用，通过网络内其他脑区双侧的功能连接而与对侧的杏仁核产生间接的功能连接。利用静息态fMRI研究发现，针刺可以增强杏仁核与额叶、下丘脑、

---

[1] ZHAO L, LIU J, ZHANG F, et al. Effects of long-term acupuncture treatment on resting-state brain activity in migraine patients: a randomized controlled trial on active acupoints and inactive acupoints [J]. PloS One, 2014, 9（6）: e99538.

扣带回等多个脑区之间的功能连接[1]，这种功能连接的变化可能与针刺改善情绪反应密切相关，是针刺改善情感障碍的潜在机制。但目前针刺调节杏仁核相关情感通路的研究还局限在健康受试者的研究上，针刺对机体病理状态的调节作用与生理状态的调节作用并不是完全一致的，需要进一步研究和探索。

（二）参与针刺调节作用的脊髓功能网络

目前常用的脊髓功能成像技术，主要包括血氧水平依赖脑功能成像（blood oxygen level dependent functional magnetic resonance imaging，BOLD-fMRI）和基于血管外质子信号增强的功能磁共振成像（signal enhancement by extravascular protons-fMRI，SEEP-fMRI），两者分别通过检测脊髓激活区的血流信号和激活区神经组织附近血管外水质子水平的变化，为观察针刺与脊髓功能网络之间的关系提供了途径。Barry 的研究结果表明脊髓中至少存在两种网络，即前角网络和后角网络（脊髓的前角主要控制人体的运动活动，后角主要控制感知活动）。二者显示出不同的网络特点，前者呈双边性，后者呈单边性，且前角网络的鲁棒性（包括稳定性和性能）优于后角网络。

功能影像研究表明，针刺可引起不同节段脊髓网络的激活。例如 Wang 等[2]应用脊髓 SEEP-fMRI 技术，对 3 名健康志愿者合谷穴进行低频电刺激，结果显示在矢状位上，有 2 名受试者的 C6~T1、C2~C3 段脊髓被激活，在水平位上，有 1 名受试者的 C6~C7 段脊髓被激活，表明刺激合谷穴可以激活颈脊髓内神经元的活动。Stroman 等研究发现用温度刺激健康志愿者的右手掌拇指区相当于刺激正中神经，颈脊髓激活区分布在 C5~C8，以 C6 最为明显；刺激前臂肘区相当于刺激前臂外侧皮神经，对应脊髓激活区分布在 C5~C6，向下延伸至 C7 有稍低信号激活，提示针刺可以调节脊髓内神经元的活动[3]。

[1] WANG X，WANG Z，LIU J，et al. Repeated acupuncture treatments modulate amygdala resting state functional connectivity of depressive patients [J]. NeuroImage Clinical，2016（12）：746-752.

[2] WANG W D，KONG K M，XIAO Y Y，et al. Functional MR imaging of the cervical spinal cord by use of electrical stimulation at LI4（Hegu）[J]. Conference proceedings：Annual International Conference of the IEEE Engineering in Medicine and Biology Society IEEE Engineering in Medicine and Biology Society Annual Conference，2006（2006）：1029-1031.

[3] STROMAN P W，KRAUSE V，MALISZA K L，et al. Functional magnetic resonance imaging of the human cervical spinal cord with stimulation of different sensory dermatomes [J]. Magnetic Resonance Imaging，2002，20（1）：1-6.

目前，针刺神经影像学的研究多集中于对大脑功能网络的探讨，而缺乏针刺调节脊髓网络的充分证据。脊髓功能成像研究尚存诸多技术难题，使之较难获取到优质的影像。SEEP-fMRI、BOLD-fMRI 技术虽然已经在针刺调节脊髓网络机制研究中得到初步应用，但尚未得出权威性的结论，仍需要进一步的探索。

第四节 传 出 机 制

针刺对内脏的调整作用是一个完整的神经反射活动。局部皮肤或肌肉处的传入神经纤维将针刺信息传递到中枢神经系统，信息在中枢整合之后，经过分布在相应脏器的自主神经系统传出，调节脏腑功能。自主神经系统又称植物神经系统，其主要功能在于调节机体内脏、血管、平滑肌及腺体的活动，参与机体对内外环境刺激的反应，维持人体重要的生命活动。它又分为交感神经系统和副交感神经系统，两者在功能上相互拮抗，从而完成机体内复杂的生理活动。交感神经和副交感神经都是内脏运动神经，常共同支配一个器官，形成对内脏器官的双重支配。疾病可以破坏交感神经和副交感神经之间的动态平衡，而自主神经系统功能的紊乱又可以导致新的疾病。

交感神经在周围的分布范围较广，除头颈部、胸腹腔脏器外，还遍及全身的血管、汗腺和竖毛肌等；副交感神经的分布不如交感神经广泛，一般认为大部分血管、汗腺、竖毛肌和肾上腺髓质均无副交感神经支配。交感神经节后纤维末梢大都释放 NE 和肾上腺素，作用受体为 α 受体或 β 受体，而支配汗腺的交感神经节后纤维和副交感神经节后纤维释放 ACh，作用受体为毒蕈碱受体。

针刺对自主神经系统的调节是双向的、良性的。针刺借助机体自身的结构和功能提高低下或抑制亢进的交感神经或副交感神经功能，使之恢复平衡的生理状态。结合药物干预研究针刺对人体心率变异性的影响，观察针刺作用下心脏自主神经活动的表现，发现针刺的作用类似于去药物干预样作用，即采用阿托品可以使交感神经活动增强、心率变异性增加；阿托品结合针刺可以使交感神经活动减弱，迷走神经活动增强；同样使用 β 受体阻滞剂后，针刺可以使受到抑制的交感神经活动增强。针刺对健康人心率的临床研究表明，针刺对心率的调节是双向的。对于心率过快的患者针刺可以通过抑制交感神经的活性，提高迷走神经的兴奋性，减慢心率，而且主要是以调节迷走神经为主。针刺大鼠"内关、间使"观察对延髓头端腹外侧的节前运动交感神经元的影响，发现针刺可以通过兴奋 Aδ 和 C 类躯体传入纤维，兴奋中枢神经系统，继而抑制交感神经的兴奋，从而长时间地抑制胃扩张[1]。由此说明针刺效应的传出机制依赖于自主神经功能的完整性。

针刺部位不同，对自主神经系统的影响不同[2]。针刺内关观察对心率变异性的影响，发现针刺后迷走神经活动相对增强，并伴有交感神经活动显著减弱，而针刺非穴则以交感神经活动增强为主。Haker 针刺正常人耳穴发现，在针刺过程中和针刺后 60min 内交感神经活动增强，但心率和血压都不发生变化；针刺合谷，针刺过程中和针刺后 60min 内交感神经和副交感神经的兴奋性都增加，针刺后心率变异性降低，说明在针刺结束后可以增强自主神经的平衡，而针刺过程中不存在显著变化[3]。虽然电针刺激心经不同节段都可以促进心上交感神经节的兴奋性，增强左心功能，但是心经腕部与左心功能关系最为密切，肘部次之，腋部最弱。当然，不同穴位对自主神经系统的影响不同，如针刺足三里可以兴奋迷走神经，而针刺"天枢"则兴奋交感神经[4]。因此，针刺对自主神经系统双向、良性的调节和针刺的部位密切相关。

一、交感神经

交感神经属内脏运动神经，是机体自主神经系统的重要组成部分，其分布广泛，除头颈部、胸腹腔脏器外，还遍及全身的血管、腺体和竖毛肌等。

---

[1] IWA M, TATEIWA M, SAKITA M, et al. Anatomical evidence of regional specific effects of acupuncture on gastric motor function in rats [J]. Autonomic Neuroscience：Basic and Clinical, 2007, 137（1-2）：67-76.

[2] 陈芷枫，赵芸芸，汪杏，等. 基于心率变异性分析针刺对自主神经功能调节作用研究近况 [J]. 上海针灸杂志，2016, 35（6）：754-757.

[3] HAKER E, EGEKVIST H, BJERRING P. Effect of sensory stimulation（acupuncture）on sympathetic and parasympathetic activities in healthy subjects [J]. Journal of the Autonomic Nervous System, 2000, 79（1）：52-59.

[4] 汪克明，周逸平，王月兰，等. 电针心经不同节段对家兔心上交感神经丛放电活动的影响（英文）[J]. 中国临床康复，2006（35）：170-171, 174.

交感神经参与调节各内脏、器官的活动，从而在维持机体内、外环境的动态平衡和机体正常生命活动中发挥着举足轻重的作用。交感神经有多级中枢，各种刺激所引发的冲动都能通过传入神经与中枢神经系统产生联系。刺激信息从外周上升到中枢水平，在下丘脑室旁核、孤束核、延髓头端腹外侧等多个脑区整合，进而调节着交感神经系统的兴奋性。

针刺作用于人体可有效调整机体不同的功能状态，而交感神经在介导针刺调整各内脏、器官活动中的作用不可忽视。针刺大鼠腹部和后肢发现，肾上腺交感神经活动增强，并伴有肾上腺素和 NE 分泌增加，并且腹部刺激强于后肢刺激[1]。电针刺激心经"神门-通里"段或小肠经"养老-支正"段，发现针刺可以直接兴奋交感神经，拮抗垂体后叶激素引起的心交感神经抑制性作用，表明交感神经是针刺抗心肌缺血的外周传出途径，适当提高交感神经的兴奋性对心肌缺血具有保护作用。针刺大鼠右侧腹部可以引起短暂性的胃扩张增强，注射交感神经抑制剂胍乙啶、普萘洛尔或内脏神经节切除、脊髓横切均可以阻断上述作用[2]。相反，迷走神经干切断、脑桥延髓横切不能阻断针刺的作用，提示针刺增强胃扩张的作用是由交感神经介导，且其传入支是由腹部皮肤和肌肉传入神经组成，传出支由胃交感神经和延髓反射中枢组成。交感神经参与针刺的传出途径。

（一）针刺兴奋交感神经

针刺相应穴位的刺激信息经过中枢神经系统进行整合之后，引起交感神经的兴奋性，伴或不伴迷走神经兴奋性的改变。电针刺激"脾俞"不仅可以使自主神经系统建立新的平衡，还可以提高交感神经系统的兴奋性，促进肾上腺内分泌的活动，两者共同参与胃窦部溃疡的治疗。因寒冷而导致下肢皮肤自主神经紊乱和下肢皮肤处分布的交感神经密切相关。温针可以通过增强交感神经的功能，改善下肢的自主神经功能紊乱。针刺家兔"肾俞"穴可以引起肾脏交感神经活动增强和迷走神经传入纤维活动增强，但是对迷走神

[1] SHIODA S, NAKAI Y, SATO A, et al. Electron-microscopic cytochemistry of the catecholaminergic innervation of TRH neurons in the rat hypothalamus [J]. Cell and Tissue Research, 1986, 245（2）: 247-252.

[2] TADA H, FUJITA M, HARRIS M, et al. Neural mechanism of acupuncture-induced gastric relaxations in rats [J]. Digestive Diseases and Sciences, 2003, 48（1）: 59-68.

经传出纤维活动无影响[1]。针刺引起的肾交感神经兴奋性增加，可以促进肾泌尿功能，并且对尿量和尿钠排出量具有调节作用。另有实验发现针刺"合谷"1min 内就可以引起皮肤交感神经活动增强；并且针刺"合谷"还可以使血压升高、肾交感神经活动增强，促进节律性排尿和尿量增加，结果提示针刺可以选择性增强交感神经兴奋性，改善泌尿系统疾病[2]。

（二）针刺抑制交感神经

针刺对交感神经具有双向调节作用，除了可以兴奋交感神经，还可以抑制交感神经的兴奋性。大鼠急性脑出血后特定脑区及周围区、心肌和中枢心血管等区域儿茶酚胺类神经递质释放增多，ACh 类释放减少。针刺可以抑制脑出血后儿茶酚胺类神经递质的释放，并促进 ACh 的产生。针刺可以抑制脑出血引起的交感神经兴奋，并促进副交感神经兴奋性增加，发挥保护神经细胞和心肌的功能。Nishijo 通过针刺"郄门"穴发现针刺可以显著降低心率（参见文末彩图 5），并且注射阿托品或者普萘洛尔可以阻断上述作用，结果提示针刺通过抑制心脏交感神经的兴奋性和增强迷走神经的兴奋共同减慢心率[3]。针刺可能通过调节交感 - 迷走神经的平衡来治疗心脏疾病，并且临床试验发现，针刺"内关"主要兴奋迷走神经并伴有交感神经活性降低。老年人心衰的发病率很高，长时间精神紧张会导致交感神经持续异常活跃，加重心衰症状，预后不良。针刺可以通过抑制精神紧张引起的交感神经的兴奋改善心脏疾病，同样经皮电刺激也可以抑制交感神经的活动[4]。

交感神经作为内脏运动神经，通过近年来国内外的相关研究发现针刺调节各内脏器官的作用与交感神经系统密切相关。交感神经参与针刺效应的传出机制，介导针刺调整自主神经系统的平衡，且与针刺的效应密切相关。但

---

[1] 马正行，蔡乃真，单敏初. 自主神经在电针"肾俞"穴利尿效应中的作用[J]. 同济大学学报（医学版），2001（1）：5-9.

[2] 蔡荣林，李姿慧，胡玲. 交感神经系统在针刺机理研究中的应用探讨[J]. 中华中医药学刊，2007（7）：1352-1354.

[3] NISHIJO K，MORI H，YOSIKAWA K，et al. Decreased heart rate by acupuncture stimulation in humans via facilitation of cardiac vagal activity and suppression of cardiac sympathetic nerve [J]. Neuroscience Letters，1997，227（3）：165-168.

[4] TALEBIAN S，MOUSAVI S J，OLYAEI G R，et al. The effect of exertion level on activation patterns and variability of trunk muscles during multidirectional isometric activities in upright posture [J]. Spine，2010，35（11）：E443-451.

值得注意的是，疾病打破了交感神经与副交感神经之间的平衡，而持久的自主性神经失衡亦可导致疾病。针刺对自主神经系统疾病的调节机制是极其复杂的。自主神经不受人的意志支配，直接或间接调节内脏器官的功能活动，当人体自主神经系统功能紊乱时，身体的各个系统都会受到影响。针刺作为独特的中医外治疗法，具有疏经通络、调和气血、疏畅气机等作用，其优势在于通过激发机体自身的潜在能力，使失衡的功能得以恢复。针刺对自主神经的调节在一定程度上是双向、良性的调整作用，即借助机体自身的组织结构与功能，提高低下或抑制亢进的交感神经功能，兴奋或抑制副交感神经功能，使之恢复平衡的生理状态。因此，针刺对交感神经或副交感神经的兴奋/抑制作用取决于机体的疾病状态，这种调控在一定程度上是不受人为控制的[1]。

二、副交感神经

副交感神经是自主神经的一部分，其兴奋能引起心搏减慢、消化腺分泌增加、瞳孔缩小、膀胱收缩等反应，主要维持安静时的生理需要。研究表明针刺效应依赖于自主神经的功能，并且主要作用于迷走神经。实验发现针刺"内关"可以明显改善大鼠急性心肌缺血；但是切断迷走神经后电针的作用消失，说明针刺的治疗作用有赖于副交感神经的完整性[2]。

迷走神经为第10对脑神经，是脑神经中最长、分布最广的一对，含有感觉、运动和副交感神经纤维（参见文末彩图6）。迷走神经支配呼吸、消化两个系统的绝大部分器官以及心脏的感觉、运动与腺体的分泌。因此，迷走神经损伤可引起循环、消化和呼吸系统功能失调，导致疾病的发生。针刺能通过调节迷走神经的功能，发挥调节血压与心率、调整胃肠运动、调节内分泌、抗炎等诸多作用。因此，研究针刺对调节迷走神经功能的影响具有十分重要的意义。

迷走神经主干向下走行的同时分出颈部分支、胸部分支和腹部分支。其分支主要分布于外耳道、食管、心脏、胃、脾、小肠、大肠、肾以及肾上腺等。各脏腑器官的神经冲动通过传入纤维传递至孤束核、迷走神经背核等中枢，

---

[1] 蔡荣林，李姿慧，胡玲. 交感神经系统在针刺机理研究中的应用探讨 [J]. 中华中医药学刊，2007（7）：1352-1354.

[2] 薛艳，吴松，李佳，等. 针刺内关穴对心肌缺血中枢神经调节作用的研究进展 [J]. 中国中医基础医学杂志，2017，23（4）：592-594.

在中枢神经系统整合后，又通过传出纤维返回，完成对内脏功能的调节。

电针刺激大鼠足三里穴，能兴奋外周迷走神经传出纤维，使其放电频率增加及峰值增加。电针足三里的针刺信息可以传递到脊髓背角神经元，随后影响迷走中枢核团，即迷走神经背核、孤束核以及疑核等；且实验发现若针刺前切断双侧腹腔迷走神经，电针足三里的干预或治疗作用明显减弱。因此，上述实验表明，针刺足三里可以通过外周传入神经纤维将针刺信息传递到脊髓背角神经元，脊髓再将针刺信号传递到中枢相关核团并进行信息的整合，之后通过调节迷走传出神经纤维的活性，发挥调节内脏功能的作用。电针刺激郄门增加迷走神经的兴奋性，降低交感神经活性以缓解紧张情绪。郄门穴处有正中神经的分支分布，针刺此处，传入神经既可以将信息传递到 C5—T1 脊髓节段，经交感神经链的颈中、下神经节与心脏密切联系；又可以将传入神经的信息在同节段的中枢整合之后影响迷走神经对心脏收缩功能的调控，最终通过迷走神经和交感神经共同调节心肌细胞的电活动和收缩功能。

（一）针刺兴奋迷走神经

针刺对迷走神经具有一定兴奋作用，可以增强迷走神经兴奋性，拮抗交感神经兴奋，使心率下降。实验发现，针刺神门穴可以兴奋迷走神经，抑制交感神经，从而增强自主神经的整合功能，减缓心率[1]。针刺内关、间使对健康人心脏自主神经活动的即刻调节作用是以迷走神经兴奋为主，但取针后心迷走和心交感神经张力变化不显著；而电针刺激时可引起交感神经、迷走神经的兴奋，但取针后心交感神经兴奋占主导。可见无论何种针刺方法，针刺时均能引起迷走神经兴奋、心率减慢。针刺内关穴时，对不同胃运动状态的模型大鼠孤束核神经元活动均有明显的激活作用[2]。针刺内关可能是通过激活延髓内与内脏传入信息相关中枢核团而发挥对胃功能的调节作用，并且这种作用以促进胃运动为主。

（二）针刺抑制迷走神经

针刺对迷走神经功能除具有兴奋作用外，还有抑制作用。针刺水沟穴后，针刺冲动可以通过三叉神经至孤束核，与经迷走神经传入的冲动相互作用，降低迷走神经兴奋性，改善脑血管的功能状态，促进脑表面侧支循环；改

---

[1] 陈俊琦，廖韩波，王娇，等. 针刺神门穴与非穴对心率及心率变异性影响的比较研究 [J]. 中国中医基础医学杂志，2011，17（11）：1248-1249，1263.

[2] 王述菊，孙国杰，吴绪平，等. 孤束核在针刺"内关"调节胃运动中的作用研究 [J]. 针灸临床杂志，2010，26（1）：47-50.

善缺血区的灌注状态，使开放的血管数增多，改善血液循环；改善脑组织能量代谢，从而起到保护脑组织的作用[1]。针刺水沟穴通过神经传入纤维传递到大脑皮质，利用反射弧使兴奋的迷走神经得到抑制，用于治疗顽固性呃逆[2]。

（三）针刺通过兴奋迷走神经发挥抗炎作用

哈佛大学马秋富团队研究发现，在脓毒血症的小鼠模型上电刺激后肢足三里穴，可激活 PROKR2-Cre 标记的背根神经节感觉神经元，这组神经元可以调节迷走神经 - 肾上腺反射，抑制炎症反应，为电刺激足三里穴发挥全身抗炎效果找到了现代神经解剖学基础[3]。

胆碱能抗炎通路是近些年来发现的以传出性迷走神经为基础的抑制炎症反应的神经免疫通路[4, 5]。迷走神经刺激可以激活此通路，使迷走神经传出性冲动增加，释放神经递质 ACh，作用于巨噬细胞表面 α7nAChR，进而抑制巨噬细胞等免疫细胞释放炎症因子，最终达到控制炎症的目的。电刺激内毒素所致急性肺损伤及心脏炎症大鼠的迷走神经，发现迷走神经兴奋能显著降低大鼠心肺组织中的 TNF-α 含量和髓过氧化物酶的活性，减轻病理损害，提示迷走神经兴奋对炎症动物具有潜在的保护作用[6]。

电针刺激足三里可以激活中枢迷走神经相关核团（如迷走神经背核、孤束核等），使髓过氧化物酶的表达增加，并可以降低血清中 TNF-α、IL-1 等水平。针刺足三里引起感受器兴奋，产生的冲动主要由传入神经向中枢传递，到达脊髓背角，针刺信息由此通过上行投射纤维到达孤束核等中枢核团，经中枢整合后，通过迷走神经背核向下发出神经冲动，使得迷走传出神经纤维活性增强，激活胆碱能抗炎通路。

[1] 曾永保，王明智，梅志刚. 针刺对迷走神经功能影响的研究现状 [J]. 中华中医药杂志，2011，26（1）：119-122.

[2] 李享，李涓，陈婕，等. 针刺对迷走神经功能影响的研究现状 [J]. 四川中医，2014，32（3）：179-180.

[3] LIU S, WANG Z, SU Y, et al. A neuroanatomical basis for electroacupuncture to drive the vagal-adrenal axis [J]. Nature, 2021, 598（7882）：641-645.

[4] TORRES-ROSAS R, YEHIA G, PE A G, et al. Dopamine mediates vagal modulation of the immune system by electroacupuncture [J]. Nature Medicine, 2014, 20（3）：291-295.

[5] ULLOA L. The cholinergic anti-inflammatory pathway meets microRNA [J]. Cell Research, 2013, 23（11）：1249-1250.

[6] 石德光，胡森，姜小国，等. 电刺激迷走神经对内毒素血症所致急性肺损伤的影响 [J]. 中国危重病急救医学，2002（12）：732-735.

　　Luis 等观察电针"足三里"对脂多糖引起的败血症小鼠血清中 IL-6、TNF、单核细胞趋化蛋白 -1（monocyte chemoattractant protein-1，MCP-1）、γ 干扰素（interferon-γ，IFN-γ）的影响 [1]（如图 2-4-1）。实验发现，电针组相

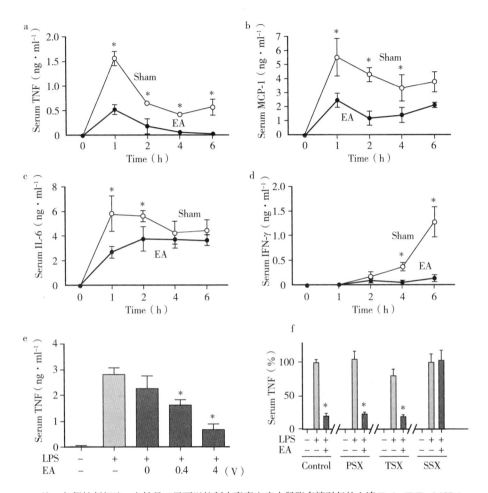

　　注：与假针刺相比，电针足三里可以抑制内毒素血症小鼠脂多糖引起的血清 IL-6、TNF、MCP-1、IFN-γ 的升高（a~d）；不同电针强度对内毒素血症小鼠血清中 TNF 含量的影响（e）；胫神经、腓神经、坐骨神经切除（f）。a：肿瘤坏死因子（TNF）；b：单核细胞趋化蛋白 1（MCP-1）；c：白细胞介素 -6（IL-6）；d：γ 干扰素（IFN-γ）；PSX：胫神经切除；TSX：腓神经切除；SSX：坐骨神经切除。

图 2-4-1　电针足三里对实验小鼠血清 IL-6、TNF、MCP-1、IFN-γ 含量影响

[1] TORRES-ROSAS R，YEHIA G，PE A G，et al. Dopamine mediates vagal modulation of the immune system by electroacupuncture [J]．Nature Medicine，2014，20（3）：291-295.

较于空白组，其血清中 IL-6、TNF、MCP-1、IFN-γ 的含量显著下降。并且发现电针这种抗炎作用和电针强度密切相关。实验分别检测 0V、0.4V 和 4V 电压强度，结果发现，3 种电压强度都可以改善血清中 TNF 的含量，但是 4V 电针强度效果最好，并且直接刺激坐骨神经可以模拟针刺抗炎作用。在术前双侧颈迷走神经切除或膈下迷走神经切除会废除针刺的抗炎作用，但是脾神经切除却不会影响针刺作用。总之，针刺"足三里"通过坐骨神经将信息传递到中枢神经系统进行信息整合，整合之后通过迷走传出神经作用于肾上腺，促进 DA 的释放，抑制脂多糖注入引起的炎症反应（参见文末彩图 7）。

针刺对自主神经系统的调节作用，是研究针刺作用传出机制的主要切入点。针刺信息通过穴位处皮肤或者肌肉处的传入神经纤维传递到中枢神经系统，信息在中枢系统整合之后调节支配相应脏器的自主神经系统，从而调整机体功能恢复平衡（参见文末彩图 8）。

第五节　效　应　器

一、心脏

心脏是人体最重要的器官之一，心脏功能失调、心肌损伤等因素所导致的心血管疾病则是威胁人类生命和健康的主要疾病。研究发现，针刺具有调节心功能、保护心肌细胞等作用，可以改善心肌缺血、促进损伤心肌细胞的恢复，治疗心绞痛、冠心病等。针刺可以通过调节自主神经、中枢神经、体液因素等不同方式来调节心脏的功能。

（一）针刺调节心功能的自主神经机制

在正常的生理情况下，心交感神经与心迷走神经两者共同维持着心脏的正常节律及心功能，一旦这种平衡受到破坏，会使心脏出现一系列的异常表现。心肌缺血是所有缺血性心脏病的病理基础，而心力衰竭又是所有心脏疾病的终末阶段，这两者的发生都与自主神经系统有着密切的关系。

自主神经通路中 β-肾上腺素受体（β-adrenergic receptor，β-AR）和毒蕈碱型乙酰胆碱受体（muscarinic acetylcholine receptor，mAChR）的表达和功能异常是导致心肌缺血损伤的重要因素。以往的研究表明针刺可以影响交感神经的兴奋性，同时针刺效应的发挥依赖迷走神经结构和功能的完整性。

针刺对心肌缺血保护作用可通过调节心脏自主神经的兴奋性和改变心肌细胞膜表面的 β-AR 和 mAChR 的反应性实现。

在急性心肌缺血疾病早期，针刺具有降低亢进的交感神经活性，提高迷走神经张力的作用。研究发现，电针可以降低心迷走神经放电频率和增加心交感神经放电频率，而电针治疗前给予 β-AR 阻断剂普萘洛尔，可明显抑制电针作用，提示自主神经系统是电针调节心功能的重要通路[1]。研究探讨了 $β_1$-AR 信号转导通路介导的电针预处理保护心肌缺血的效应机制，发现电针"内关"穴可减轻心肌缺血再灌注造成的损伤，能够使缺血所致的心电图 ST 段抬高趋于正常，显著减小心肌梗死面积及降低心律失常评分，证明了电针对缺血再灌注造成的心肌细胞损伤具有对抗作用[2]。另有研究发现，电针能够抑制 $β_1$-AR 的过度表达，减少心肌细胞内 $G_{sα}$ 蛋白的含量，抑制下游通路的活性，减少 Ca^{2+} 内流，抑制心肌细胞的钙振荡，改善心肌细胞内钙超载，从而减少缺血对心肌细胞的损伤，降低心律失常的发生率[3]。有研究引入 $β_1/β_2$-AR 敲除小鼠为研究载体，采用力竭游泳制备急性心肌缺血模型，观察电针内关穴改善心肌缺血的效应，发现电针能使小鼠心肌缺血所致的 ST 段抬高显著降低，改善心律失常评分；而对 $β_1/β_2$-AR 敲除小鼠，电针"内关"穴不能改善 ST 段抬高和心律失常评分，提示 $β_1/β_2$-AR 敲除后阻断了电针对心肌缺血的保护效应[4]。

脑心综合征模型大鼠心肌细胞变性、坏死，交感神经节 NE 转运蛋白 mRNA 的表达量显著降低，心肌组织中 $β_1$-AR 的 mRNA 表达量显著降低；而经电针干预后，心肌细胞变性、坏死的程度有所减轻，交感神经节前突触中 NE 转运蛋白 mRNA 表达量增加，使 NE 转运蛋白维持在正常水平，同时

[1] 高俊虹，付卫星，晋志高，等. β-肾上腺素受体后信号转导通路介导电针预治疗抗缺血性心律失常的作用[J]. 中国针灸，2006（6）：431-435.

[2] 石力，高俊虹，赵吉平，等. β受体和 M 受体信号转导通路介导的针刺抗心肌缺血效应机制研究进展[J]. 针刺研究，2016，41（3）：270-275.

[3] 秦联萍，高俊虹，付卫星，等. 针刺预治疗改善缺血性心律失常的机制——抑制心肌细胞内钙振荡的发生[J]. 针刺研究，2008（2）：75-79.

[4] 李霞，高俊虹，喻晓春，等. β-肾上腺素受体介导电针改善游泳疲劳诱发的急性心肌缺血效应的初步研究[J]. 针刺研究，2014，39（2）：87-92.

可使心肌组织中 β_1-AR 的 mRNA 表达上调，保护心脏功能 [1]。

毒蕈碱型乙酰胆碱受体（mAChR）M_2 的表达异常与迷走神经功能低下密切相关。增加 M_2 受体的表达能够增强迷走神经活性，减少心肌细胞的损伤。mAChR M_2 与抑制性 G 蛋白（G_i 蛋白）结合，G_i 蛋白解离出的 $\beta\gamma$ 亚基直接激活毒蕈碱敏感的 K^+ 通道，对心房产生直接的抑制作用。

以上研究表明，针刺能够对 β_1-AR 和 mAChR M_2 信号转导通路发挥良性调节作用，减少心肌细胞内 Ca^{2+} 内流，改善心肌细胞内钙超载，抑制心肌缺血造成的损伤。

心率变异性是指心电图中的 R-R 间期变异性，归因于自主神经系统对心脏窦房结的调节，可以间接反映心脏自主神经系统的平衡，为评估交感和副交感神经系统的状况以及两者相互作用提供参考。采用 M 受体阻滞剂阿托品和 β 受体阻滞剂美托洛尔可分别使心脏交感神经的活性增强或降低 [2]，在阿托品使交感神经活动增强、心率变异性降低的状态下，针刺的效应是使交感神经活动减弱、迷走神经活动增强的去药物样干预作用；而给予 β 受体阻滞剂后，交感神经活动减弱，迷走神经活动增强，针刺的效应则是使交感神经活动增强、迷走神经活动减弱的去药物样干预作用 [3]。针对健康受试者，有学者研究了留针与否及经穴与非穴对心率变异性影响的差异，结果显示，刺激神门、内关、间使等穴均能升高心率变异性高频带，降低低频 / 高频比，具有抑制交感神经张力（或兴奋迷走神经张力）的良性调整作用，并且经穴优于非穴，留针优于不留针 [4]。由此说明针刺效应依赖完整的自主神经功能，在一定程度上可能具有双向、良性的调整作用，使自主神经功能恢复原来的平衡。

综上所述，针刺在改善心功能、抗心肌缺血方面与自主神经系统密切相关，针刺效应可通过交感神经及迷走神经的不同通路发挥作用。

---

[1] 曹健，周美启，吴生兵，等. 针刺对脑心综合征大鼠颈交感神经节去甲肾上腺素转运蛋白 mRNA 和心肌 β_1 肾上腺素能受体 mRNA 表达的影响 [J]. 针刺研究，2011，36（4）：252-257.

[2] 石现，赵永兰，王新宇，等. 针刺调节心脏植物神经的实验研究 [J]. 针刺研究，2002（1）：68-70.

[3] 汪娅莉，余芝，徐斌. 针刺调节心功能的自主神经机制研究进展 [J]. 针刺研究，2014，39（1）：83-86.

[4] 罗丽平，沈仲元，余平. 留针与否对心脏自主神经功能调节作用的影响 [J]. 中国针灸，2011，31（11）：993-997.

（二）针刺调节心功能的中枢神经机制

针刺对心脏的调节作用还可通过调节神经中枢，调节中枢内相关蛋白与受体的表达来实现。研究表明，急性心肌缺血状态下下丘脑 - 垂体 - 肾上腺轴（hypothalamic-pituitary-adrenal axis，HPA）被激活，下丘脑兴奋，通过分泌促肾上腺皮质激素释放激素（corticotropin releasing hormone，CRH）引起 ACTH 增多，ACTH 与钙离子协同作用于肾上腺皮质，促使皮质醇分泌增多。针刺可通过内脏神经系统和内分泌系统调节 HPA，进而调控包括心血管系统在内的多种功能。

电针预刺激内关穴能降低 ACTH 及皮质醇的含量，调节急性心肌缺血引起的应激反应，并可能通过抑制下丘脑 CRH 的增高而降低血浆 ACTH 及皮质醇的含量，从而减轻急性心肌缺血诱发的机体应激反应，起到保护心肌的作用[1]。

中枢单胺类神经递质 NE 与心血管活动密切相关，NE 作用于中枢 α 受体可引起心率减慢和血压降低，作用于中枢 β 受体则产生相反效应，引起心率加快和血压上升。电针神门、内关、太渊穴治疗心肌缺血的机制与下丘脑室旁核神经递质 NE 的释放有关，NE 可能是电针防治心肌缺血的中枢调控物质之一[2]。急性心肌缺血状态下，下丘脑区 β- 内啡肽（β-endorphin，β-EP）表现为强分泌，而电针内关穴则可使下丘脑室旁核区 β-EP 趋于正常水平。电针内关加心俞能够有效调节心肌缺血动物脊髓背根神经细束电活动的频率、波幅及 DA 和 NE，且两穴位联合应用的效果明显优于单穴[3]。脊髓背根神经活动可能是针刺作用发挥的重要传入途径，下丘脑内神经递质的变化亦可能是针刺效应发挥的中枢机制之一。

研究发现，针刺内关、间使穴可以抑制苯基双胍诱导的心动过缓以及迷走神经引起的孤束核兴奋，有效治疗心肌缺血；阻断孤束核的 GABA 受体

---

[1] 汤园园，涂乾，张英，等. 电针内关穴对急性心肌缺血大鼠血清 ACTH、CORT 含量的影响 [J]. 江苏中医药，2012，44（4）：69-70.

[2] 王欣，刘婧，汪克明. 电针不同经穴对心肌缺血大鼠下丘脑内单胺类递质 NE 含量的影响 [J]. 甘肃中医学院学报，2010，27（3）：4-8.

[3] 李梦，胡玲，蔡荣林，等. 电针内关、心俞穴对急性心肌缺血大鼠脊髓背根神经电活动及下丘脑室旁核去甲肾上腺素、多巴胺浓度的影响 [J]. 中西医结合学报，2012，10（8）：874-879.

后针刺对心脏功能的调节减弱，表明孤束核可能参与针刺调节心脏功能[1]。观察电针内关穴对急性心肌缺血家兔延髓 β-EP 含量的影响，发现模型组延髓中 β-EP 含量明显升高，电针内关后可使家兔延髓 β-EP 含量明显降低，提示针刺可以调节脑组织中 β-EP 的含量，改善缺血心肌组织供血[2]。电针内关穴和 P 物质（SP）注入蓝斑区能够抑制急性心肌缺血后血浆内皮素（endothelin，ET）的异常增高，但二者没有协同作用。蓝斑区注射 SP 拮抗剂则有对抗电针作用、阻止血浆 ET 含量增高的作用，表明血浆 ET 含量降低可能是电针内关穴促进急性心肌缺血损伤后恢复的机制之一[3]。以上的研究表明，大脑中许多脑区均参与了针刺调节心功能的机制。

（三）针刺调节心功能的体液机制

体液中存在着许多化学物质，如内分泌腺所分泌的激素，某些组织细胞生成的血管活性物质和组织活动时产生的代谢产物，均可对循环功能产生调节作用。

ET 是迄今所知作用最强、持续最久的缩血管活性多肽，心肌缺血缺氧均可使血浆 ET 水平大幅度升高，大剂量 ET 具有致心律失常和心肌细胞毒性作用。缺血预适应，即反复短暂的心肌缺血作为一种内源性防御机制，对心肌具有保护作用，使心肌对更长时间缺血的耐受性增强。而降钙素基因相关肽（CGRP）是目前所知最强的血管扩张剂，在缺血预适应中发挥重要作用，可改善缺血心肌的功能。急性心肌缺血大鼠血浆中 CGRP 含量显著下降，ET 显著上升，针刺治疗可使血浆 CGRP 含量明显提高，ET 含量明显降低，CGRP/ET 的比值明显提高[4]。这表明针刺能明显降低血浆中 ET 水平，提高CGRP 水平，减轻心肌缺血程度。

[1] TJEN A L S C, GUO Z L, LONGHURST J C. GABA in nucleus tractus solitarius participates in electroacupuncture modulation of cardiopulmonary bradycardia reflex [J]. American Journal of Physiology Regulatory, Integrative and Comparative Physiology, 2014, 307（11）：R1313-1323.

[2] 王华，张红星，吴绪平，等. 电针内关对急性心肌缺血家兔延髓 β-EP 含量的影响 [J]. 湖北中医学院学报，2003（1）：16-17, 3.

[3] 王华，张红星，吴绪平，等. 电针内关穴对急性心肌缺血家兔延髓 β 内啡肽含量的影响（英文）[J]. 中国临床康复，2004（21）：4384-4385.

[4] 张发宝，周逸平，王月兰，等. 电针对大鼠急性心肌缺血的血自由基、内皮素和降钙素基因相关肽的作用 [J]. 针刺研究，2002（3）：192-196, 191.

心房钠尿肽（atrial natriuretic factor，ANF）具有很强的利尿作用。心功能不全早期，ANF 分泌增加，是机体对水钠潴留的反馈效应；当心衰较严重时，由于储存的 ANF 逐渐被耗竭，血浆 ANF 反而下降。有研究用放射免疫法测定急性心肌缺血家兔右心房 ANF 的含量，结果显示，电针组右心房 ANF 含量显著低于对照组，而与正常组接近，说明电针治疗能抑制 ANF 的分泌，可能具有抑制心肌缺血时心脏内分泌系统过度激活的作用，这对于心功能不全的治疗具有重要意义[1]。

心肌酶是心肌损害的重要指标，其增高的程度能较准确地反映梗死的范围。在心肌缺血模型大鼠血浆中肌酸磷酸激酶活性明显升高，而针刺后血浆中肌酸磷酸激酶活性显著降低。在猪模型中，电针加缺血预处理也能明显降低肌酸磷酸激酶和肌酸磷酸激酶同工酶水平，促进内源性保护物质腺苷的释放，提示针刺对缺血心肌和缺血再灌注损伤心肌有保护作用[2]。心肌肌钙蛋白是近年来出现的心肌保护作用评价指标，对心肌细胞损伤特异性极强，是目前较心肌酶更敏感的心肌损伤指标。研究显示，心肌缺血再灌注模型大鼠血清心肌肌钙蛋白值明显升高，而电针后心肌肌钙蛋白的释放减少，提示针刺可通过降低心肌肌钙蛋白含量而减轻由于心肌缺血再灌注造成的心肌损伤[3]。

二、肺

肺是人体的呼吸器官。肺的功能出现异常或产生炎症反应，则会导致一系列急慢性疾病。针刺产生的效应可作用于肺、气管等靶器官，对哮喘、慢性阻塞性肺疾病等疾病具有治疗作用，这种效应的产生主要与针刺免疫调节机制、调控炎症反应、改善肺功能与气道重构等有关。

（一）针刺的免疫调节机制

研究发现，针刺对多种机体免疫指标均有提高作用。而在哮喘中，免

---

[1] 曹建萍. 针灸治疗冠心病（心肌缺血）时对多种体液因素的良性调节作用[J]. 针刺研究，2006（3）：185-189.

[2] 王祥瑞，陈长志，周嘉，等. 电针刺激和缺血预处理对猪心脏缺血再灌流损伤心肌功能的保护[J]. 中国针灸，2001（12）：35-37.

[3] 王超，田岳凤，周丹，等. 电针"内关"穴对心肌缺血再灌注大鼠心肌组织一氧化氮、一氧化氮合酶和细胞内钙的影响[J]. 针刺研究，2010，35（2）：113-117.

疫机制是最重要的发病机制，气道变应性炎症的发生与血清 IgE 密切相关。IgE 的合成和灭活受到 T 淋巴细胞的调节，在抗原刺激下，T 淋巴细胞合成 IL 的功能增强是导致变态反应发生的重要因素。

　　研究证实针刺治疗哮喘的作用机制与降低血清 IgE 水平、抑制气道慢性变应性炎症、调节自主神经功能有关 [1]。针刺可通过改善免疫功能，提高机体应激和抗过敏能力，抑制病理免疫反应以达到治疗目的 [2]。针刺治疗过敏性哮喘病人后，患者的外周血活化 T 细胞数目明显降低，CD3[+]，CD4[+]，CD8[+] T 细胞数目明显升高，血清总 IgE 显著降低，提示针刺对过敏性哮喘患者 IgE 介导肥大细胞脱颗粒引起的速发型变态反应和对黏膜分泌型免疫球蛋白免疫高反应状态有明显抑制作用 [3]。

（二）针刺的炎症调控机制

　　针刺可影响炎症细胞、调节炎性介质，控制炎症反应，尤其是在治疗哮喘的过程中，这一效应更为显著。哮喘的本质为慢性气道炎症，是有多种炎性细胞参与的气道慢性非特异性炎症，发病过程中不同炎性细胞释放多种炎性介质引起气道损伤从而造成气道高反应性。主要涉及的炎性细胞有嗜酸性粒细胞、肥大细胞和 T 淋巴细胞等，其中嗜酸性粒细胞是主要效应细胞。嗜酸性粒细胞能合成和释放多种炎性介质，引起气道炎症、上皮细胞损伤、微血管渗漏及自主神经功能紊乱。

　　针刺可通过降低嗜酸性粒细胞水平，减轻气道上皮剥脱和气道高反应性，从而治疗哮喘 [4]。针刺哮喘大鼠足三里穴可促使嗜酸性粒细胞数目下降及嗜酸性粒细胞凋亡率提高 [5]。

[1] 张文彭，E. B. BЛAGNMNPCKNN N，B. Л. KYЧEPCK N N，等. 宣肺健脾益肾针刺法对支气管哮喘患者肺功能与心率变异性即刻效应的影响 [J]. 中国中医基础医学杂志，2004（9）：47-49.

[2] 赖新生，李月梅，张家维. 天灸对哮喘患者血清可溶性 IL-2 受体及 T 淋巴细胞亚群的影响 [J]. 中国针灸，2000（1）：33-35.

[3] 杨永清，陈汉平，王瑞珍，等. 针灸对哮喘患者外周血活化 T 淋巴细胞与嗜酸粒细胞数目的影响 [J]. 上海针灸杂志，1995（2）：58-59.

[4] KATSUYA E M，DE CASTRO M A，CARNEIRO C R，et al. Acupuncture reduces immune-mediated pulmonary inflammatory lesions induced in rats [J]. Forschende Komplementarmedizin（2006），2009，16（6）：413-416.

[5] 吴兆利，李春日，刘自力，等. 针刺"足三里"对哮喘大鼠嗜酸细胞凋亡及相关基因表达的影响 [J]. 中国针灸，2012，32（8）：721-725.

在疾病发展过程中，许多细胞因子并不直接作用于局部组织，而主要是通过内源性化学因子的作用导致炎症，这些内源性化学因子即炎症介质。目前已知参与哮喘发病机制的炎症介质已达50多种，主要包括组胺、白三烯、前列腺素等。针刺可调控炎症介质的激活和释放。对于外源性支气管哮喘患者，针刺治疗可明显抑制白三烯D4对血液白细胞的黏附作用，从而缓解哮喘症状。

综上，针刺通过降低嗜酸性粒细胞等炎性细胞数目、提高嗜酸性粒细胞凋亡率、抑制炎症介质的产生等不同方面抑制炎症反应，从而达到治疗疾病的效果。

（三）针刺改善肺功能与气道重构机制

哮喘患者由于气道高反应和急性气流受限，往往会出现肺功能紊乱。因此改善肺功能是防治哮喘等疾病的重要方法。评价肺功能的指标主要包括第1秒用力呼气容积（forced expiratory volume in one second，FEV_1）、呼气流量峰值（peak expiratory flow，PEF）、用力肺活量（forced vital capacity，FVC）、FEV_1/FVC 等。

针刺能够改善哮喘患者的症状和体征，提高肺活量，减少哮喘的发作。系统评价与 meta 分析的结果显示，以针刺为主的研究在治疗支气管哮喘的有效率和改善肺功能 PEF、FEV_1、FEV_1%、FVC、FEV_1/FVC、症状体征积分等方面，干预组疗效均优于对照组[1]。

针刺治疗哮喘的原理可能与抑制气道炎症细胞释放致炎因子有关。研究表明，针刺能抑制哮喘气道重建，降低气道阻力，抑制气道平滑肌增生，其机制与抑制 Cav3.1 蛋白表达水平相关[2]。另外，电针能降低气道重构豚鼠模型支气管肺组织中的转化生长因子 $-\beta_1$ 蛋白表达，改善哮喘豚鼠的气道重构[3]。

---

[1] 曾颖雯. 针灸治疗支气管哮喘的文献系统评价和 META 分析 [D]. 广州：广州中医药大学，2016.

[2] 王宇，孙婧，金融，等. 针刺对哮喘大鼠气道重建模型气道平滑肌细胞 T 型钙通道蛋白表达的影响 [J]. 中国针灸，2012，32（6）：534-540.

[3] 陈国蓉，冯淑兰，肖生红，等. 转化生长因子 β 蛋白在气道重构哮喘豚鼠模型的表达及电针干预效应 [J]. 中国组织工程研究与临床康复，2007（49）：9826-9829.

三、膀胱

膀胱的功能主要包括贮尿和排尿，神经系统对维持膀胱的正常功能起着十分重要的作用。针刺对膀胱功能的调节，主要是通过调节支配膀胱的中枢神经系统与周围神经系统，以及通过调节神经递质而实现的。

（一）针刺对膀胱的双向调节作用

针刺既能治疗各种原因引起的膀胱功能过度抑制导致的尿潴留，还能治疗膀胱功能过度兴奋导致的尿失禁、遗尿、膀胱过度活动症等。

在膀胱抑制状态下，针刺能使其兴奋；在膀胱兴奋状态下，针刺能使其抑制。研究表明，在不同病理模型大鼠中，这种双向效应取决于不同的疾病模型所处的状态。即在尿潴留时，膀胱处于抑制状态下，针刺对其有兴奋性效应；在膀胱刺激征的兴奋状态下，针刺有抑制性效应。而在生理正常状态下于排尿期针刺膀胱同神经节段的腧穴可延长其排尿间隔，以抑制排尿效应为主。针刺效应与穴位所处的节段和膀胱神经支配的节段远近相关：近端腧穴如中髎、次髎效应优于远端腧穴如三阴交，远离膀胱神经节段的合谷穴效应则不明显，说明这种"双向调节"可能是通过影响支配膀胱的神经活动实现的。

在脊髓损伤性尿潴留的研究中发现，电针局部穴位可直接刺激骶神经根传出神经，被动引起逼尿肌及膀胱内括约肌节律的收缩和舒张运动，增加两者之间的协调功能；同时电针刺激传入神经纤维，反射性兴奋脊髓及高级排尿中枢，使排尿中枢发放冲动下行至膀胱，支配逼尿肌及括约肌，促进二者协调运动完成排尿反射。研究表明，电针可通过增加膀胱最大容量，提高膀胱充盈初始感觉阈值，降低膀胱最大收缩压，减少尿流峰流率，抑制逼尿肌的无抑制性收缩起到治疗尿失禁的作用[1]。通过对尿失禁与尿潴留两种膀胱功能失调疾病的临床应用，也可证明针刺对膀胱功能的双向调节作用。

（二）针刺调节膀胱功能的中枢神经机制

膀胱的初级排尿中枢在骶髓，高级排尿中枢在脑干和大脑皮质。研究发现，大脑、脑干到骶髓的各级排尿中枢均参与了针刺对膀胱功能的调节。

---

[1] 刘志顺，刘保延，杨涛，等. 电针治疗老年急迫性尿失禁临床研究 [J]. 中国针灸，2001（10）：5-8.

实验证明针刺对膀胱的调节可通过影响皮质功能活动，调节脊髓上中枢的兴奋性来实现，并通过改变与膀胱有关的中枢兴奋状态调节膀胱功能。针刺三阴交可以使脑桥排尿中枢、导水管腹外侧周围灰质、内侧视前核 c-fos 表达量显著降低，进而提高大鼠腹压漏尿点压，改善尿失禁症状。针刺家兔膀胱俞、肾俞，发现针刺对下丘脑后部和延髓网状结构中单位放电有显著影响，膀胱的节律性收缩和针刺引起的膀胱收缩效应，都发生在神经放电变化之后；注射阿托品及硫喷妥钠后，可抑制这种收缩效应，此时针刺效应受到抑制的同时，延髓网状结构的放电频率亦受到抑制，从而推断出针刺调节膀胱的传入信号与延髓网状结构相关。可见，针刺信息的传入与大脑的网状结构有关，针刺可以通过对排尿中枢的影响而调节膀胱功能。在针刺过程中，脑干排尿中枢中的巴林顿核也参与调节膀胱的收缩反应。针刺骶椎部位对膀胱的抑制作用与巴林顿核内及周围的 E1 型、E2 型和 1 型神经密切相关，其机制可能是针刺打乱了这三种神经的同步放电，造成膀胱收缩紊乱，并且针刺的这种抑制作用可以被 GABA 受体拮抗剂所阻断，表明针刺作用在巴林顿核中是通过 GABA 能机制介导的 [1]。上述实验结果表明，针刺可通过影响各级排尿中枢信号达到调节膀胱功能的目的。

（三）针刺调节膀胱功能的外周神经机制

支配膀胱、尿道的外周神经主要为盆神经、腹下神经和阴部神经。针刺可以通过影响支配膀胱、尿道的外周传入或传出神经活动进而影响骶髓排尿中枢和脊髓上中枢来调节排尿功能。

针刺次髎穴可升高膀胱内压，当采用丁卡因穴位局部注射后，针效消失，针体所过部位可见骶神经经过；当一侧骶髓背根神经剪断后，同侧穴针效消失，而对侧穴针效仍存在；当双侧骶部背根神经都剪断后，两侧穴位针效均消失，表明针刺次髎穴对膀胱功能的调节是通过外周传入神经进行上传。针刺穴位调节膀胱功能具有特异性，当针刺次髎穴旁部位不能产生效应，破坏 C 纤维后反应也消失，而针刺后膀胱中 P 物质和神经肽 B mRNA 表达增多，表明针刺穴位的特异性效应可能的起效机制为"抑制 P 物质等神经递质释放 -

[1] WANG H, TANAKA Y, KAWAUCHI A, et al. Acupuncture of the sacral vertebrae suppresses bladder activity and bladder activity-related neurons in the brainstem micturition center [J]. Neuroscience Research, 2012, 72（1）: 43-49.

抑制 C 传入纤维活动 - 调节膀胱功能"[1]。文献资料表明，调节膀胱功能的穴位处分布的神经与支配膀胱、尿道的传入神经相重叠。采用穴位追踪方法，发现关元俞的传入神经为 L1~S5 脊神经节，膀胱俞为 L2~S5，而膀胱的传入神经为 T12~S5 脊神经节，说明膀胱与膀胱俞、关元俞的传入神经相互重叠 9 个神经节段[2, 3]。当针刺这两个穴位时，传入神经将刺激传到脊髓，经上行纤维束传递到丘脑进行整合，调节膀胱功能。凡是对膀胱功能有影响的穴位，其针体附近的神经均进入了 L1~S4 神经节段，恰与支配膀胱的盆神经、腹下神经和阴部神经进入相同的或相近的脊髓节段，因此，针刺穴位能通过刺激支配膀胱的外周神经节段，调节膀胱的排尿功能。

（四）针刺调节膀胱功能的神经内分泌机制

针刺还可以通过调节神经传导通路中相关递质的合成和释放来影响膀胱的活动。在周围神经系统中，NO 作为非肾上腺素能、非胆碱能神经的抑制性神经递质参与调节下尿路功能，使膀胱颈和尿道平滑肌松弛。NO 合成减少与多种原因引起的逼尿肌兴奋性增高联系密切。使用电针刺激逼尿肌不稳定大鼠模型的中膂俞、会阳穴，可增加逼尿肌和膀胱颈平滑肌中的氮能神经递质的生成和分泌，从而增加 NO 和 NOS 含量，调节膀胱的功能[4]。

针刺调节膀胱排尿功能紊乱的作用机制还可能与调节神经系统、调节 DA 的合成与分泌有关。动物药理学试验发现，中枢神经系统递质 DA 参与下尿路功能的调节。电针可降低由左旋多巴引起的膀胱功能亢进大鼠的排尿频率和膀胱内压，降低蓝斑处 DA 含量[5]。这一实验中，电针抑制投射到蓝斑的 DA 能神经元中 DA 释放，导致 DA 与蓝斑排尿中枢 NE 能神经元的 DA 受体的结合较少，进而抑制蓝斑 NE 神经元内酪氨酸羟化酶的过度合成，

[1] 王扬. 电针深刺次髎抑制膀胱过度活动的特异效应及其感觉神经调控机制 [D]. 北京：中国中医科学院，2012.

[2] 陶之理，任文庆. "关元俞"、"膀胱俞"传入神经元与膀胱传入神经元的节段性分布及联系（经穴脏腑相关—足太阳膀胱经研究）[J]. 针刺研究，1995，20（4）：17-21.

[3] 刘扬，石葛明，谭会兵，等. 膀胱经臀段的神经解剖学特征—— CB-HRP 的逆行示踪研究 [J]. 中国针灸，1997（6）：346-350，386.

[4] 陈跃来，岑珏，侯文光，等. 电针对大鼠不稳定膀胱逼尿肌及膀胱颈氮能神经递质的影响 [J]. 中西医结合学报，2006（1）：73-75.

[5] 张根峰，徐鸣曙，崔毅军，等. 针刺对大鼠膀胱机能亢进模型排尿功能和蓝斑多巴胺含量的影响 [J]. 上海针灸杂志，2005（4）：38-41.

抑制左旋多巴诱导的膀胱功能亢进大鼠过度释放 NE 和骶髓中枢过度释放 ACh，最终抑制亢进的膀胱排尿功能。

除 NO 与 DA 外，还有其他神经递质参与针刺对膀胱的调节过程。电针刺激膀胱过度活动症大鼠的中膂俞，发现膀胱传入纤维末梢 SP 和 CGRP 含量减少，推断电针可通过抑制 SP 和 CGRP 的释放和合成，从而抑制膀胱传入神经的过度兴奋，发挥抑制膀胱过度活动作用 [1]。电针中膂俞还可降低膀胱功能亢进大鼠的排尿频率，且其脊髓背角血管活性肠肽（vasoactive intestinal peptide，VIP）含量增加，推测针刺可能通过促进脊髓背角 VIP 的释放，从而抑制亢进的膀胱功能。

四、胆囊

胆囊是浓缩和储存胆汁的器官，在进食等刺激后排出胆汁，帮助消化脂类食物。若胆囊功能失调，胆汁淤积或排出不畅，或炎症反应，会导致胆石症、胆囊炎等疾病。针刺可通过神经与体液调节对胆囊产生调节作用，两种调节方式可协同参与。

（一）针刺具有调节胆囊的作用

针刺可增强胆囊运动与排空能力，促进胆汁的分泌与排出，还可促进结石等病理产物的排出，在治疗胆石症、胆囊炎等疾病方面具有广泛应用。这种利胆作用与针刺对胆囊与奥迪括约肌运动的调节有关。在观察针刺太冲、足三里穴对胆囊、胆道造瘘患者胆汁流量的影响时发现，针后 15min 胆汁流量即明显增加，在针后 30min 左右达到作用高峰。应用 X 线观察或超声探测可以观察到针刺穴位后，受试者的胆囊影像有不同程度缩小，说明针刺可促进胆囊运动和排空。在针刺治疗胆石症的研究中发现，针刺首先促进胆汁分泌增多，胆总管下端括约肌收缩，胆汁暂时潴留，胆囊扩大，此为胆内压升高阶段；在出针后，括约肌松弛，胆囊收缩，胆汁大量排出，促使结石排出。还可缓解胆道平滑肌痉挛，促进胆道收缩，达到利胆消炎治疗胆囊炎的作用。

（二）针刺调节胆囊的神经机制

胆囊运动的神经调控是通过壁内神经丛，接受交感神经、副交感神经和

---

[1] 王翔宇，郑蕙田，汪司右，等. 电针中膂俞抑制膀胱活动亢进的传入神经机制 [J]. 上海针灸杂志，2003（1）：17-20.

胆总管十二指肠交界处壁内神经丛的传入冲动调节。胆道分泌胆汁受神经内分泌的调节，迷走神经兴奋时胆汁分泌增加，交感神经兴奋胆汁分泌减少。针刺主要通过对迷走神经与交感、副交感神经的影响来调节胆囊的功能。

在给正常人肌内注射 M 受体阻滞剂阿托品后，可完全消除电针刺激耳穴引起的胆囊收缩效应，因此电针刺激耳穴引起的胆囊收缩可能是通过影响迷走神经和 M 受体完成的。电针家兔耳 - 体穴能明显影响胆道功能，去除支配胆道的迷走神经后，对胆道的影响显著降低，也证明迷走神经是针刺调整胆道功能的主要途径[1]。胆囊中有 α、β 两种受体，交感神经作用于 α 受体时表现为兴奋性刺激，作用于 β 受体则表现为抑制性刺激。以不同强度电刺激交感神经外周端，家兔胆囊内压随着交感神经刺激强度增大而增大；电针家兔阳陵泉穴时引起胆囊压力下降，不受阿托品和切断迷走神经的影响，但用普萘洛尔和切断内脏大神经后，这种效应完全消失，停针后胆囊压力回升，不受普萘洛尔的影响，表明电针阳陵泉调节胆囊加压效应的传出途径可能是 β 受体交感神经和副交感神经[2]。由此可见，针刺通过交感神经和迷走神经两条通路调节胆囊收缩与舒张活动，可能通过交感神经调节胆囊内压，通过迷走神经调节胆囊收缩，促进胆汁的排放。

（三）针刺调节胆囊的体液机制

针刺除通过神经机制来调节胆囊的功能，还可通过影响体液代谢，促进或抑制体液中化学物质的分泌而对胆囊产生调节作用。观察电针刺激大鼠耳 - 体穴，发现胆汁流量显著增加，而且有持久的后作用，当将其十二指肠提取液注入另一只大鼠体内时，也会产生增加胆汁流量的效应，说明电针的促胆汁分泌效应通过影响十二指肠分泌的体液而产生，会改变体液中某些物质的分泌，这些体液因素主要包括胆囊收缩素（cholecystokinin，CCK）、促胃液素（gastrin，GAS）、VIP 等物质。

CCK 是一种广泛存在于胃肠道和中枢神经系统的脑肠肽。CCK 的主要作用是促进胆囊收缩和胰酶分泌，是调节胆囊和奥迪括约肌最主要的神经递

1 朱元根，贾卉，叶燕燕，等. 耳 - 体穴电针对家兔胆道功能的调节及迷走神经的作用 [J]. 世界华人消化杂志，2012，20（7）：552-557.

2 李亮，赵敬军，贾卉，等. 针刺对肝外胆道系统运动功能的调节作用及机制探讨 [J]. 世界中医药，2015，10（3）：412-416.

质。它能够促进胆汁释放，对奥迪括约肌的舒张和胆囊收缩效应有协同作用。电针家兔的四白、足三里、阳陵泉穴能使其奥迪括约肌组织及血浆中 CCK 的浓度升高，表明电针对奥迪括约肌的调控通路除了迷走神经外，还可通过促进释放 CCK 来调节胆囊的收缩与舒张[1]。GAS 是胃窦部及十二指肠近端黏膜中 G 细胞分泌的一种胃肠激素，主要刺激壁细胞分泌盐酸，还能刺激胰液和胆汁的分泌。电针大鼠的耳穴"肝胆区"和体穴胆俞后，观察到大鼠胆汁流量与其十二指肠组织中 GAS 含量成正比，GAS 含量最高的大鼠胆汁流量最大，且将其组织提取液注入另一只空白大鼠，也能导致空白大鼠的胆汁流量显著增加，由此可见电针能够通过促进十二指肠组织释放 GAS 而促使肝细胞分泌胆汁，这也是针刺调节胆囊运动的体液因素之一。研究还发现，VIP 等神经肽对胆囊和胆管的运动与分泌功能有一定的调节作用，也参与针刺的调节过程。VIP 广泛分布于中枢神经系统、胃肠道及泌尿生殖系统的神经元中，可以松弛胆囊平滑肌、降低胆囊压力，还可抑制胆囊对 CCK 的反应[2]。针刺刺激可调节 VIP 的释放，改善奥迪括约肌收缩性降低状态，对胆囊运动产生调节作用。

五、子宫

子宫是产生月经和孕育胎儿的器官，是人和动物胎儿或幼体发育生长的场所。子宫是女性重要的器官，若子宫功能出现异常，会导致月经病、痛经、不孕症、子宫脱垂等一系列妇科病症，严重影响生活质量。针刺可通过调节子宫平滑肌、子宫内膜等，治疗相关妇科疾病，其作用机制与针刺调节内分泌、细胞因子的表达等有关。

（一）针刺对子宫的作用

针刺可以促进子宫收缩，增加子宫收缩强度与频率。针刺可促进子宫收缩，促进分娩，治疗由于子宫收缩乏力导致的难产、分娩痛等。针刺合谷、三阴交穴可促进子宫收缩，但两穴的作用机制不同，合谷穴对子宫收缩的作

[1] 张泓，易受乡，常小荣，等. 电针对家兔 Oddi 括约肌运动及其相关脑肠肽的影响 [J]. 中国组织工程研究与临床康复，2009，13（7）：1329-1333.

[2] 李亮，赵敬军，贾卉，等. 针刺对肝外胆道系统运动功能的调节作用及机制探讨 [J]. 世界中医药，2015，10（3）：412-416.

用是持久而渐进的，对子宫收缩力的促进作用是通过对宫缩强度和频率的共同增加而实现的；三阴交穴对子宫的作用为即时性，其增强子宫收缩力的作用主要通过增加子宫收缩频率而实现[1]。与促进子宫收缩相反的是，针刺还可治疗子宫肌过度收缩引起子宫肌缺血导致的痛经，其作用机制，除引起中枢性阿片肽类物质水平增高外，还可能与针刺引起子宫及宫颈肌肉松弛相关。电针可促使血清中 ET 降低，改善血管痉挛组织缺血，从而缓解肌肉痉挛导致的痛经。

此外，针刺可调节胞饮突，提高子宫内膜 A 型率，增加薄型子宫内膜厚度等子宫内膜形态相关指标；调节雌孕激素及其受体，提高整合素、白细胞抑制因子、血管内皮生长因子等细胞调控因子的表达，从而影响子宫内膜容受性，为胚胎着床提供良好条件，提高妊娠率[2]。

（二）针刺影响子宫的作用机制

1. 生殖内分泌机制 女性生殖系统内分泌紊乱会导致多囊卵巢综合征、卵巢功能早衰、原发性痛经、子宫肌瘤等疾病，影响女性健康，引起不孕不育。针刺可通过调节机体雌、孕激素水平，使生殖系统恢复平衡状态。针刺可提高体外受精——胚胎移植受试者的雌二醇和孕酮水平，从而改善子宫内膜容受性[3, 4]。有学者采用酶联免疫吸附测定（enzyme-linked immunosorbent assay，ELISA）对采集血清标本中的前列腺素 $F_{2\alpha}$（$PGF_{2\alpha}$）以及前列腺素 E_2（PGE_2）进行检测，发现针刺可以调节子宫内膜对疼痛递质的释放，使原发性痛经患者血清 $PGF_{2\alpha}$ 水平明显降低，PGE_2 水平明显升高，缓解子宫痉挛，达到治疗原发性痛经的目的。

针刺可调节多囊卵巢综合征大鼠血清睾酮、血清雌二醇水平和卵巢湿重，

---

[1] 朱江，王美卿，张露芬，等. 电针晚孕大鼠合谷、三阴交穴对子宫收缩活动的影响 [J]. 北京中医药大学学报，2003（2）：73-75.

[2] 戴泽琦，孙伟伟，赵瑞华. 近 10 年针灸影响子宫内膜容受性的国内外研究进展 [J]. 中国针灸，2018，38（4）：451-455.

[3] 李青. 针刺改善肾虚肝郁型试管婴儿受试者周期前子宫内膜容受性的临床疗效研究 [D]. 成都：成都中医药大学，2014.

[4] 陈芊，郝翠芳. 针灸对体外受精-胚胎移植者妊娠结局的影响 [J]. 中国针灸，2015，35（4）：313-317.

明显改善卵巢多囊样变，增加黄体形成比例，促进排卵[1]。取关元穴逆灸、逆针去卵巢大鼠，能直接或间接促进血清雌二醇的合成，提高性器官的雌激素受体 -α 表达，并使卵巢大鼠血清中卵泡刺激素及卵泡刺激素 / 黄体生成素明显下降。电针可通过增加子宫镇痛物质 β-EP 的含量，产生镇痛作用，还可降低催产素引起的子宫肌收缩幅度，使其低于引起痛经的痉挛阈值，起到治疗痛经的作用[2]。

2. **细胞因子机制**　白细胞抑制因子位于胚泡植入的子宫内膜附近，它的表达与子宫内膜"着床窗口期"几乎同步，且与胚胎植入过程密切相关，可以作为研究子宫内膜容受性的理想标志物。有研究通过电针血海、子宫、太溪、关元等穴位，观察胚胎移植患者子宫内膜白细胞抑制因子水平，结果显示在胚胎移植前、后分别进行电针刺激，可以明显改善白细胞抑制因子的表达，调节子宫内膜容受性。

血管内皮生长因子是血管内皮细胞特异性的肝素结合生长因子，可调节多种血管生成相关蛋白水解酶的表达，从而提高血管通透性。血管内皮生长因子在受精卵植入期对子宫内膜血管的增殖起到关键作用。针药并用可显著降低子宫内膜异位症大鼠腹腔灌洗液中血管内皮生长因子表达，有效抑制异位内膜血管形成，使异位内膜组织萎缩[3]。针刺可以提高大鼠血管内皮生长因子蛋白在胚胎着床位点中的表达，从而促进胚泡成功着床，以提高子宫内膜容受性[4]。

针刺三阴交和足三里穴能明显上调趋化因子配体 / 趋化因子受体在胚胎着床障碍大鼠子宫内膜上的表达，提高子宫内膜容受性，有助于胚胎着床，提高妊娠率。

3. **神经内分泌机制**　下丘脑 - 垂体 - 性腺轴（hypothalamic-pituitary-

[1] 张维怡，黄光英，刘洁，等. 针刺对多囊卵巢综合征大鼠卵巢 TGF-α、EGFR 表达的影响[J]. 微循环学杂志，2008（4）：4-7，76，78，73.

[2] 刘其会，贺娟，郑善博，等. 电针三阴交穴对缩宫素诱导的大鼠痛经模型的影响[J]. 时珍国医国药，2013，24（7）：1774-1776.

[3] 张春雁，张晓云，李连波，等. 针药并用对子宫内膜异位症大鼠血管内皮生长因子的影响[J]. 上海针灸杂志，2014，33（8）：764-768.

[4] 何丹娟，黄光英，张明敏. 针刺对胚胎着床障碍大鼠黄体功能的影响（英文）[J]. World Journal of Acupuncture-Moxibustion，2010，20（2）：32-37.

gonadal axis，HPG）是哺乳动物生殖及生长发育过程中重要的调控中枢。针刺可对 HPG 产生良性的双向调节作用。研究发现，去卵巢大鼠体内雌激素水平和垂体雌激素受体（estrogen receptor，ER）mRNA 表达均明显下降，电针处理后 ER mRNA 表达提高，提示电针可调节垂体雌激素受体水平[1]。针刺治疗双侧去卵巢大鼠，能兴奋下丘脑促性腺激素释放激素 / 肿瘤转移抑制因子 /G 蛋白耦联受体信号通路，提高下丘脑 CRH mRNA 的表达及 CRH 的释放，从而促进外周血雌激素分泌，活化去卵巢大鼠下丘脑 - 垂体 - 卵巢轴[2]。针刺还可能通过调节中枢 β-EP 的水平调节 HPG。持续低频电针可有效提高多囊卵巢性变大鼠下丘脑中 β-EP 的含量，从而部分修复损伤的 β-EP 能和免疫系统功能[3]。这些实验结果表明，针刺可能通过 HPG 与 HPA 调节子宫与卵巢功能。

六、胃肠

胃肠动力主要由神经 - 内分泌 - 免疫系统组成的复杂网络调控，针刺能改善胃肠功能，但其作用机制仍不明确，目前的研究认为针刺对于胃肠动力的调节作用主要是通过神经通路来完成。现在公认的机制主要有脑 - 肠轴机制，炎症机制和脑肠肽机制。各级脑中枢及脊髓接受针刺传入信号，经过分析整合，再由交感、副交感神经系统，将信号传到肠神经系统或直接作用于胃肠效应细胞，产生炎症因子或胃肠激素；同时肠神经系统也支配炎性细胞和胃肠激素，形成一种多层次肠道与神经系统联系网络。

针刺刺激对中枢神经的许多核团、自主神经系统以及肠神经系统均有影响，并且这个过程伴随着神经递质、胃肠细胞和细胞因子及激素分泌的改变，针刺刺激可通过增强或抑制各种细胞的功能，如神经元细胞、淋巴细胞、肥大细胞、巨噬细胞等，促进或抑制神经递质、炎性介质和胃肠激素的产生，

---

[1] 李耀功,杨茹,高慧,等.针刺对雌性大鼠垂体雌激素受体mRNA表达和血雌二醇水平影响的研究[J]. 针刺研究，1998（1）：28-32.

[2] 王少军，谭连红，杨永升，等. 电针对雌激素调节生殖内分泌功能的作用及机制研究[J]. 针刺研究，2011，36（1）：1-6，39.

[3] STENER-VICTORIN E，LINDHOLM C. Immunity and beta-endorphin concentrations in hypothalamus and plasma in rats with steroid-induced polycystic ovaries: effect of low-frequency electroacupuncture [J]. Biology of Reproduction，2004，70（2）：329-333.

共同对胃肠动力进行调节。近年来，胃肠激素被重新认识为一种新的神经递质，其在胃肠动力调控系统中发挥的作用越来越受到关注，针刺对胃肠激素的调整作用也成为关注的热点。

（一）针刺对胃肠功能的调节特点

1. **整体性**　针刺对胃肠功能具有良好的整体调节作用，它对胃、肠各部分的运动均有影响，对胃肠分泌、胃肠电节律以及胃肠免疫具有良性调整作用。电针"足三里"穴能显著促进急性胰腺炎患者的胃肠功能，缩短急性胰腺炎患者全结肠及各节段的结肠转运时间[1]，并能改善胃肠功能障碍大鼠的胃、十二指肠运动协调性[2]。针刺对胃黏膜具有保护作用，可有效降低胃黏膜损伤指数，减少胃黏膜上皮细胞坏死，提高胃黏膜血流量，抑制胃黏膜生长抑素受体基因的表达水平，加速损伤黏膜的修复[3]。针刺足三里、天枢穴能够提高或促进粘连性肠梗阻大鼠分泌型免疫球蛋白的合成和分泌，进而增强肠道局部免疫，保护肠道黏膜的完整性，对肠黏膜的免疫屏障功能损伤起一定的保护作用。针刺对外周血中的多种胃肠激素具有调节作用。有研究通过针刺胃肠动力障碍患者双侧足三里，探讨胃动素、GAS 和 VIP 的水平，结果表明针刺组较模型组胃排空加快，胃动素、GAS 和 VIP 水平降低[4]。

2. **双向性**　胃肠运动是胃肌本身电活动、神经和体液因素共同作用的结果。针刺对胃肠运动及分泌具有双向的良性调节作用，这取决于机体原本所处的功能状态，即在胃肠运动及相关分泌受到抑制的情况下起促进作用，反之，如果针刺前胃肠功能处于亢进的状态，针刺则能够起到抑制作用[5]。临床采用内镜直视下幽门测压术检测幽门括约肌压力波，观察到电针足三里穴对幽门括约肌压力波参数影响主要表现在升高低振幅波和降低高振幅波，电

[1] 董春阳，张兴文，刘猛. 电针对急性胰腺炎患者胃肠电图的影响 [J]. 中医药导报，2019，25（5）：90-93.

[2] 康朝霞. 电针对功能性消化不良大鼠肠神经系统的影响及机制研究 [D]. 武汉：湖北中医药大学，2019.

[3] 袁星星，王炳予，刘长发，等. 合募配穴对慢性萎缩性胃炎大鼠 PGI、PGII、PGR 及 G-17 的影响 [J]. 时珍国医国药，2016，27（2）：496-498.

[4] 邓晶晶，袁青. 足三针对肝硬化胃肠动力障碍患者胃排空和胃肠激素的影响 [J]. 四川中医，2019，37（10）：203-207.

[5] 任彬彬，余芝，徐斌. 针刺对胃肠运动双向调节作用概述 [J]. 中国针灸，2012，32（8）：765-768.

针非经穴点呈单纯抑制效应，可见电针具有兴奋或抑制幽门括约肌功能的双向调节效应[1]。

　　针刺对胃肠外周神经的双向调节主要是通过交感神经与副交感神经而实现的。研究认为，电针上巨虚可提高迷走神经功能，而电针天枢则提高交感神经功能[2]。针刺可以降低脑 - 胃肠内某种体液在某一部位的浓度，而升高同种体液在其他部位的浓度，也能影响同一部位两种或几种体液的浓度，从而使具有拮抗作用的体液相互拮抗而又相对协同达到双向良性调节作用。并且同一种体液，由于机体处于不同的功能状态下，采用相同的干预措施，可能表现出不同的调节作用，如针刺可以升高或降低脑肠肽，从而协同降低或升高神经、胃液分泌等其他因素[3]。

　　3. 穴位特异性　针刺治疗在调节胃肠功能方面表现出穴位的特异性。针刺穴位组对胃肠功能的调节作用明显优于非经非穴位组。针刺足三里穴相比非穴而言更能特异性地升高功能性消化不良患者的胃电、胃阻抗总功率及血中胃动素（motilin，MTL）、GAS 的含量[4]。在针刺缓解十二指肠溃疡方面，足三里穴相比上巨虚穴和下巨虚穴更具有特异性的疗效[5]。研究发现，虽然针刺足阳明经特定穴与非经非穴治疗功能性消化不良均有一定疗效，但前者治疗功能性消化不良近期疗效（治疗完成）和远期疗效（治疗后 1 月）均明显优于后者[6]。针刺足三里、合谷、三阴交能提高胃癌术后大鼠的免疫球蛋白 IgG、IgM、IgA 和补体 C3、C4 及外周血 T 细胞亚群 CD4$^+$ 细胞表达率及

---

[1] 孙大勇，赵亚刚，周梅花，等. 电针对犬幽门括约肌压力的影响及作用机制 [J]. 华南国防医学杂志，2009，23（4）：5-7.

[2] LIANG C，WANG K Y，GONG M R，et al. Electro-acupuncture at ST37 and ST25 induce different effects on colonic motility via the enteric nervous system by affecting excitatory and inhibitory neurons [J]. Neurogastroenterology and Motility：the Official Journal of the European Gastrointestinal Motility Society，2018，30（7）：e13318.

[3] 冷金成，张微，李思宇，等. 针刺治疗功能性肠病双向调节作用与脑肠互动 [J]. 辽宁中医杂志，2015，42（5）：1142-1145.

[4] 常小荣，严洁，林亚平，等. 针刺足三里对功能性消化不良患者胃运动总功率的影响 [J]. 中国中医药信息杂志，2001（10）：72.

[5] 凌希，张泓，易细芹，等. 电针胃肠胆腑下合穴对十二指肠溃疡大鼠血清肿瘤坏死因子 -α 及组织烟碱型乙酰胆碱受体 α7 等的影响 [J]. 针刺研究，2016，41（2）：108-112.

[6] 王德军，常小荣，严洁，等. 针刺足阳明胃经特定穴与非特定穴治疗功能性消化不良疗效比较 [J]. 中国针灸，2012，32（8）：703-708.

CD4$^+$/CD8$^+$ 比值，非穴位针刺免疫调节作用不明显，并且针刺不同穴位所产生的效应也有所不同 [1]。

4. 时效性　针刺治疗胃肠功能疾病往往在针刺过程中或针刺后很快就能对症状产生明显改善，称之为即时效应，而这种效应在针刺结束后并不会立刻消失，它会持续一段长短不等的时间，称之为针刺的持续效应。甚至，当针刺对症状的改善作用消失后，它对机体神经、免疫以及内分泌系统的调节仍然在缓慢微量地发挥作用。在多次针刺以后这种持续的针刺效应会累积，达到一定的水平后对疾病的改善会有一个质的飞跃。电针足三里穴能明显改变食管下括约肌压力，且电针停止后 30min 此效应仍存在 [2]。针刺治疗慢性功能性便秘的研究发现，天枢穴组的患者在治疗 1 个月内，治疗结束后第 1、3、6 个月的自主排便次数均优于口服西药组 [3]，说明针刺治疗胃肠疾病不仅具有即时效应，更具有持续效应。

（二）针刺对胃肠功能的调节机制

神经系统在消化系统的调节作用中起着重要作用，也是针刺刺激对胃肠运动发挥调节作用的主要途径。针刺对穴位的刺激信息通过周围神经及肌肉两种混合途径传入，包括血管壁的自主神经传入到中枢神经系统。大脑的各级中枢以及脊髓接受内、外环境变化时传入的各种信息，经过整合，通过自主神经系统和神经内分泌系统将其调控信息传送到胃肠道内的神经丛（肌间或黏膜下神经丛）或者直接作用于胃肠道的平滑肌细胞，调节胃肠功能对胃肠动力产生兴奋或抑制作用，这是针刺通过神经系统发生作用的经典机制。通常认为，神经系统对胃肠的调控通过两部分共 3 个层次的相互协调作用来实现：第 1 层次是中枢神经系统，中枢神经系统对胃肠道系统的调控是多层次的，脊髓、延髓、中脑、间脑、大脑和小脑等各级中枢对胃肠功能均有调节作用；第 2 层次是自主神经系统，交感神经和副交感神经除了可以直接调节胃肠神经还可通过中枢神经系统对胃肠道进行调节；第 3 层次是肠神经系

[1] 赖敏，王淑美，汪莹，等. 电针不同穴组对胃癌大鼠术后免疫功能的影响 [J]. 针刺研究，2008（4）：245-249.

[2] 帅晓玮，谢鹏雁，刘建湘，等. 电针刺足三里穴对猫反流性食管炎模型食管动力及胃肠激素的影响 [J]. 中华内科杂志，2007，46（6）：499-500.

[3] 裴丽霞，朱莉，孙建华，等. 调神健脾配穴针刺治疗便秘型肠易激综合征：随机对照研究 [J]. 中国针灸，2015，35（11）：1095-1098.

统，主要是由位于胃肠道壁内的神经元组成，可不通过中枢神经系统和自主神经系统独立地调节胃肠运动功能。

研究发现，电针刺激足三里穴，在中枢延髓的孤束核及迷走神经背核中神经元放电频率以及胃电活动均发生明显变化[1]。实验还观察到在离断坐骨神经条件下，胃电未产生明显的变化，但孤束核及迷走神经背核中神经元放电频率发生明显变化，而离断迷走神经后结果则相反。提示针刺足三里对胃动力的调节作用与激活延髓部位的迷走神经背核和孤束核的功能有关。针刺足三里的传入通路是坐骨神经，传出通路是迷走神经，效应器是胃肠的神经元。该实验还发现，切断大鼠的迷走神经后，针刺对胃电慢波幅度仍有一定的影响，但效果不显著。由此推出，神经系统在针刺促进胃动力的过程中发挥重要作用。针刺发挥作用依赖于神经反射通路的完整性。

1. 针刺对中枢神经系统的影响　中枢神经系统在针刺调节胃肠动力的过程中发挥着重要作用。近年来，大量相关研究证实，针刺不同穴位可以引起脑部不同区域的信号增强或减弱。

大脑边缘系统有"内脏脑"之称，是内脏活动的重要调节中枢。近年来随着医学影像学的发展，脑功能成像技术为活体无创性研究针刺效应的中枢机制提供了可视化手段。越来越多的研究发现针刺足三里穴后皮质以及边缘系统的多个核团被激活，证实边缘系统参与改变内脏敏感性以及运动功能，调节胃肠道症状。

杏仁核是边缘系统中重要的皮下核团，在情绪诱导的胃肠运动及胃分泌异常方面扮演着重要角色。杏仁核各亚核团都有 MTL 受体的分布，其中杏仁内侧核是 MTL 受体分布最多的部位[2]。针刺作用机制可能通过调节大鼠的杏仁核和海马 AMPA 受体，调制杏仁核和海马的"兴奋 - 抑制"失衡来实现。

室旁核位于下丘脑内侧区，含有多种脑肠肽，并参与胃肠功能的调节。研究发现，下丘脑室旁核存在对胃扩张刺激及针刺刺激起反应的躯体和内脏

---

[1] 黄裕新, 王景杰, 王晓斌, 等. 胃经穴位电针调节胃运动的神经作用机制[J]. 胃肠病学和肝病学杂志, 2004（4）：358-362.

[2] 刘梅, 董蕾, 段钟平, 等. 胃动素受体在大鼠各脑区的分布[J]. 西安交通大学学报（医学版）, 2010, 31（5）：548-552.

汇聚神经元，且在针刺调节胃肠功能中发挥了重要作用[1]。另有实验发现，室旁核催产素神经元作为始动器，通过神经传导和神经内分泌等方式参与针刺调节胃功能，抑制大鼠胃运动，降低胃内压[2]。

蓝斑核位于脑桥背侧、第四脑室底上部，是脑中合成 NE 的主要核团，也是情绪应激导致结肠运动障碍及感觉异常的主要中枢部位之一。针刺信息与蓝斑核神经元水平发生会聚，这种会聚可能是针刺影响结肠传入 - 传出信息处理的途径之一，也可能是针刺治疗应激性相关结肠功能异常的机制之一[3]。电针家兔足三里对胃运动、胃电活动具有抑制作用，并且此抑制效应与蓝斑核有关，是通过 NE 和 α_1-AR 发挥作用，与 α_2 受体关系不大[4]。

中缝大核中的递质、受体等均参与了针刺对消化系统的调节。在中缝大核注射 5-HT 可加强针刺对胃收缩幅度的抑制效应，注入纳洛酮可减弱或反转针刺效应，因此针刺对胃收缩幅度的调节可能是通过中缝大核中的 5-HT 实现的[5]。针刺足三里穴可使大鼠的胃运动波幅增高，频率加快，胃窦组织中 SP、MTL 含量上升，中缝大核区 SP 表达下降，MTL 表达上升，说明针刺对胃运动的调节可能通过影响中缝大核区 SP 及 MTL 表达而发挥作用。

孤束核是脑干接受腹腔内脏感觉传入信息的重要核团，位于延髓的背侧部，在调节内脏器官功能活动中起重要作用。孤束核通过迷走神经接受来自胃肠的信息，并将这些信息处理、整合。电针四白穴对大鼠胃肌电有明显的兴奋作用，电损毁孤束核后，电针四白穴对大鼠胃肌电的兴奋效应作用明显减弱[6]。电损毁大鼠应激性胃溃疡模型双侧孤束核后，电针足三里对胃黏膜

[1] 陈姝，雍春燕，陈恒，等. 针刺胃扩张模型大鼠内关、足三里等穴位下丘脑室旁核相关神经元的反应 [J]. 中国组织工程研究，2014，18（5）：675-680.

[2] 张超，刘伟维，张煜楷，等. 室旁核催产素在针刺不同神经节段穴位调节大鼠胃功能中的作用 [J]. 针灸临床杂志，2016，32（9）：78-81.

[3] 朱青艳，王华，陈泽斌，等. 针刺上巨虚抑制结肠扩张诱发蓝斑核神经元放电反应的实验研究 [J]. 中国中西医结合杂志，2015，35（5）：608-611.

[4] 于航，贾庆波，王晶. 电针"足三里"穴对家兔胃运动、胃电的影响及与蓝斑核关系的研究 [J]. 四川解剖学杂志，2004（3）：208-211.

[5] 骆豆豆，杨雪娟，安书成. 电针足三里穴对胃运动的影响及其与中缝大核的关系 [J]. 陕西师范大学学报（自然科学版），2009，37（1）：60-64.

[6] 刘健华，严洁，常小荣，等. 电解损毁孤束核对电针效应的影响 [J]. 中医药临床杂志，2010，22（5）：414-416.

的保护作用明显减弱，SOD 活性降低、MDA 含量升高。

迷走神经背核是一个重要的内脏运动核团和内脏感觉核团，与中枢及外周有着广泛的纤维联系。迷走神经起源于迷走神经背核，是调节胃运动的主要副交感神经。电针"足三里"的针刺信息可以上传到中枢，影响中枢迷走神经背核，兴奋迷走神经，导致空肠电活动的变化[1]。

小脑顶核在小脑的神经调控中占有重要的位置，参与迷走神经和交感神经的电活动以及胃的运动功能调节。电刺激小脑顶核可以显著减轻胃缺血再灌注损伤、减少胃黏膜细胞凋亡，对胃缺血再灌注损伤具有保护作用。

2. 针刺对外周神经系统的影响　针刺调节胃肠动力的外周神经系统主要包括传入神经和传出神经两部分。针刺效应的传入途径主要是通过躯体神经肌肉的混合传入神经上传的，有研究证实血管壁的自主神经也参与了针刺信号的上传，而针刺效应的传出途径主要为交感神经与迷走神经。

外周神经系统是针刺信号传入和针效产生的必要通路。针刺信号传入以躯体传入神经为主导。在针刺足三里穴对胃的调节中，传入神经主要是腓神经。针刺信号由足三里穴区的游离神经末梢、神经（干、支、束、丛）、血管壁传入神经及包囊感受器产生，然后通过腓深神经→腓总神经→坐骨神经等躯体传入神经上传到达大脑皮质内脏神经投影区，经过中枢神经系统及其核团整合后再由躯体传出神经到达胃肠发挥效应。

传出途径中，针刺对胃肠动力的促进作用主要是通过迷走神经介导的，而对胃肠动力的抑制作用则主要是通过交感神经通路完成的。有研究采用神经电生理技术，记录针刺后小肠运动功能障碍模型大鼠迷走神经核内脏大神经放电变化，结果发现针刺效应的发挥可能是通过交感 - 副交感的调节，使自主神经系统恢复新平衡，进而调节小肠的运动[2]。实验显示，针刺大鼠右下腹可以导致一过性的胃松弛，此效应可以被胍乙啶、普萘洛尔、脊髓横断术所阻断，而不能被 N- 硝基精氨酸、酚妥拉明、躯干迷走神经切断术所阻断，同时针刺还引起腹侧核 c-fos 蛋白免疫阳性细胞的表达增强，证明针刺引起

[1] 胡森,王磊,周国勇.针刺足三里穴减轻烫伤大鼠肠缺血引起的氧自由基损伤[J].西北国防医学杂志,2010,31（1）：1-3.

[2] 柯晖,郑洲,陈泽斌.电针足三里穴对小肠运动功能障碍大鼠植物神经放电活动的影响[J].湖北中医药大学学报,2012,14（3）：14-16.

的胃松弛是通过躯体交感神经反射实现的，传入支是腹部皮肤和肌肉混合传入神经，传出支是胃交感神经，反射中枢可能在延髓腹侧核[1]。

3. 针刺对肠神经系统的影响　肠神经系统由胃肠道黏膜下神经丛和肌间神经丛组成，是肠道本身含有的神经元活动中枢，胃肠大多数反射调控活动均由肠神经系统操纵。前者主要控制胃肠分泌和局部血流，而后者与胃肠道正常张力和蠕动的发生关系密切。二者均可接受来自交感和副交感分支的突触支配。针刺足三里穴时兴奋了交感神经，继而影响胃壁神经丛的神经节细胞，使其活动发生改变。肠神经系统神经网络中大量神经元通过释放不同递质来调节胃的运动。其中包括 ACh、阿片肽和 5-HT 等兴奋性递质及 VIP 和 NO 等抑制性递质。其中 NO 是肠神经系统中独立于交感、副交感神经的一种神经递质。针刺可通过降低诱导型 NOS 和 NO 含量及 COX-2 的表达对肠道神经系统发挥调整作用[2]。肠神经系统作为一个完整、独立的整合系统，在胃肠运动调节中有重要意义，同时也是外来神经调节胃肠运动的解剖结构基础。肠神经系统功能的实现有赖肠神经、肠道肌肉、上皮细胞结构连接上的完整性，及卡哈尔间质细胞、胶质细胞的广泛联系，和中枢神经系统的协调一致。其中卡哈尔间质细胞分布于消化道自主神经末梢与平滑肌细胞之间，两层卡哈尔间质细胞间夹着肌间神经丛。卡哈尔间质细胞一边靠胃肠运动神经元，一边靠平滑肌细胞，与平滑肌细胞有缝隙连接。现已证实，卡哈尔间质细胞是胃肠道起搏细胞，能够产生、传播慢波，并传导肠神经系统至平滑肌的信号。神经胶质细胞也是肠神经系统中保证肠神经元功能正常发挥的重要组成部分。消化间期移行性复合运动周期的发生是由肠神经系统的神经环路和激素信使所调节，同时对胃排空也有延缓作用。

（三）针刺对胃肠内分泌的影响

消化系统的功能除受神经系统控制外，还受内分泌系统调节。胃肠内分泌系统主要以远距分泌、旁分泌及神经分泌等不同形式分泌胃肠激素来调节胃肠动力。其中部分胃肠激素也是神经递质，这种同时存在于中枢系统和胃

---

[1] TADA H，FUJITA M，HARRIS M，et al. Neural mechanism of acupuncture-induced gastric relaxations in rats [J]. Digestive Diseases and Sciences，2003，48（1）：59-68.

[2] 李玉琴，余芝，徐斌. 针刺调节慢传输型便秘的肠神经系统机制进展 [J]. 中国针灸，2015，35（3）：309-312.

肠神经系统的神经递质叫作脑肠肽。肠神经元对不同的脑肠肽通过精密组合及神经元投射和中枢联系，在其局部发挥调控作用。由于脑肠肽身份的双重性以及在脑和胃肠双重分布的特性，他们在胃肠动力的调控中具有特殊的作用。

副交感神经节后纤维中存在非胆碱能非肾上腺素能神经纤维，对胃肠动力起兴奋或抑制作用，其末梢神经递质可能为肽类物质。针刺对脑肠肽的研究发现，针刺可降低胃黏膜 GAS 水平，增加胃窦平滑肌中 MTL 含量，增高胃窦、脑垂体 SP 含量，并且针刺通过增加 5-HT、GAS 在胃窦组织中的贮存，减少在血浆中的释放来调整胃肠动力紊乱[1]。电针内关可以使血浆 GAS 升高，而对生长抑素和 MTL 水平无明显影响。针刺健康人足三里、天枢、中脘后血浆 GAS 增高。对于肠易激综合征的患者，针刺足三里后血浆 MTL 含量明显降低，分泌趋于正常[2]。

脑肠肽参与针刺对胃肠动力调控的神经通路，通过肽能神经末梢释放的神经递质由轴 - 树突或突触前实现神经细胞间传递，亦通过神经末梢释放的肽类进入血流而作用于其他组织。阿托品阻滞胆碱能神经后针刺对胃肠电的促进作用并没有完全消失，胃肠肽水平也有下降趋势，再次针刺可部分取消 M 受体阻滞对胃电的抑制效应，同时 MTL、SP 释放增加。证明迷走胆碱能神经被阻断后，电针足三里可能通过激发 MTL、SP 等肽能神经递质释放激活肽能神经元发挥作用，促使被抑制的胃电得到部分恢复。这也提示了针刺对胃肠动力外周通路的促进作用可能既与经典自主神经通路有关，又与肽能神经通路有关。研究同时发现，电针可使 M 受体阻滞大鼠的食管括约肌压力上升，这与电针后 GAS 和 MTL 的升高有关。针刺四白、梁门、足三里等穴，可以激活外周肠神经系统 SP、GAS、MTL 等肽能神经元，启动胃肠收缩活动，增强胃黏膜细胞的保护作用[3]。

脑肠肽也参与了针刺对内分泌免疫功能的影响，肥大细胞、单核细胞等

---

[1] 杨玥，张丹华，陈媛，等. 脑肠互动与针刺治疗功能性胃肠病的相关性 [J]. 世界华人消化杂志，2012，20（6）：491-496.

[2] 徐大可. 调神健脾针法治疗腹泻型肠易激综合征患者的疗效观察及对血浆胃动素的影响 [D]. 南京：南京中医药大学，2016.

[3] 邹卓成. 电针治疗糖尿病胃轻瘫的疗效及胃动力作用研究 [D]. 广州：广州中医药大学，2011.

免疫细胞中存在有大部分脑肠肽的受体，针刺对脑肠肽的调节可以直接引起相关的免疫系统变化。脑肠肽可通过细胞的自分泌、旁分泌以及内分泌，释放并局部作用于分泌细胞自身；或释放肽类激素，通过细胞间隙从释放肽素的细胞弥散至邻近靶细胞；或分泌的肽类直接释放入血循环，运送至远处部位起作用。研究发现，针刺后正常大鼠和免疫抑制大鼠 T 细胞亚群和红细胞免疫黏附功能增高，同时，脑垂体和外周血中 SP、VIP 的含量也明显升高，且 $CD4^+$ 与外周血和脑垂体中 SP、VIP 含量的变化、$CD4^+$ 与红细胞 C3b 受体花环率（RBC-C3bRR）呈显著正相关，提示脑肠肽参与了针刺调节免疫系统的过程[1]。

（四）针刺对胃肠免疫系统的影响

针刺刺激躯体感觉神经的游离末梢所释放的神经肽可增强或抑制各种免疫细胞如淋巴细胞、肥大细胞和白细胞等功能，诱导或抑制炎性介质体液成分产生，从而参与局部免疫功能的调节。这种局部神经免疫调制微环路，乃至细胞和分子水平组成调制网络。而肠道黏膜层和固有层的多种免疫细胞，包括多核中性粒细胞、淋巴细胞、巨噬细胞、树突细胞和肥大细胞与肠神经系统之间存在密切的解剖组织学联系。免疫细胞可识别肠腔内的有害因子，向肠神经系统释放免疫因子，使肠神经系统分泌增加，同时启动强力性推进运动的防御程序，而迅速清除肠腔内的有害因子。下面主要从免疫细胞和免疫因子两方面介绍针刺对胃肠免疫系统的影响。

1. 免疫细胞 T 淋巴细胞转化率的高低是衡量其功能是否正常和强弱的重要标志之一。针刺可以显著提高机体的 T 淋巴细胞阳性率及淋转率，以增强机体的细胞免疫功能，并具双向调节作用，其机制可能是通过增加 G2 期细胞和 T 淋巴细胞内酯酶活性而起作用。针刺对 T 淋巴细胞亚群及其比值也有着明显的调节作用，其作用机制可能是增加 $CD8^+$ T 细胞数与功能，调整T 淋巴细胞亚群的比例，重建人体免疫系统内环境的平衡及稳定性。同时免疫学研究证实，红细胞是抗原提呈细胞，能促进 T 细胞的免疫功能，扩大细胞免疫效应，参与细胞免疫调控。巨噬细胞有很强的吞噬处理和消化异物的功能，呈递抗原，参与特异性免疫的建立和调节。因此，巨噬细胞在治疗消

[1] 赵宁侠，高巍，黄裕新，等. 电针"足三里"穴对免疫抑制大鼠细胞免疫的影响 [J]. 针刺研究，2002（1）：56-59.

化系统炎症性疾病方面也起着重要作用。在针刺穴位和药物的双重作用下，巨噬细胞的吞噬作用增强，从而使其不断吞噬抗原抗体复合物，使之逐渐减少直至彻底清除，同时巨噬细胞在吞噬过程中会释放大量的溶酶体酶，可以减轻对组织和胃黏膜的损伤。

2. **免疫因子** IL 是一组具有多种生物学活性的淋巴因子，其中 IL-2 主要由 CD4$^+$ T 细胞产生，其分泌可增强 T 淋巴细胞和自然杀伤细胞的活性，并增强 NK 细胞的细胞毒功能，产生淋巴因子激活杀伤细胞，并能促进免疫干扰素形成，对机体免疫起调节作用。埋线治疗可显著升高溃疡性结肠炎大鼠病变肠组织中的 CD44 和 CD54，高表达的 CD44 增强 T 细胞活化，促使淋巴细胞参与 T 细胞介导的免疫反应，且诱发 T 细胞释放大量 IL-2，增强其免疫功能和 NK 细胞的细胞毒功能，从而使大鼠局部肠黏膜组织恢复正常[1]。

七、五官

针刺治疗五官病，历史悠久，方法众多。《针灸大成·百症赋》记载：攀睛攻少泽、肝俞之所，泪出刺临泣、头维之处，耳聋气闭，全凭听会、翳风。都是针刺对五官病的治疗方法。

（一）眼

针刺对眼部的影响主要体现在改善眼动脉的循环情况、缓解视神经萎缩和降眼压三个方面。眼动脉是眼部血循环的主要供应处，针刺可以有效改善颈内动脉和眼动脉的血流状况，使血流速度向正常速度转化[2]。针刺可以降低眼压，针刺使高眼压模型兔眼压明显降低，视网膜水肿消退，血管纹理变清晰[3]。视网膜血流量增强，能够提高视网膜琥珀酸脱氢酶和 ATP 酶的活性，促进视网膜组织结构、超微结构的调整和修复。同时，针刺也能影响房水的产生，通过中枢调节兴奋支配眼球的交感神经，激活 β 受体，同时能通过降

[1] 张光奇，向开维，杨孝芳，等. 穴位埋线对实验性大鼠溃疡性结肠炎粘附分子 CD44、CD54 及白细胞介素 2 的影响 [J]. 中国针灸，2002（11）：45-48.

[2] 邵春燕，张沧霞，郑艳霞，等. 彩色多普勒血流显像在前部缺血性视神经病变针刺效应评估中的应用研究 [J]. 眼科新进展，2008（9）：671-673.

[3] 陆欣玲，杨扬，俞莹，等. 针刺对慢性高眼压后兔模型 NGF-TrkA 及 AKT 的影响 [J]. 上海中医药杂志，2016，50（7）：83-87.

低交感视神经兴奋性，发挥对血管的调节作用，使房水排出系统的平滑肌的紧张感下降，有利于房水的排出，从而产生降眼压的效应[1]。

针刺治疗眼干燥症的作用机制主要体现在 3 个方面：①针刺对乳铁蛋白的影响。乳铁蛋白是泪液中最重要的蛋白质之一，具有抗感染、调节炎症及免疫反应的作用，在眼表抗菌及免疫中起重要作用。而针刺可以增加泪液乳铁蛋白含量[2]。②针刺对泪膜黏蛋白的影响。黏蛋白是泪膜的主体，由结膜杯状细胞分泌，在维持眼表稳定方面有重要作用，如稳定泪膜，在瞬目期间润滑角膜与结膜上皮，阻止水分蒸发、防止干燥等，黏蛋白的量或结构的改变均可引起眼干燥症的发生。针刺可促进泪膜黏蛋白的表达[3]。③针刺可以调节性激素水平。眼是性激素作用的靶器官，雄激素、雌激素、孕激素和催乳素受体广泛存在于人、兔和鼠的泪腺、睑板腺、角膜等眼表组织中。针刺可通过相关受体发挥调节作用[4]。

（二）耳

针刺颈部穴位可消除颈部肌肉的非炎症性水肿，增强颈部周围组织营养，促进体液调节和神经内分泌调节的动态平衡，从而增强脑部血流，有益于内耳和前庭神经区缺血的改善[5]。

针刺能通过影响耳蜗毛细胞内残留线粒体酶活性，改善其能量代谢，使毛细胞功能恢复，抑制其变性坏死，促使未受损的耳蜗毛细胞发挥作用，提高听觉功能，同时可改善椎基底动脉系统的血液循环，改善内耳微环境，促进炎症消退，减轻膜迷路积水[6]。

---

[1] 李志勇，刘岩，张广庆. 针刺降低兔慢性高眼压机理的实验研究 [J]. 中国中医眼科杂志，2003（4）：12-13.

[2] 石晶琳，缪晚虹. 针刺对干眼症患者泪液中乳铁蛋白及泪液分泌影响的随机对照试验 [J]. 中西医结合学报，2012，10（9）：1003-1008.

[3] 赖满英. 针刺治疗干眼症及对泪膜黏蛋白的影响（英文）[J]. World Journal of Acupuncture-Moxibustion，2011，21（4）：26-28.

[4] SHAHARUDDIN, ISMAIL-MOKHTAR S F, IN H. Dry eye in post -menopausal Asian women on hormone replacement therapy [J]. Int J Ophthalmol, 2008, 1（2）：158-160.

[5] 陈洪文，李园春，王翠玉. 针刺颈四针治疗老年性耳鸣耳聋 64 例临床观察 [J]. 中国民族民间医药，2012，21（19）：104.

[6] 付平，秦立新. 针刺治疗对听力损害耳蜗毛细胞超微结构的影响 [C]// 中国针灸学会. 2011 中国针灸学会年会论文集（摘要）. 北京：中国针灸学会，2011：3.

针刺还可以提高大脑皮质听觉中枢兴奋性，增强听觉的感受能力。电针靠近耳部的穴位，不间断的电流刺激，能提高针刺的局部治疗效果，使耳部肌肉有节律地收缩，引起耳部血管的舒缩，加快耳部血液循环，为耳神经的康复提供物质基础。

（三）鼻

针刺可用于治疗以过敏性鼻炎为代表的鼻部疾病。过敏性鼻炎发病主要是患者吸入变应原和已结合于肥大细胞、嗜酸性粒细胞、血小板等细胞上的特异性 IgE 相结合，引起这些细胞释放炎症介质，从而导致鼻黏膜的炎症所致。炎症过程中则包括了各种炎性细胞如嗜酸性粒细胞、中性粒细胞等的浸润，组胺、白三烯和前列腺素等原发和继发介质的释放及嗜酸性粒细胞激活导致早期和晚期鼻炎反应。针刺可通过影响总 IgE 和特异性 IgE 直接作用于抗原 - 抗体反应环节，对外周血嗜碱性粒细胞、组胺释放及肥大细胞脱颗粒[1]过程有显著影响[2]。

从神经调节机制分析，过敏性鼻炎的发生与患者鼻黏膜自主神经系统交感、副交感神经功能失衡有关。在其发敏阶段，过敏原与靶细胞上的抗体结合，能使副交感神经兴奋性升高，释放 ACh，使黏膜分泌增加，毛细血管通透性增强，形成鼻炎症状。通过取"蝶腭神经节"处的阿是穴为主穴进行针刺治疗，可刺激鼻腔内自主神经，达到治疗目的[3]。其次，位于鼻尖的眼神经分支筛前神经含有副交感神经纤维，主要分布在腺体高密度区，通过鼻内针刺鼻丘穴，疗效亦佳[4]。

---

[1] 杨静芬，王炎，崔勇. 温针灸联合依巴斯汀和布地奈德喷鼻剂治疗变应性鼻炎疗效及对血清 TSLP、IL-13、IgE 水平的影响 [J]. 现代中西医结合杂志，2019，28（15）：1645-1647.

[2] 陈劼，赖新生，唐纯志，等. 穴位敷贴对过敏性鼻炎小鼠腹腔肥大细胞脱颗粒影响的实验研究 [J]. 上海针灸杂志，2007（12）：42-45.

[3] 李晓燕，李尊元，刘志丹，等. 针刺蝶腭神经节治疗变应性鼻炎的临床研究概况 [J]. 中医学报，2019，34（9）：1880-1884.

[4] 闫占峰，矫璐璐，巩政，等. 鼻内针刺联合益气解敏汤治疗中重度变应性鼻炎肺脾气虚型 60 例临床观察 [J]. 中医杂志，2018，59（12）：1035-1038.

第三章　针灸的非特异性机制

　　经穴具有相对特异性主要体现在经穴与非穴点比较的特异性、不同经脉经穴之间的特异性以及同一经脉不同经穴之间的特异性，即针灸的特异效应（真实的治疗效应）。但实际上针灸效应还包涵了一个重要内容，即非特异性效应。正确认识针灸效应的非特异性是提高针灸疗效、促进针灸理论研究的重要任务。根据传统的中医学理论，针灸穴位多位于经络之上，而经络是机体赖以生存之气运行于全身的通道。针灸疗效产生的关键在于特定经络和穴位的选择，从而产生相对特异的治疗作用，这种相对特异的效应也叫经穴的特异性效应。而针灸非特异性效应是相对于针灸特异性效应而言的，即不作用于特定的经络、穴位上，也无需得气而能产生疗效的一种效应。

　　针灸产生非特异性、普适性的稳态调节效应，是以脑 - 皮轴为基础的。针灸通过刺激穴位激活局部皮肤神经 - 内分泌 - 免疫调节网络，促进皮肤细胞合成，分泌糖皮质激素等神经递质和细胞因子；同时激活中枢系统调控网络，完成针灸效应的多靶点、多环节的整体稳态调节，进而引发机体的一系列生理、生物学反应，从而激发机体的自我调节能力，既表现为腧穴和经络固有的相对特异的作用，又具有广谱的非特异性效应[1]。

　　针对针灸非特异性效应的影响因素及作用机制，国内外学者进行了大量的研究。在国外研究中对于针灸备受争议的说法是"针灸即安慰剂"。多数国外研究人员是以假针灸作为随机对照试验中的安慰剂对照组，即采用随机安慰剂对照试验对针灸进行研究。Dincer、Linde 对临床上常用的针灸对照进行总结，收录47篇随机对照试验发现大体有如下几种：穴位浅刺；与疾病无关穴位针刺；非穴针刺；未穿透皮肤或未使用针灸针而使用激光等代替的假针[2]。美

[1] 朱兵. 穴位的效应特征：广谱性和特异性 [J]. 针刺研究，2016，41（5）：388.

[2] DINCER F，LINDE K. Sham interventions in randomized clinical trials of acupuncture--a review [J]. Complementary Therapies in Medicine，2003，11（4）：235-242.

国中医药针灸学会李永明提出"针灸愈合作用""泛穴现象"及"硬针灸和软针灸"3个假说，试图解释西方针灸临床试验中关于针刺疗效是否仅仅是安慰剂效应这一问题。

第一节 非特异性效应的特点

安慰剂是指那些在当今医学或科学研究里模拟真实治疗手段的方法或药物，让受试者自认为是在接受真正的治疗，具有非特异性效应。其主要目的是在临床试验中模拟某些干预措施，以作为实验中的对照组，发挥其特异性效应。非特异性效应与人类神经系统存在着密切关系，由此安慰剂开始受到医疗人员及科学研究人员的重视与关注，对其研究也随之逐步增加。中医经典理论强调生理上形神一体，治疗上身心同治，身体上的疾病与心理状态是不能分离的，哲学上的五行对应身体上的五脏七情，许多中医经典对此均有描述。《黄帝内经》中"思伤脾，怒胜思""怒伤肝，悲胜怒""恐伤肾，思胜恐"的理论就是对五脏因情志致病以及利用情志的五行关系治病的阐述。因此中医特有的理论中包含着一定的情志和心理暗示的因素。

针灸的非特异性效应/安慰剂效应受多种因素的影响，大到社会文化背景，小到医生或患者个人；不同人对同一影响因素可产生不同程度的非特异性效应；即便是同一个人在不同的时间、地点、环境也可产生不同大小的非特异性效应；不同人对不同安慰疗法反应不同，一些人对非穴浅刺有反应而对假电针无反应，而另一些人则相反，即未能找到一个群体对安慰疗法一直有反应；以往的研究也一直未能确定人格特质或具有某种品质的人经常对安慰疗法有反应。但研究者普遍认为性格会改变人们对安慰剂的反应，有些性格特点具有所谓的"安慰剂倾向"，比如乐观[1, 2, 3]。乐观的人更能感受

[1] GEERS A L, HELFER S G, KOSBAB K, et al. Reconsidering the role of personality in placebo effects: dispositional optimism, situational expectations, and the placebo response [J]. Journal of Psychosomatic Research, 2005, 58（2）: 121-127.

[2] GEERS A L, KOSBAB K, HELFER S G, et al. Further evidence for individual differences in placebo responding: an interactionist perspective [J]. Journal of Psychosomatic Research, 2007, 62（5）: 563-570.

[3] GEERS A L, WELLMAN J A, FOWLER S L, et al. Dispositional optimism predicts placebo analgesia [J]. The Journal of Pain: Official Journal of the American Pain Society, 2010, 11（11）: 1165-1171.

到安慰效应、产生积极作用、减少焦虑。对于是乐观独立起作用还是与心理调控、焦虑等共同作用依然不能定论。针灸名医本身就有一定的心理暗示作用。在临床治疗时医生可以充分利用对患者心理进行积极暗示，强化患者对治愈疾病的信念，对身体康复起积极的作用。而在临床研究中这种心理暗示则变成干扰观察的一种安慰剂效应，使针灸真正的作用难以分离出来。

基于目前对针灸作用机制了解的局限性，绝大多数情况下，既不能完全排除非穴位点深刺或浅刺是否有一定的治疗作用，更说不清作用的大小，即假穴或假针难以定性、定量，这给安慰针的研究和选择带来了一定的困难；与外科手术一样，针灸毕竟是一种程序式的治疗方法，要做到像安慰药片那样的安慰对照，几乎是不可能的，因为所有安慰针的设计都不能蒙蔽施治的医生。针灸临床研究由于缺乏或应用不理想的安慰方法，使得研究结论无法进行比较。理想的安慰针，必须在外观、感觉上与真正的针灸相同，且不可产生任何特殊生理效应，如此才可令安慰方法具备两大作用：一是仅产生安慰心理作用；二是在随机对照试验中发挥盲法的作用。

第二节　非特异性效应的影响因素

有研究者将影响针灸疗效的因素组成进行归纳总结如图 3-2-1。其中特异性因素主要包含穴位、针具选择、手法、刺激强度与时间，非特异性因素包括患者的认可度、医生的暗示、治疗环境和社会文化环境影响等针灸安慰剂效应，及疾病自然转归、平均数回归、非平行干预等非心理因素。针刺非特异性影响因素主要体现在以下几个方面，其中患者和医生对安慰剂效应的作用及医患关系、环境与心理（期望）因素在实施针灸治疗过程中起到重要作用。

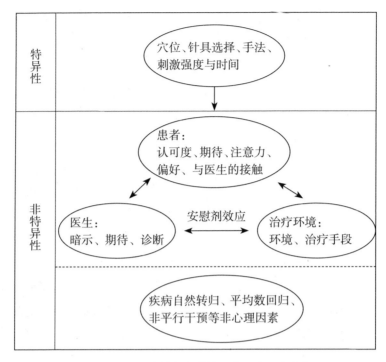

图 3-2-1 影响针灸疗效的因素组成示意图[1]

一、患者因素

（一）认可度

患者在接受治疗时因对针灸的认识不同，其对待治疗的态度也有差异。在一项针刺治疗肠易激综合征的试验中，相信针刺疗效的患者治疗效果明显优于不认可针刺疗效的患者[2]；对比有针灸经历和未接受过针灸的患者，未接受过针灸治疗的患者在治疗过程中的依从性和态度会受相关知识匮乏的限制而使治疗效果相对减弱；一项针刺可信度方面的研究显示，对比相信针刺和不相信针刺的患者的生理变化，发现前者的针感（重、麻、胀感）更强

---

[1] 宋裕如，陈波，徐媛，等. 针灸的安慰剂效应 [J]. 中国针灸，2017，37（3）：321-324.

[2] BISHOP F L, JACOBSON E E, SHAW J R, et al. Scientific tools, fake treatments, or triggers for psychological healing: how clinical trial participants conceptualise placebos [J]. Social Science and Medicine（1982），2012，74（5）：767-774.

烈[1]。这说明认可度是针灸非特异性效应产生的原因之一。

（二）期望

涉及 85 项研究的一个系统回顾发现医师诱导的"期望"是安慰效应的潜在机制[2]。试验过程中，通过标准口令（你将会接受针灸和假针的治疗）和积极的强烈的口头暗示（你即将接受的治疗已经被证明能明显减轻疾病的疼痛）比较，发现强烈的口头暗示组比标准口令组有更好的治疗效果。口头暗示能激发人们对疾病治疗的期望，产生安慰效应[3]。通过对疾病和治疗效果的积极评价，向患者提供支持和保证亦可达到提升患者期望的目的[4]。Colloca 甚至认为期望是由口头暗示独立导致的[5]。有研究者对针灸的安慰剂效应及期望模式之间的关系进行了 fMRI 研究，发现期望能显著影响对实验性疼痛的针刺镇痛疗效[6]。期望值的高低对于真假针刺组脑功能区激活的影响不同，对于后者作用更明显。积极的期望能增加针刺的效果，调节积极期望能放大针刺镇痛的主观感知疼痛和客观的 fMRI 信号改变。也有研究发现过高的、不切实际的期望反而降低针刺疗效[7]。此外，患者的情绪（乐观、焦虑、

[1] LEE J, NAPADOW V, KIM J, et al. Phantom acupuncture: dissociating somatosensory and cognitive/affective components of acupuncture stimulation with a novel form of placebo acupuncture [J]. PloS One, 2014, 9（8）: e104582.

[2] CROW R, GAGE H, HAMPSON S, et al. The role of expectancies in the placebo effect and their use in the delivery of health care: a systematic review [J]. Health Technology Assessment（Winchester, England）, 1999, 3（3）: 1-96.

[3] VASE L, ROBINSON M E, VERNE G N, et al. The contributions of suggestion, desire, and expectation to placebo effects in irritable bowel syndrome patients. An empirical investigation [J]. Pain, 2003, 105（1-2）: 17-25.

[4] DI BLASI Z, HARKNESS E, ERNST E, et al. Influence of context effects on health outcomes: a systematic review [J]. Lancet, 2001, 357（9258）: 757-762.

[5] COLLOCA L, TINAZZI M, RECCHIA S, et al. Learning potentiates neurophysiological and behavioral placebo analgesic responses [J]. Pain, 2008, 139（2）: 306-314.

[6] KONG J, KAPTCHUK T J, POLICH G, et al. Expectancy and treatment interactions: a dissociation between acupuncture analgesia and expectancy evoked placebo analgesia [J]. NeuroImage, 2009, 45（3）: 940-949.

[7] MAO J J, ARMSTRONG K, FARRAR J T, et al. Acupuncture expectancy scale: development and preliminary validation in China [J]. Explore, 2007, 3（4）: 372-377.

抑郁等）亦可影响针灸的非特异性效应[1]。

（三）注意力

干预措施对患者生理方面（视听）影响越大，则患者的反应越敏感，对治疗过程就会有较好的配合和反馈。但是个体痛阈差异在治疗过程中对针刺强度的接受程度不同，只有在患者可接受的最适宜刺激量的前提下进行治疗，对心理和生理的整体调节才能达到最佳效果。在接受针刺治疗时，患者常会关注针灸医生所实施的是安慰针或有无进针。在隐藏针刺分组的试验中，多数患者会否认治疗的有效性。而关注到针刺部位时患者的疼痛感觉也更加明显。说明在实施针灸的过程中，躯体感觉的反射会造成患者注意力倾向受伤害部位。因此，对于针灸试验的设计和研究者实施针刺的过程来讲，造成患者注意力的转移也是影响针刺疗效的一大因素。

（四）针灸经历

患者和医生都特别看重"针灸经历"，尤其是诊断和咨询均可作为独立因素影响针灸效果，而不仅是行针这个环节；并且既往的针灸经历与针灸疼痛的减轻与否显著相关。既往使用针灸有效的，会给患者一个暗示，针灸是个有效的治疗手段，这个暗示将影响下次治疗的结果。患者的亲身体会表明自身配合医生的积极引导会使治疗产生明显效果，越是具体、实在、可见的亲身经历，越能够给患者带来强大的自我治愈力量[2]。Colloca Luana 等人的实验[3]验证了这点：他们在患者的手上涂上凡士林，并告诉患者是有效的局部麻醉药，初次进行激光刺激时操作者将刺激量从阈值以上偷偷地逐渐减低，让患者以为是麻醉药起了作用，第二次刺激时刺激量一直在阈值以上未降低，但患者的头皮诱发电位的振幅却降低了，表明患者的

[1] VASE L, ROBINSON M E, VERNE N G, et al. Increased placebo analgesia over time in irritable bowel syndrome （IBS）patients is associated with desire and expectation but not endogenous opioid mechanisms [J]. Pain, 2005, 115（3）：338-347.

[2] LANGEVIN H M, WAYNE P M, MACPHERSON H, et al. Paradoxes in acupuncture research: strategies for moving forward [J]. Evidence-based Complementary and Alternative Medicine, 2011, 2011：180805.

[3] COLLOCA L, TINAZZI M, RECCHIA S, et al. Learning potentiates neurophysiological and behavioral placebo analgesic responses [J]. Pain, 2008, 139（2）：306-314.

疼痛感知降低了。这表明积极的治疗经历在患者的安慰反应中起了重要的作用。

二、医生因素

（一）医生的权威性

White 等将 221 位骨关节炎疼痛的患者分为三组，由三位针灸师独立执行针刺过程，除了对针灸师的介绍不同外，其他过程完全相同[1]。研究的结果显示，采用恭敬词语（如医生、正规的、尊敬的）介绍的医师给人以更权威的感觉，比采用友爱性术语（如友好的、漂亮的、善解人意的）介绍的针灸师针刺的效果好。针灸师的权威性会让患者觉得自己能得到更好的治疗，则理应有更好的治疗效果。而这一心理将影响患者进行自我效果评价的结果，在统计学上证明了针刺非特异性效应能增加针灸疗效。

（二）得气状态

得气首见于《素问·离合真邪论》，"吸则内针，无令气忤，静以久留，无令邪布，吸则转针，以得气为故。"是指使用一定的行针手法使针刺部位产生经气感应的现象。《灵枢·九针十二原》称"气至"："刺之而气不至，无问其数，刺之而气至，乃去之，勿复针。针各有所宜，各不同形，各任其所为。刺之要，气至而有效，效之信，若风之吹云，明乎若见苍天，刺之道毕矣。"可见气至是针灸获得疗效的关键。现代认为得气的指征包括两个方面，一是在针刺穴位后，经过手法操作或较长时间的留针，使患者出现酸、麻、胀、重等感觉；二是行针者自觉针下沉紧。这种针感产生的程度及其持续时间的长短，往往和疗效有密切的关系，特别是与镇痛效果的好坏有关。中医理论认为，得气是针刺产生临床疗效的先决条件，但对其产生临床疗效的机制尚不明确。在比较针刺右侧合谷穴时得气组与仅有针刺疼痛组脑区激活的差异时发现，得气组仅大脑边缘系统有显著的负激活区而没有激活区，针刺疼痛组相应脑区的激活和负激活区同时存在，说明得气与否直接影响相

[1] WHITE P，BISHOP F L，PRESCOTT P，et al. Practice，practitioner，or placebo？A multifactorial，mixed-methods randomized controlled trial of acupuncture [J]．Pain，2012，153（2）：455-462.

应脑区的激活与失活状态 [1]。针刺的镇痛效应也与得气的程度密切相关 [2]。在研究针刺太冲穴得气的脑功能网络效应中也发现，针刺通过调制大脑边缘叶 - 旁边缘叶 - 新皮质系统和疼痛中枢网络的活动，产生镇痛和抗焦虑效应 [3]。

（三）医患交流

医患交流在针灸疗效中发挥重要作用。《素问·宝命全形论》曰"凡刺之真，必先治神"，《灵枢·本神》曰"凡刺之法，必先本于神"。所谓"治神"有多层含义：一是指医者自身治神；二是指治患者之神；三是指调动患者"元神"的调控作用。即医者要做到"魂魄不散，专意一神，精气不分，毋闻人声，以收其精，必一其神"，在注重医生自身修养的前提下，了解和掌握患者的心理表现和思想变化，重点治疗患者精神、心理层面的"神"和调动患者的"元神"，发挥患者"元神"主宰的整体调控作用。

Kaptchuk 将 262 例肠易激综合征患者分为等待治疗、医患沟通限制组、医患沟通非限制组。等待治疗组未给予任何干预，也未受到针灸师的接待，医患接触限制组给予假针治疗，在医患初次见面就开始实行有限制的沟通：针灸师只简单介绍自己，并表明自己已浏览过患者的问卷，知道如何做，就开始实行治疗 [4]。而医患沟通非限制组同样给予假针治疗，不同的是在医患初次见面时就受到热情、全面、友好的接待，要求首诊须与患者沟通：疾病相关症状、对生活的影响、患者对其现状的了解；在沟通过程中要求表现出关怀、友好、善于倾听，还须有 20 秒的脉诊或思考的时间，只有全部完成以上事宜才可进行治疗，治疗结束后还要对患者进行鼓励。经过 3 周的治疗，结果显示无论是在疾病症状、全身状况，还是生活质量方面，医患沟通非限制组显著优于另外两组。这充分说明医患沟通在针刺起效中发挥一定作用。

[1] ASGHAR A U，GREEN G，LYTHGOE M F，et al. Acupuncture needling sensation：the neural correlates of deqi using fMRI [J]. Brain Research，2010，1315：111-118.

[2] SHUKLA S，TOROSSIAN A，DUANN J R，et al. The analgesic effect of electroacupuncture on acute thermal pain perception--a central neural correlate study with fMRI [J]. Molecular Pain，2011，7（1）：45.

[3] 方继良，KATHLEEN HUI KS，LIU J，等. 针刺太冲穴得气及疼痛激发相对抗的脑功能网络效应 fMRI 研究 [J]. 中国中西医结合影像学杂志，2012，10（1）：4-9，6.

[4] KAPTCHUK T J，KELLEY J M，CONBOY L A，et al. Components of placebo effect：randomised controlled trial in patients with irritable bowel syndrome [J]. BMJ，2008，336（7651）：999-1003.

因此我们可以推断，针灸的非特异性并非仅仅产生于针刺这个环节，而是从患者进入医院、受到接待、诊断、治疗干预、医嘱等整个过程均可对针灸非特异性效应产生影响。

在使用同样安慰剂的两组中，附加与医生有交流组的结果比无交流组在症状缓解、生活质量提高方面效果更为明显。虽然他人暗示和自我暗示成分对治疗结果是否在生理上起作用还有待研究，但心理的调整可以促进阿片肽类物质在疼痛、焦虑状态下的释放，作用于丘脑、扣带回及岛叶和前额皮质等区域，这也体现了安慰剂成分的生理反应[1]。在临床中通过问诊帮助患者更好地了解疾病的发生与发展，患者通过接收的信息来认识针灸的有效性从而对治疗的最终结果产生一定的心理引导，可以增强针灸疗效。且对患者关怀备至的医生更具有吸引力、可信度、权威性，而这些因素又是影响针灸非特异性效应的重要因素。可见，医患沟通是产生非特异性效应的基础。

三、治疗环境

在国内外的针灸诊室中，浓郁的中医氛围带给患者更多的心理暗示，在多种感官引导下的针灸疗法会帮助患者获得更好的治疗体验。在针刺麻醉临床研究中，手术台上的情绪变动（镇静、紧张）和心理活动直接影响针刺反应及最终针麻镇痛效果。相比临床的人文熏陶，许多随机对照试验，包括安慰组在内的针刺研究都对治疗环境、医患交流及患者之间的交流未进行管理，而人际交流中的安慰作用对研究结果的影响难以掌控，因此在评价针灸疗效时应被研究者关注。

第三节　非特异性效应的机制

随着针刺研究方法学的不断深入和发展，针灸临床研究目前面临的主要问题是如何排除针灸的非特异性效应，明确针灸的真实效能。因此，设计和选择安慰对照是目前方法学研究中的一个重要问题。安慰剂为不具有真正治疗或致病效应的制剂或方法，这种对照常用于验证某一措施的效能。1995 年

---

[1] RAMOS J M. Placebo effect and pain: brain bases [J]. Neurologia, 2007, 22（2）: 99-105.

WHO 制定的《针灸临床研究指南》中明确提出要重视针灸临床研究方法学问题，其中尤其强调假针灸对照或针灸安慰对照的应用，以排除心理因素对针灸疗效的影响，明确针灸的真实效能，即排除非特异性效应的发生。但非特异性效应的发生机制是怎样的，我们应给予一定关注。

一、弥漫性伤害抑制性控制

早在 40 年前已提出弥漫性伤害抑制性控制（diffuse noxious inhibitory controls，DNIC）系统的概念 [1]，指的是：作用在身体任何一个部位的伤害性刺激，都可抑制会聚神经元的自发电位及伤害性反应。会聚神经元是位于脊髓背角的内侧部分和三叉神经尾侧核的大细胞区和深层，接受 C 类纤维和 Aα 类纤维的传入。

用强电流刺激脊髓背角和三叉神经尾侧核会聚神经元的感受野，使 C 类纤维产生兴奋反应。此时，如果用齿镊夹鼠尾、脚爪、口鼻等产生伤害性刺激，则会显著抑制会聚神经元对 C 类纤维传入的反应。热水、电流刺激同夹痛一样可以抑制 C 类纤维的兴奋反应。发现对 C 类纤维传入活动的抑制与伤害性刺激强度有关，在一定范围内水温或电流越高，产生的抑制作用越强。而刷毛或轻触等非伤害性刺激则没有同样的抑制作用。伤害性刺激也可抑制会聚神经元自发电位、自然刺激引起的细胞反应及 Aα 类纤维的传入反应 [1]。

颈部横断脊髓后的脊髓动物，伤害性刺激对会聚神经元的抑制作用明显减弱，持续时间很短，甚至消失，所以考虑弥漫性伤害抑制性控制起作用需要脊髓上中枢的调控。经过一系列的研究发现触发弥漫性伤害抑制性控制效应的上行通路位于脊髓腹外侧索，还涉及 5-HT 能下行环路及阿片能下行通路。

大鼠三叉神经尾侧核会聚神经元感受野的电刺激反应可被手针"足三里"穴及非穴点刺激抑制，而静脉注射纳洛酮可明显翻转该效应，表明针刺可能是一种伤害性刺激，从而抑制会聚神经元对疾病所致疼痛的反应，这种效应就是 DNIC [2]。

---

[1] LE BARS D, DICKENSON A H, BESSON J M. Diffuse noxious inhibitory controls（DNIC）. I. Effects on dorsal horn convergent neurones in the rat [J]. Pain, 1979, 6（3）: 283-304.

[2] 朱兵. 弥漫性伤害抑制性控制研究进展 [J]. 生理科学进展, 1992（1）: 88-94.

二、神经递质释放

八肽胆囊收缩素（CCK-8）广泛分布在各脑区和脊髓，通过胆囊收缩素受体（CCK-A）参与抗阿片肽的激活，是最强有力的神经肽受体。而有数据显示：安慰针的镇痛疗效同电针和阿片类制剂镇痛效果一致，当阻断CCK-A时安慰针的镇痛效果增强，而CCK-8具有抗阿片肽作用，说明安慰针由内源性阿片肽系统介导[1]。轻触皮肤将刺激机械刺激感受器，从而引起情绪和激素改变。因而假针虽未穿透皮肤但足以促发感受器，从而造成体内激素的改变。对帕金森患者行安慰针治疗会引发其腹侧纹状体DA的释放，且会让患者产生幸福感，而这些作用又与补偿机制相关[2]。人的大脑、免疫系统、内分泌系统之间有着极为密切的关系。例如心理压力增加时，可以影响5-HT、糖皮质激素、IL、TNF等物质的分泌，可以降低抵抗力。反之，积极的信念，就可以通过各种因素提高抵抗力。期望与黑质纹状体DA能神经元的激活有关[3]——当一些干预让人们产生期望，有关皮质神经元就会激活，激活的皮质神经元细胞将兴奋的谷氨酸能传入DA细胞，并间接地抑制GABA的传入，从而促进DA的分泌，让人产生兴奋、愉悦的感觉，进而影响治疗结果。

三、敏化

外周神经受损会使脊髓神经元活跃，即所谓的中枢敏化。敏化了的中枢即使给予无害的刺激也能激活疼痛信号神经和皮质神经，这样即便是浅针也能产生同传统针刺一样的作用；而且中枢敏化会使中枢神经感受区扩大，即使针刺位点不在穴位上也可产生同在穴位上针刺一样的效果；一般认为中枢

[1] BENEDETTI F. The opposite effects of the opiate antagonist naloxone and the cholecystokinin antagonist proglumide on placebo analgesia [J]. Pain，1996，64（3）：535-543.

[2] LUNDEBERG T，LUND I，N SLUND J. Acupuncture--self-appraisal and the reward system [J]. Acupuncture in Medicine：Journal of the British Medical Acupuncture Society，2007，25（3）：87-99.

[3] DE LA FUENTE-FERN NDEZ R，SCHULZER M，STOESSL A J. Placebo mechanisms and reward circuitry：clues from Parkinson's disease [J]. Biological Psychiatry，2004，56（2）：67-71.

敏化是由 NMDA 受体所介导的 [1]。NMDA 位于脊髓背角突触后膜，正常是处于失活状态，并对初始的急性刺激无反应，但反复神经元去极化后就激活了。激活了的 NMDA 会引起神经肽的释放，如 SP 的额外释放，且这些物质可以在脊髓扩散并导致疼痛的传播。同时，激活神经胶质细胞可能会导致感受区的扩大或域外疼痛。因此，针刺时即便不在特异性位点也能产生同样的效果。

对于没有神经敏化的患者，长期肌肉疼痛刺激的输入也能导致感受区的扩大，导致所刺激的肌层外的肌层下行疼痛激活被抑制，因此对疼痛敏感性的增加也许与神经下行传出通路及其可塑性的改变有关。

四、霍桑效应

20 世纪 20—30 年代以哈佛大学心理专家 George Elton Mayo 教授为首的研究小组在美国芝加哥西方电力公司霍桑工厂进行的工作条件、社会因素和生产效益关系实验中发现了实验者效应，称霍桑效应，指那些意识到自己正在被别人观察的个人具有改变自己行为的倾向。

针灸非特异性效应机制也含霍桑效应。受试者只要发现自己在进行一项医学试验，受到关注就可以对自己的疾病产生正面影响，进而影响到治疗效果的评价；且在整个试验过程中通过医患交流方式还可以发泄自己对疾病的一些负面情绪，更有利于疾病改善 [2]。

五、奖赏效应

强化效应是指药物或其他刺激能引起动物强制性行为。强化效应通过正性强化因子使人或动物产生欣快或舒适感觉，从而引起人或动物主动觅药或寻求刺激的行为，该强化效应称为奖赏效应。引起该效应的神经结构称为脑内奖赏系统。中脑边缘的 DA 系统是参与脑内奖赏系统的主要神经环路，该系统不仅与奖赏效应、情绪调节和情感体验相关，也是调控痛感受和痛情绪

---

[1] DICKENSON A H, SULLIVAN A F. Evidence for a role of the NMDA receptor in the frequency dependent potentiation of deep rat dorsal horn nociceptive neurones following C fibre stimulation [J]. Neuropharmacology, 1987, 26（8）: 1235-1238.

[2] MILLER F G, KAPTCHUK T J. The power of context: reconceptualizing the placebo effect [J]. Journal of the Royal Society of Medicine, 2008, 101（5）: 222-225.

的重要神经环路。中脑边缘的 DA 系统起始于中脑腹侧被盖区的 DA 能神经元，其纤维的上行路径经内侧前脑束，投射至伏隔核、嗅结节、额叶皮质的颗粒区、前扣带回以及边缘叶等处的皮质。浅针刺激了皮肤的机械感受器，激活了参与边缘奖赏系统的传入 C 神经纤维，促进了中脑边缘的中脑腹侧被盖区和伏隔核的 DA 释放，让患者产生欣快、愉悦的感觉。

　　传统疗法如针灸，或者更确切地说是整个中医体系，是一个包括了形、气和神三者合一的整体。疾病的治疗在中医概念中不只是一项只针对疾病的过程，更确切地说它是一个"治人"的过程。由于人的复杂性、多层次性，针刺潜在的治疗作用就不局限于单一的通道；同样的，这也意味着它不是经由一方面所能独立完成，而是需要整体性的辅助配合才能落实。

　　针灸的非特异性效应和特异性效应难以截然分开。临床研究应以临床疗效作为最终指标，综合考虑针刺类型、穴位处方、刺激方式、得气感、补泻手法、医患沟通等多种影响因素的协同作用，可使针灸效应发挥最大化，解决患者疾苦。

下篇

针灸的临床证据

第四章　针灸的影响因素

第一节　功能状态

功能状态是影响针刺效应不可忽视的因素。《灵枢·终始》"凡刺之法，必察其形气"，所谓形气即指患者体质的强弱、神气的盛衰等不同的生理病理状态。机体功能状态的性质（兴奋状态还是抑制状态）是决定针刺效应性质（抑制效应还是兴奋效应）的主要因素。针刺对于亢进的功能状态呈现抑制性效应，而对低下的功能状态，则呈现兴奋效应。如泄泻时针刺天枢穴可以止泻，便秘时则可通便。在心动过速与心动过缓、高血压与低血压等情况下针刺均表现出双向良性调节作用。有研究报道，针刺对胃功能的调节作用与胃本身的功能状态密切相关，高张胃对针刺敏感性高，低张胃则敏感性低。此外，不但针刺效应的性质主要取决于机体的功能状态，针刺效应的强度也与机体的功能状态具有一定的相关规律性。在一定范围内，功能状态偏离正常水平越明显，针刺调节效应就越显著，针刺效应的强度与功能状态偏离正常水平的程度呈现出正相关关系。由于机体本身的脉率快慢不同，针刺内关穴表现出不同的调节作用：脉率快者针刺后减慢，慢者则增快，并且对越接近正常脉率平均值者，调节作用越小，离正常值越远者，调节作用越大。

针刺调节气机，协调阴阳的作用，实质上就是促进人体自身的调整，而人体自身的功能状态在不同的个体间存在着很大差异。因此，临床上应在针刺治疗前辨证分析患者的功能状态，因人而异采用不同的针刺方法以提高针刺疗效。

第二节 个体差异

一、生理差异

针灸临床疗效常因年龄、性别、种族、体质、生活习惯等个体生理差异而有所不同。《灵枢·行针》："百姓之血气各不同形，或神动而气先针行，或气与针相逢，或针以出气独行，或数刺乃知，或发针而气逆，或数刺病益剧……重阳之人，其神易动，其气易往也。"说明针刺得气的快慢与体质关系密切。体温不同针灸效应也可能不同，有人对发热患者进行观察，发现感传的出现率和感传显著程度都随患者体温升高而升高。机体的耐受性可影响得气的敏感性，敏感性主要随针刺次数的增加、时间的延续，导致经气因耗损而致疲乏，疗效逐渐由敏感变为适应，继而产生耐受性，出现"耐针性"。究其原因可能是对一个腧穴进行长期过度刺激时，腧穴本身逐渐适应，对刺激条件不敏感，并且中枢神经系统对腧穴的负反馈调节作用抑制了腧穴感受器接受刺激后产生的冲动。

二、病理差异

病理状态的个体差异，如疾病的病程、疗程、证型、病情影响临床疗效的好坏，是评价针灸临床疗效的重要因素。同一疾病病程不同，针灸的临床疗效各异，如治疗疟疾在发病前 2h 针刺效果最佳，面瘫早期开始针刺治疗可明显提高疗效。《灵枢·九针十二原》"刺之而气不至，无问其数，刺之而气至，乃去之，勿复针"，指出针刺得气的强弱与证型相关，新病、实证针后得气感应较强，久病、虚证针后得气感应较弱，虚证病程长者得气转化慢，称之为"延时效应"；实证得气快而转化快，称之为"即时效应"。单纯针刺对急性期哮喘疗效较显著，而灸法对缓解期疗效更佳；针灸治疗寒哮疗效优于热哮，病程越短、患者年龄越小，疗效亦越好。

第三节　腧穴特异性与配伍

一、腧穴特异性

腧穴是脏腑经络气血输注出入于体表的特殊部位，为针灸治病的前提。针刺不同腧穴产生的效果也不尽相同。腧穴除具有共性外，有些还具有特异性。"肚腹三里留，腰背委中求，头项寻列缺，面口合谷收"的应用即是腧穴特异性的具体体现。关元、气海、命门、背俞穴等长于补虚，可以鼓舞人体正气，使低下的功能恢复正常；而井穴、十宣穴等则长于泻实，可以泻实祛邪，使亢进的功能恢复正常。此外，针刺非经穴部位时，也能产生治疗效果，如"以痛为腧""阿是穴""全息穴""黄金分割穴"和一些"经外奇穴"等。然而，国外有学者在通过研究针刺穴位和非穴位点治疗痛症后对腧穴特异性提出质疑。目前对于腧穴特异性和影响效应产生的关键因素等问题，尚缺乏有说服力的结论性研究成果，因此，应该进一步掌握腧穴相对特异性的成立条件、表现特点、临床应用范围，采取慎重的态度对待腧穴的相对特异性，以利于提高疗效。

二、腧穴配伍

腧穴配伍是针灸处方的关键，直接影响着针刺的治疗效果。腧穴合理配伍有利于提高针灸临床疗效。针灸效应的产生依赖于腧穴配伍和刺激方法的共同作用，不同的腧穴配伍、特定的刺激方法可以实现最优化的组合，起到更好的治疗效果。针灸腧穴配伍充分体现中医辨证论治和辨经论治的思想，按照腧穴的功效及其主治规律进行配伍，充分发挥经穴特异性。如俞募相配、募合共伍、俞合配伍、交会穴配伍等，是针灸临床医师常用的穴位配伍方法。

良好的腧穴配伍可加强穴位之间的协同作用，减少腧穴之间的拮抗作用，提高针灸临床疗效。如石学敏院士创立的醒脑开窍针法治疗中风病，以阴经和督脉穴为主，主穴为手厥阴心包经内关穴、督脉人中穴、足太阴脾经三阴交穴；辅穴为手少阴心经极泉穴、足太阳膀胱经委中穴、手太阴肺经尺泽穴；吞咽障碍加风池、翳风、完骨；手指握固加合谷；语言不利加上廉泉，金津、玉液放血；足内翻加丘墟透照海；共奏醒脑开窍、疏经通络之功效，经数十年临床应用证明，疗效优于常规针灸穴位配伍的疗效。近年来腧穴配伍的临床和实验研究表明，腧穴配伍既能产生协同作用，也能产生拮抗作用。对乙醇造成大鼠胃黏膜损伤后动态观察针刺足三里不同组穴和对模型鼠胃黏膜组织学及超微结构的影响发现，足三里不同配穴组均可减轻急性胃黏膜损伤，其中以"足三里"加"内关"加"中脘"组效果最好。观察肺俞、中府、肺俞配伍中府三种不同的穴位组合针刺对肺功能的影响，发现针刺肺俞配伍中府对肺功能的改善作用最为明显，针刺肺俞穴的改善作用较弱，而针刺中府穴后，肺功能没有产生显著性变化，表明基于俞募配穴法选择的肺俞配中府能产生协同作用。以阿托品模型小白鼠为对象，观察针刺内关、脾俞、足三里及其两穴、三穴配伍对胃肠推进的不同作用，结果表明，内关、脾俞、足三里三穴配伍呈现拮抗效应。

腧穴配伍的目的是发挥其协同作用，但某些腧穴配伍确实存在着一定的拮抗作用。在特定的病理状态下，腧穴之间相互作用的具体效应，尤其是腧穴配伍后产生拮抗效应的研究，还有待深入开展。因此，要进一步提高针刺疗效还需要不断地探求不同穴位间相互影响的规律，在实验基础上进行科学组方和组穴筛选，寻找能产生疗效叠加的最佳穴组，避免只凭经验造成穴位间产生拮抗作用而降低针刺疗效。

第四节 得 气 效 应

所谓得气，主要是指针刺毫针与经气相得，毫针进针后施以一定的行针手法，使针刺腧穴部位产生针刺的感应，这种针刺的感应就是得气。得气，古代多称之为气至，今多称之为针感。古人非常重视刺灸过程中得气的重要性。《灵枢·九针十二原》曰："刺之要，气至而有效。"《针灸大成·标幽赋》（杨氏注解）云："下针若得气来速，则病易痊，而效亦速也。气若来迟，则病难愈，而有不治之忧。"可见，得气是穴位刺灸取得临床疗效的触发点，与穴位刺灸是否取得临床疗效以及临床疗效的优劣关系密切。

一、针刺得气的指征

得气即为"针刺感应"，是医生和患者同时对针刺作出的有效反应，故其体现在两个方面，即患者对得气的感应以及医者对得气的感应。

（一）患者对得气的感应（自觉反应）

所谓自觉反应，是指患者在针刺过程中所出现的主观感觉和反应，主要表现有酸、麻、胀、沉重、凉、热、痒、触电感、蚁走感、水波感、跳跃感、舒松感，不自主的肢体活动以及特殊情况下的疼痛感觉等，有时某种感觉可沿着一定的部位，向一定的方向扩散或传导。有学者将得气感分为酸胀感、麻与触电感、热感、凉感、抽搐感、痛感六类。酸、麻、重、胀、疼、凉、热、窜、动、抽等十类，不论哪种针感的出现，都是得气的表现，其中凉感产生清泻作用，热感产生温补作用，窜感产生行散作用，抽感有紧缩作用，从而丰富了针感的内涵。国外有学者将患者的自我感觉总结为13种：痛、酸、深度压迫感、重、胀、麻痛、麻木、刺痛、钝痛、温热、冷、抽动和其他感觉。

得气感的性质与针刺部位、病症类型以及个人体质有一定的相关性，如四肢末端、头部多为痛感，腹部多为沉重感，腰背部多为酸胀感，四肢等肌肉丰富处多为酸麻胀重感，且容易出现触电感、上下传导或向远端放散。气至某些脏腑器官时可出现脏腑功能的改变如气至肠胃可出现肠鸣或饥饿感。寒证、虚证为阴，得气后多为酸麻痒；热证、实证为阳，得气后多为胀及触电样感觉。

（二）医者对得气的感应（他觉感应）

所谓他觉感应，是指施针者感到和观察到的现象。古代医家对医者得气的论述非常具体，《针灸大成·标幽赋》作出了细致的描述："轻滑慢而未来，沉涩紧而已至""气之至也，如鱼吞钩饵之浮沉；气未至也，如闲处幽堂之深邃。"针刺得气后，针下可由原来的轻松虚滑逐渐变为沉紧，或观察到局部或经脉循行部位的肌肉震颤或收缩、跳动即"如动脉状"，或针柄跳动以及皮肤色泽改变或循经汗毛竖起等。在某些敏感的患者中，医者针刺时除刺手指下沉紧涩滞外，还可出现指下内吸感、指下顶针感、指下蠕动感等感应，均为得气的良好征象。针刺时医生手下正确的得气感觉主要有重、沉、敛、针体水平波动或转动等；医者手下出现空虚、滞涩、如阻硬物、针体上下跳动等情况，则为不正确的得气感觉。此外，有研究者把得气分成了显性得气和隐性得气，前者为受试者达到局部酸、麻、胀、重感中的一种或一种以上感觉，同时操作者手下有沉重或坚实感；后者是受试者局部无酸、麻、胀、重感，操作者手下沉重或坚实感。

二、得气状态与临床疗效

一般来说，痿证、痹证、偏瘫和急性疼痛等疾病得气强则效果好；失眠、面肌痉挛等疾病得气弱反而效果显著。以胃电变化为针效指标，对针刺足三里后不同得气状态与针效的关系进行了比较，发现显性得气与隐性得气的针效均优于无得气组；显性得气与隐性得气之间的针效无明显差异。在针刺环跳穴治疗坐骨神经痛的临床研究中，以触电样感传至小腿、足趾为"得气"标准，若得气快，则镇痛作用好，若不得气，则镇痛作用差。在针刺合谷和手三里出现酸、麻、胀的得气感觉时，有明显的临床镇痛效果；但肌内注射普鲁卡因使得气受阻后，则镇痛作用消失。但也有一些针灸临床的报道显示，针感的强弱与疗效并不都是呈正相关。如在治疗痉挛性疾病时，采用埋针疗法，针感较弱，无较强的酸麻胀重感觉，更无向远端放射感。耳针、头皮针、腕踝针以及皮下埋针等微针疗法，都不特别强调针感。还有些特殊的人群，如婴儿及一些感觉障碍者并不一定要求有针感，气血虚弱、久病年迈之人，得气宜弱。因此，得气的强弱，应以患者舒适、临床疗效显著为目标。

三、针刺得气机制研究

国外学者研究发现，针尖或针体牵引、震动结缔组织就会有酸胀重感觉的产生。针刺捻转时，对结缔组织的刺激较大，因结缔组织中含大量胶原纤维，组织致密，针下易产生滞重感（见图 4-4-1）[1, 2, 3]。

从神经生理学角度探讨得气与针刺效应的关系，发现穴位下躯体神经与血管周围或血管壁自主神经丛相联系的吻合支或汇合区，很可能是沟通躯体神经与自主神经之间功能联系和相互影响的枢纽与通路，是得气感与针刺效应同时伴发的原因之一。得气的出现，是传入神经、传出神经之间不断反馈、

[1] LANGEVIN H M, WAYNE P M. What is the Point？ The Problem with Acupuncture Research That No One Wants to Talk About [J]. Journal of Alternative and Complementary Medicine，2018，24（3）：200-207.

[2] LANGEVIN H M, BOUFFARD N A, FOX J R, et al. Fibroblast cytoskeletal remodeling contributes to connective tissue tension [J]. Journal of Cellular Physiology，2011，226（5）：1166-1175.

[3] LANGEVIN H M, STORCH K N, SNAPP R R, et al. Tissue stretch induces nuclear remodeling in connective tissue fibroblasts [J]. Histochemistry and Cell Biology，2010，133（4）：405-415.

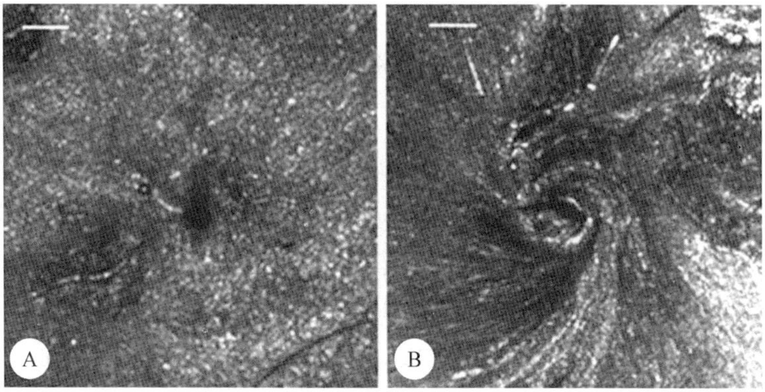

A：针刺后，不捻转；B：针刺后捻转

图 4-4-1　超声波扫描声学显微镜下所示的皮下组织

交互兴奋扩散的结果，且可因"气至病所"，使病变部位周围的神经、血管、淋巴管等活跃，从而改善局部的血液供应。

有研究者选取针刺时穴位局部肌电变化和同侧指尖容积脉搏波信号作为评价得气状态的客观参数，试图构建一种能客观反映针刺得气的评价方法。研究发现穴位肌电发放的强度、次数与得气程度呈平行关系。针刺穴位无得气时没有穴位肌电发放；得气时，有穴位肌电发放，得气感强时穴位肌电信号的强度增强，并且次数增多。针刺穴位无得气时，容积脉搏波幅值和脉率基本无变化，而得气时，如果采用补法针刺穴位，容积脉搏波表现为幅值变小、脉率减小；采用泻法针刺穴位时则相反，容积脉搏波表现为幅值变大，脉率加快。

采用 fMRI 探讨针刺对正常人大脑内激活区域的影响时发现，不同种类的针感在大脑内的反应是不同的。当受刺者出现酸麻胀等感觉时大脑相关区域的 BOLD 信号处于抑制状态，而受试者本人的感觉是轻松舒适；当受刺者出现刺痛感时，则正好相反。森和等研究了得气对脑功能的影响，发现得气在脑内认知处理过程中作为特别的感觉被认知，一过性地激活了旧皮质以及新皮质，消除了新旧皮质之间的差异。

四、存在的问题与展望

如何以一种客观量化的标准来衡量受试者机体的得气状态，成为目前针刺得气研究中的关键问题。国外有学者根据患者得气性质的不同，设计了针刺主观感觉量表（SASS）、马萨诸塞州医院修订版针刺感觉量表（MASS）等不同量表测量患者针刺得气时的各种感觉，对针刺得气的量化研究进行了有益的尝试。近年来出现了多种研究活体脑功能的功能性神经影像技术，如PET、fMRI、单光子发射计算机断层成像（single photon emission computed tomography，SPECT）、脑电图、经颅多普勒超声、脑磁图等。这些脑功能成像技术被大量应用于针灸研究中，其中SPECT着重检测局部脑血流状态，fMRI着重检测脑功能区的活动，PET着重检测脑局部代谢。脑功能成像技术能够在无创状态下，动态地在活体和整体水平上来研究脑，有助于我们从系统、组织、细胞、分子等各个水平上揭示针刺的中枢机制，这可能成为得气客观化研究中新的技术手段。我们相信，作为针刺研究的重大基本问题，"得气"研究的突破将利于对针刺"得气"的重新认识和定位，使针灸研究更加科学化、规范化。

第五节　针刺手法

针刺手法，是指术者用手操持毫针（或其他针具）刺激经络腧穴的全部操作技术和辅助方法，包括进针之后到出针之前过程中所采用的各种行针和补泻手法技术。针刺手法在中医针刺治疗中有着非常重要的意义，可以调和阴阳、疏通经络、运行气血、扶正祛邪、补虚泻实，与针刺临床效应有着密不可分的关系。古人对针刺手法十分重视，《灵枢·九针十二原》载："虚实之要，九针最妙，补泻之时，以针为之。"《备急千金要方·用针略例》云："反用针之法，以补泻为先。"清代李守先说："先少学针灸，或止之曰穴难，不知难不在穴，在手法耳。"手法的研究也一直是现代针刺研究的重要组成部分。

一、临床研究

针刺手法是针刺效应系统中的一个重要组成要素，其刺激量与针刺效应密切相关，是针灸研究规范化的重要环节。通常认为，针刺手法刺激量是刺激强度与其持续时间的乘积，即刺激量＝刺激强度 × 刺激时间，刺激强度指单位时间刺激量的多少。

（一）刺激强度

刺激强度一般与进针深度、行针频率、行针角度（幅度）等有关。采用深刺和浅刺两种针刺参数对丙酸睾酮所致前列腺增生症大鼠模型进行干预，发现深刺组降低前列腺、膀胱重量指数的作用优于浅刺组。用深刺激、浅刺激及常规针刺疗法 3 种针刺方式治疗老年人慢性腰痛，发现深刺激的治疗效果最优。针刺行针频率高，刺激强度大，频率低，刺激强度小。提插法和捻转法是基本行针手法，提插法的量学要素是提插的幅度，幅度越大，刺激强度越大，幅度越小，刺激强度越小；捻转法的量学要素是捻转的角度，捻转角度越大，刺激强度越大，捻转角度越小，刺激强度越小，有实验证实不同刺激量的捻转手法刺激自发性高血压大鼠，发现轻刺激量捻转手法（捻转角度 144°，频率 75 次/min）与中刺激量捻转手法（捻转角度 255°，频率 111 次/min）均有显著抑制血压上升的作用，而重刺激量捻转手法（捻转角度 360°，频率 140 次/min）抑制血压上升的效果不明显。

（二）刺激时间

针刺手法的量化研究还包括施术时间和针刺间隔时间等因素。行针或留针时间的最佳值因生理指标或病情的不同而存在差异。基底动脉供血不足、无脉症、支气管哮喘等，行针 1~3 分钟即可见效，而皮肤痛阈的提高则需诱导 10~30 分钟。针刺抗休克的动物实验表明，留针时间长，并在留针期间用持续或间断捻转手法行针，针刺的升压效果好，血压回升后也稳定。针刺次数或疗程长短对针刺效应也有一定的影响。诱发循经感传的观察表明，感传的出现率和感传的显著程度随针刺次数的增加而提高，这说明针刺效应有一个积累的过程，但针刺效应的积累增强有一定限度。有研究者以腰痛患者为观察对象观察气海俞的血流量，发现针刺得气后，气海俞皮肤血流量明显上升，而后留针过程中逐渐下降，15~20 分钟后恢复到针前水平。在得气后的留针过程中，予以重复行针 1 分钟，会再次引起血流量的大幅度提升。除了留针时间和施术时间外，两次针刺的间隔时间也与刺激量存在一定关系。

除针刺手法刺激量的客观指标外，还与个体对针刺的敏感性，患者的年龄、体质和病情相关。针刺手法刺激量的研究越来越受到人们的重视。

二、机制研究

（一）针刺手法对皮肤温度和阻抗的影响

皮肤温度的改变，随针刺不同手法可出现相应变化，尤其在针刺补泻中的反应明显，往往成为反映针刺补泻的一种客观指标。通常使用补法后能使受试者体温升高，使用泻法后能使受试者体温降低。实验表明，烧山火手法可以使健康人和患者的肢体末梢血管呈舒张反应，皮肤温度升高，针下出现温热反应；施予透天凉手法则与之相反。同体对照实验揭示，用烧山火手法针刺一侧的合谷穴时，皮肤温度先下降而后升高；改用透天凉手法作用于同一穴位时，皮肤温度则逐步下降，然后逐步回升。应用红外热像仪技术，动态观察 3 种不同的泻法实施后的效应，所有时相的皮肤温度均表现为降温效应；而 3 种不同补法均可使皮肤温度升高，故补法和泻法对皮肤温度的影响存在显著性差异。

（二）针刺手法对血管和血压的影响

针刺可以调整血管舒缩功能和毛细血管的通透性，采用的手法不同，效果也不同。针刺补法引起血管舒张反应，表现为肢体容积描记曲线上升；泻法则引起血管收缩反应，表现为容积描记曲线的下降。按照疾病证候虚实和机体的体质状态，选取穴位施以相应的补泻手法，用示波描记法观察到施予烧山火手法，针下出现热感的同时，肢体容积曲线上升，反映肢体末梢血管呈舒张反应；施透天凉手法针下出现寒凉感时，可规律性地引起肢体容积曲线下降，提示末梢血管呈收缩反应。捻转手法刺激左侧太冲穴对高血压模型大鼠颈交感神经放电的即刻影响，发现施行捻转补法可使交感神经放电频率增加，大鼠血压升高；在施行捻转泻法时，交感神经放电频率减少，大鼠血压降低。

（三）针刺手法对结缔组织的影响

行捻转手法时能增加针刺牵拉力，其中单向捻转的针刺牵拉力大于双向捻转的针刺牵拉力；随着捻转时间的增加，随之出现的扭矩逐渐增加，捻转刺激的幅度也随之增加。有研究对比了在不同针刺部位、深度下，同类型捻转手法作用的差异，进一步证实机体表层结缔组织缠绕即是针身旋转时引发出的牵拉力增加的主要机制。

（四）针刺手法对神经电信号和神经影像的影响

针刺穴位能够诱发神经系统产生相应的神经电信息，进而通过神经电活动调控机体的各项生理功能。比较提插补法、提插泻法、捻转补法、捻转泻法 4 种不同手法对针刺大鼠"足三里"穴神经电信号的影响，发现捻转补法小波能量均值明显高于另外 3 种手法；提插法引起的脊髓背根响应放电频率高于捻转法；捻转法的峰峰时间间隔变异性要远远高于提插的变异性。运用提插补法和提插泻法针刺大鼠"足三里"穴区时，支配该区域脊髓背角的动力范围神经元诱发放电明显增加，且提插补法放电增加更为明显，说明不同的手法之间对电信号的影响存在差异。针刺左侧"太冲"并施行捻转补法，交感神经放电频率增加，大鼠血压升高；而施行捻转泻法使交感神经放电频率减少，大鼠血压降低。

（五）针刺手法对免疫和炎症反应的影响

针刺提插、捻转、烧山火等多种补法均能使阳虚小鼠红细胞免疫系统功能增强，使巨噬细胞 C3b 受体活性和脾细胞增殖反应增强。在程度上，提插补法与捻转补法的效果接近。有研究发现大脑中动脉栓塞模型大鼠纹状体的微血管数较正常大鼠明显减少，皮质和海马的炎性细胞数目明显增多；快频率针刺可明显减少皮质和海马的炎性细胞，慢频率针刺可明显增加纹状体的炎性细胞数和微血管数，说明快、慢频率针刺对微血管和炎性细胞的动态病理变化表现出明显的脑区特异性，两者存在差异。

针刺手法在临床上并不统一，它与进针深度、操作频率和幅度、留针及行针时间等有直接的关系。不同针刺手法以及不同量的刺激对疾病和机体具有不同的影响。目前针刺手法的研究存在诸多问题，样本量偏少，操作者的针刺手法间存在差异，严密的定性定量的实验分析工作较少。因此，应用科学的评价手段，研究不同针刺操作手法的客观效应及其作用机制，阐明其合理内涵，进一步探讨补与泻不同操作频率和幅度的临界点，及达到明显补与泻作用的最佳操作频率与幅度，对于统一针刺手法、提高针刺技术的可重复性，进而提高临床疗效具有重要意义。

三、仪器研发

针刺操作手法很大程度上是一种技艺，过去历代师徒相授，只能意会，难以言传。为了继承名老中医针刺手法绝技，使更多的医生能掌握针刺手法，提高针灸治疗水平，同时为了针灸治疗术式可重复以研究针灸治病机制，采用现代科技手段研究针刺手法参数，并形成一个规范标准已经刻不容缓。

20世纪90年代初研制的针刺手法参数测定仪，能在人体上进行各种手法操作，通过换能器把提插、捻转、摇摆的手法动作转换成电信号，并记录下有关针刺参数，进行相关分析研究。应用电阻传感器技术采集针刺手法的各种参数信号，对所收集的信息智能化处理，从而全面、客观地分析针刺手法有效参数，并对手法进行量化评估，为针刺手法的教学、量化研究、专家手法贮存提供一种科学手段。

采用微电机传感技术，研制了手法教学测试仪。它能客观反映针刺中的提插、捻转手法，利于直观定量的掌握运针力度和深度。利用单片机实现仿传统中医针刺补泻手法，并采用模糊划分与混沌处理结合的方法，解决人体刺激的适应性。仪器具有多种针法选择、输出定时、自动报警等优点，可用于临床穴位针法刺激和经皮穴位神经电刺激。

四、问题与展望

针刺操作手法在临床上并不统一，它与进针深度、操作频率和幅度、留针及行针时间等有直接的关系。不同针刺手法以及不同量的刺激对疾病和机体具有不同的影响。目前对针刺手法的研究存在诸多问题，严密的定性定量的实验分析工作较少。因此，应用科学的评价手段，研究不同针刺操作手法的客观效应及其作用机制，阐明其合理内涵，进一步探讨补与泻不同操作频率和幅度的临界点，及达到明显补与泻作用的最佳操作频率与幅度，对于统一针刺手法、提高针刺技术的可重复性，进而提高临床疗效具有重要意义。

第六节　时　间　因　素

针灸效应的产生和蓄积需要经历一定的时间，并随时间变化而呈现一定的规律。针灸效应与时间的这种关系称为针灸时效关系。认识针灸作用的基本特点与时效关系，对于了解针灸治病的机制，掌握针灸治病的规律，合理应用针灸疗法与提高针灸疗效具有非常重要的意义。

一、针灸治疗时机

针灸时效曲线将针灸效应的发生、发展过程划分为潜伏期、效应期、后效应期三个阶段。不同的针灸效应，其时效曲线的特征参数可能不同，即各期的持续时间、效应的强度和方向不同，但其曲线形态却是一致的，即都呈现这三期的变化。了解针灸时效关系对于临床针灸的留针时间、针刺频次等的确定都具有指导意义，对于实验研究同样非常重要。

（一）潜伏期

从针灸刺激开始到针灸疗效出现的这段时间间隔为潜伏期。在这段时间内，针灸刺激信号在体内进行传导，激发、整合各种功能活动，为针效显现从量上逐渐积累。由于不同器官组织对针灸刺激的反应速度不同，不同性质病理过程也制约着针效显现的速度，因此不同针灸效应的产生有迅速和缓慢之分。潜伏期短的，称为速发型效应，一般以秒、分计算，如针灸对胃肠运动效应的潜伏期仅几分钟，针刺镇痛效应的潜伏期20~30min；潜伏期长的，称为迟发型效应，一般以数小时、数日等计算，如针刺促进肝脏网状内皮系统吞噬功能的潜伏期约6天。了解某种效应的潜伏期，对于我们制定临床治疗方案有非常重要的意义。

（二）效应期

针灸疗效开始出现到停止针灸刺激的这段时间间隔为效应期。在这段时间内，针灸刺激在体内发挥着最大的调动能力，针灸效应仍在不断积累并稳定维持在一个高水平；随着针灸刺激的延长，对抗针灸效应的针灸耐受也随之产生和增强。由于针效反应系统和病变性质不同，效应的强度和方向不同；同时，由于不同针灸效应和个体的针灸耐受机制启动速度和强度不同，针灸耐受效应产生时间和强度不同。在这段时间内，两种相互拮抗的效应互相作用，针灸效应将开始减弱，这就决定了效应期有一定的持续时间。了解某种效应的效应期长短和开始发生针刺耐受的时间，对于合理制定临床治疗方案、防止针刺耐受的发生具有非常重要的意义。如确定一次针灸施治的最长时间或多次连续针灸施治的最长时间等。

（三）后效应期

从停止针灸刺激到针灸疗效消失的时间间隔为后效应期。产生这种效应变化的原因，主要是停止了针灸刺激。针刺镇痛有非常显著的后效应。

对白陶土、鹿角菜制造的足底炎症模型大鼠电针 30min，其镇痛后效应可达 90min 之久。根据现已揭示的针刺镇痛机制，这种后效应的缓慢变化过程与电针激活了脑内中脑导水管灰质 - 中缝背核 - 伏隔核 - 杏仁核 - 缰核 - 中脑导水管灰质正反馈回路有关，使该环路进入循环工作状态，从而使镇痛效应能维持一段时间。了解不同针灸效应的后效应期，对于临床合理制定两次针灸间隔和疗程间隔有重要临床意义。

二、留针时间

在针刺得气并施以补泻手法后，将针留置穴内称为留针。留针以候气，留针以调气，留针以逐邪扶正，留针也可协助补泻。可见，留针是针刺治疗过程中一个重要环节，它直接影响临床疗效。但是大多数针灸医生对于确定留针时间具有盲目性和随意性，不仅达不到预期的临床疗效，有时甚至会加重病情。《灵枢·九针十二原》曰："刺之害中而不去，则精泄，害中而去，则致气。精泄则病益甚而恇，致气则生为痈疡。"堪为后世临床留针之诫。因此，探讨留针时间对于提高临床疗效具有非常重要的指导意义。

（一）古代文献记载

留针与否及留针久暂，古代医家认为是由多方面的因素决定的，如得气与否、针刺的季节、患者的体质、针刺的部位、疾病的性质等。

1. 得气与否定留针 《灵枢·九针十二原》曰"刺之要，气至而有效""刺之而气不至，无问其数，刺之而气至，乃去之，勿复针"。说明针刺得气是取得疗效的关键，也是留针的目的所在。

2. 留针须应天时季节 《灵枢·四时气》云："冬取井荥，必深以留之。"《灵枢·本输》云："冬取诸井诸腧之分，欲深而留之。"冬天发病，强调深刺和留针。冬季，阴气日盛，气候寒凉，人身的阳气趋向于筋骨深层，针刺时宜深刺久留，以激发经气。

3. 留针应考虑患者体质 《灵枢·终始》云："凡刺之法，必察其形气。"指出针刺时，应观察患者体质强弱及正气盛衰情况，而留针与否及时间长短亦应视体质而定。《灵枢·逆顺肥瘦》指出个体体质不同，留针时间不同。胖人、常人、壮年、气血充盈者宜久留针，瘦人、常人中肤色浅白、幼儿气血不足者宜不留针或短暂留针。《灵枢·根结》云："刺布衣者深以留之，刺大人者微以徐之，此皆因气慓悍滑利也。"意指：古代的王公大人气滑血清，身体柔脆，宜浅刺短暂留针，布衣气涩血浊，形质粗壮，宜深刺久留针。此外，人的体质有偏阴、偏阳的不同，偏阳盛的针感出现快，留针时间宜短，因阳主动，阳气滑利易行；偏阴盛的人其针感出现较慢，留针时间亦相应延长，因阴主静，其气滞而难行。

4. 留针因经络和腧穴而异　手足三阴三阳经，经脉长短有殊，循行深浅不同，气血多少有异，所以各经为病，针刺留针的取舍，留针时间的长短亦不同。《灵枢·经水》指出了各经留针时间长短，即阳经、足经比阴经、手经留针时间长。《针灸甲乙经》在所录的349个穴中，指出可以留针的有154个，并且所刺腧穴不同，留针的久暂也不同。因此，留针与所选用的腧穴有关。

5. 留针因疾病性质而异　对于病性，《黄帝内经》指出留针应以治疗目的为依据，以达到治疗的针感，但是并没有言其长短。如《灵枢·经脉》指出"热则疾之，寒则留之"，因寒性凝滞，气血运行不畅，故针宜久留，所谓"刺寒清者，如人不欲行"。

对于虚实，《灵枢·九针十二原》云："言实与虚，若有若无，察后与先，若存若亡，为虚与实，若得若失。"针下有气的为实，针下无气的为虚。审察疾病的缓急，决定治疗的先后次序，根据气之虚实，而决定是否留针及留针的久暂。《素问·针解篇》云："刺实须其虚者，留针阴气隆至，乃去针也。刺虚须其实者，阳气隆至，针下热乃去针也。"针刺实证要泄邪，下针后应留针，待针下出现明显的寒凉感时，即可出针；针刺虚证要补气，待针下出现明显的温热感时，即可出针。虚证留针主要是通过留针以期达到补正祛邪之功。如《灵枢·九针十二原》所说"静以徐往，微以久留，正气因之，真邪俱往"。

对于病程，患者患病日久，邪必深入，正气必衰，因此也以留针为宜，《灵枢·终始》云："久病者，邪气入深，刺此病者，深内而留之。"

对于病脉，实际上是上述病证选择的补充，急脉、涩脉以留针为宜。因为"诸急者多寒……是故刺急者，深内而久留之"；"涩者多血少气，微有寒……刺涩者，必中其脉，随其逆顺而久留之"（《灵枢·邪气脏腑病形》）。对脉象而言，《灵枢·邪气脏腑病形》认为"刺急者，深内而久留之……刺涩者，必中其脉，随其逆顺而久留之"，对于一些危重患者，需要久留针。

对于病位，《灵枢·阴阳清浊》云："故刺阴者，深而留之；刺阳者，浅而疾之。"指出针刺属阴的脏病宜深刺而久留针；针刺属阳的腑病宜浅刺而疾出针。

6. 有关留针时间的记载　《黄帝内经》所载留针内容除多处用"久"字之外，留针最长的是足阳明胃经，留十呼。《针灸甲乙经》所载留针的154个穴位中，留十呼以上（含十呼）者15个，最长留二十呼者，有公孙、内庭、环跳3个。留针还与不同针灸流派有关，如《武威汉代医简》云"留针如炊一升米顷出针"，有"留针百二十息乃出针者"。唐代孙思邈《千金翼方·卒死》亦有"针间使百息"的记载。关于"呼""息"所指的时间有待于考证。

综上所述，是否留针及留针时间长短，是由多方面因素决定的。古人对留针的认识是从临床经验中得来的，并且所述的留针时间不明确，在临床治疗中不具有普遍意义。因此，在继承古人经验的基础上，应采用现代的科技去探求合理的留针时间，使其现代化、具体化，以更客观地指导临床实践。

（二）现代研究

1. 病程不同定留针　久留针对病程长的疾病疗效较好。治疗顽固性呃逆时，体针留针1h、头皮针留针6h比体针留针30min、头皮针留针30min疗效好。

2. 病种不同定留针　不同系统疾病的留针时间各异。一般情况下，针刺治疗痛症需久留针。比较留针2~3h和留针20~30min治疗三叉神经痛，发现长时间留针组疗效明显优于一般留针组。在三叉神经痛的治疗中留针1.5~3h的疗效比留针30min疗效显著。留针1~1.5h与留针30min对顽固性面痛疗效的影响，发现久留针组疗效较好。

3. 病情不同定留针　对于一些危重患者，需要久留针。如20世纪70年代广州、长沙等地治疗各种中毒性休克，采用久留针的方法，观察到多数患者在施针之后0.5h左右血压开始上升，少数患者经数小时的留针和运针，才出现血压回升。另外，治疗流行性脑脊髓膜炎，留针长于10h才能退热。治疗溃疡病急性穿孔和急性阑尾炎需留针1h以上。

4. 针刺部位不同定留针　一般情况下，头皮针需要长留针才能达到好的临床疗效。采用靳氏头针四项为主穴治疗脑性瘫痪，发现头针留针至1h对脑瘫患儿治疗效果明显。在一定的范围内，头皮针的留针时间与刺激量呈正相关。研究头穴久留针治疗血管性痴呆，发现头穴久留针10h与电针治疗

30min 均可促进患者智能、社会活动功能的康复。头皮针留针 6h 对于血管性痴呆患者具有确切疗效。

（三）问题与展望

留针作为针灸临床非常重要的一个环节，被历代医家所重视。因此，如何确定各种疾病的最佳留针时间，是针灸临床中亟待解决的问题。留针时间与疾病性质有关。一般情况下，慢性疾病、危重疾病以及痛症留针时间较长。近年来通过临床和实验研究在一定程度上证实并发展了古人对留针的认识，但符合循证医学要求的多中心、大样本、高水平的随机对照试验（randomized controlled trial，RCT）较少。今后研究中，应采用科学严谨的设计方法，并且结合中医特有的"因人治宜、辨证施治"特点，设计出符合中医特色的临床研究方案，确定针对各种疾病的最佳留针时间，以利于建立规范化、系统化的针刺治疗临床指导模式。

三、针灸治疗疗程

针灸的临床疗效与治疗疗程有关，大多数慢性病证须在一段时间内进行多次针灸治疗，以积累并维持针灸效应从而逐渐修复病变，同时耐受效应也逐渐增加，因此针对不同病患、各种疾病设计个体化针灸方案和疗程，必将提高针灸临床疗效。

第七节 心 理 因 素

一、患者心理状态

患者的心理状态对治疗的结果能够产生直接的影响，良好的心理状态有利于针刺疗效的发挥，不良的心理状态不利于针刺疗效的发挥。通过分析针刺治疗慢性疼痛的 RCT 研究发现，期望能够正确地反映治疗结果。消极的心态能够导致针刺治疗和疼痛自我描述的差异。目前期望和针刺效应相关性的研究较少，并建议今后的研究能够量化和评价患者的期望。有研究发现情绪紧张者在针麻手术中痛反应等情绪反应强烈，针麻效果较差，而情绪安定时，循经感传程度显著提高，针刺效应也大为提高。

针刺治疗在医患之间存在着心理学方面的相互影响。医生的情志，可以影响患者的情志，而患者的情志又影响其对针刺的感应，从而影响针刺的疗效。因此，重视医者和患者的交流配合，对提高针刺疗效能起到积极的作用。医生的性格、态度与操作技术的熟练程度，患者的性格以及对治疗的态度与期待，治疗的环境，以及治疗环境以外的因素如家庭关系、社会关系等，均可以影响患者的心理状态，进而影响针刺疗效的评价。针刺治疗不同于药物治疗，它是兼有生物学和心理学特征的治疗方法。从针刺治疗的过程来看，心理因素是客观存在的。正确认识心理因素在影响针刺效应方面的作用，并加以适当的控制和利用，对提高针刺的临床疗效有重要意义。目前评价针刺疗效的一些临床科研方法包括随机对照试验无法合理体现心理因素对针刺疗效的影响作用，因此，探求更为合适、更为严格的评价针刺疗效的设计方法成为一个亟待解决的问题。

二、期望

期望是人们对某种事物的未来提前勾画出的理想值，有积极期望和消极期望之别。积极期望是对某事物未来的美好预期，而消极期望是对某事物未来的悲观预期。近年来，针刺期望成为国外针刺非特异性作用机制研究的重点。越来越多的临床研究发现期望对针灸疗效有一定的影响。

（一）期望的神经生物学机制

内源性阿片能神经系统是对以内源性阿片类物质为递质广泛分布的神经元的总称。研究表明期望可以激活内源性阿片能神经系统。疼痛背景下积极期望引起安慰剂效应时，内源性阿片类物质分泌增加，激活内源性阿片能神经系统，减少疼痛通路的传递，疼痛调节系统被激活。在疼痛背景下，如果给受试者服用纳洛酮（一种阿片受体拮抗剂），就无法通过期望机制引起安慰剂效应。这就从反面证明了这种期望机制是依赖于内源性阿片能神经系统的。消极期望则会引起"反安慰剂效应"，即患者对结果的消极预期，引起CCK能神经系统的激活，从而导致症状恶化。疼痛背景下期望引起的安慰剂效应应该取决于阿片能神经系统和CCK能神经系统之间的平衡。

（二）期望与针灸临床疗效

疼痛刺激开始前被试者的期望水平与疼痛刺激发生时被试者的疼痛程度呈负相关。但对于免疫系统和内分泌系统的疾病，仅进行语言暗示就难以产生安慰剂效应。对于容易受到意识影响的疾病，期待能够引起较明显的安慰剂效应；但对于无意识和非自主的生理过程，安慰剂效应只能通过条件作用产生。在接受针灸治疗前被暗示接受的是专家治疗的受试者疗效明显优于未受暗示者。针刺与期望在针灸疗效中有明显的相互作用。在冷加压试验引起疼痛的条件下，真针刺组中的高期望亚组受试者的疼痛感明显低于低期望亚组。目前争论的焦点在于针刺期望的非特异性效应占针刺整体治疗作用的比例到底有多大。因此，如何评估针刺期望的大小是解决问题的关键，临床上并没有明确的方法。期望本身就是一种主观上的感受，受到众多因素的影响，如患者的性格、精神状态等。目前常用的测评方法主要包括贝克忧郁量表（BDI）、疼痛焦虑症状量表（PASS）、大五人格问卷（NEO-FFI）、针灸信念量表（ABS）、针灸期望量表（AES）等心理学量表（见表 4-7-1）。

表 4-7-1　常用期望评估量表

量表	条目	适用情况
贝克忧郁量表（BDI）	21	对慢性疼痛引起的抑郁有极高的敏感度
疼痛焦虑症状量表（PASS）	40	评估疼痛患者的焦虑情况
大五人格问卷（NEO-FFI）	60	评估疼痛患者是否具有良好的心理素质
针灸信念量表（ABS）	36	测量患者对针灸的期望程度
针灸期望量表（AES）	7	经 ABS 改良形成

　　针刺前，树立患者对针刺疗效的合理期望对提高针刺疗效是有帮助的。期望过高或者过低都有可能影响针刺的疗效。部分患者在到处求医无效之后，转而寻求针刺治疗的帮助，这部分患者常常有过高的心理期望，希望针刺有立竿见影之效。他们常有明显的急躁、焦虑、悲观的情绪，如不及时进行心理疏导，疗效常常不佳，或者由于正常疗效与不切实际的预期之间的巨大落差，而中途放弃治疗。因此，临床医生应该重视针刺前与患者的沟通，消除患者对针刺的恐惧、不信任感以及不切实际的期待，以树立合理的期望。在患者层面，应意识到就医时的心态对疾病的转归是有影响的，针刺前要对针刺疗效有客观的评价，同时要信任针灸医师，积极沟通，不能树立敌对心理。

　　期望对于针灸疗效有较明显的影响，合理积极的期望有较好的安慰剂效应，消极的期望则有较明显的反安慰剂效应，其机制可能是积极的期望引起内源性阿片能神经系统的激活；消极的期望激活 CCK 能神经系统。目前临床上测量期望的方法，仍以心理学量表为主。在临床实践中，应当引导患者建立合理的期望，提高临床疗效。

第八节　环　境　因　素

环境是医者治疗患者疾病的外在条件，适宜的外环境对针灸临床疗效的影响也是至关重要的。

一、地理环境

《素问·异法方宜论》："黄帝问曰：医之治病也，一病而治各不同，皆愈何也？岐伯对曰：地势使然也。"明确提到不同的地理环境，其治疗方法不尽相同。"故东方之域，天地之所始生也……其病皆为痈疡，其治宜砭石""西方者，金玉之域，沙石之处，天地之所收引也……其病生于内，其治宜毒药""北方者，天地所闭藏之域也……脏寒生满病，其治宜灸焫""南方者，天地所长养，阳之所盛处也……其病挛痹，其治宜微针""中央者，其地平以湿，天地所以生万物也众……其病多痿厥寒热，其治宜导引按蹻"。患者处在相应的环境也直接影响针灸治疗效果，如湿痹患者若处于清爽干燥的环境中，其治疗效果会得到显著提高。

二、社会环境

社会环境的差异对患者的生活及心理会造成不同影响，随着社会的发展，心因性疾病在不断增长，在临床治疗时不能忽视社会因素的影响，社会因素对高血压发生、发展、转归、预后及疗效等各方面都有很关键的作用，在高血压及其并发症的治疗过程中不仅要关注针灸对高血压的疗效，还需重视影响高血压疗效的潜在社会因素并积极对其预防。

三、诊室环境

《灵枢·终始》："深居静处，占神往来，闭户塞牖，魂魄不散，专意一神，精气之分，毋闻人声，以收其精，必一其神，令志在针。"舒适的治疗环境不仅有利于患者全心配合医者，还有利于医者精神内守，提高疗效。然而国内的针灸治疗环境由于患者较多，诊疗空间有限，患者可能会受到候诊环境嘈杂的影响，另外病床之间不隔离，其他病床患者病况在一定程度上也会对患者心理产生负面影响，降低针灸临床疗效。

综上所述，针刺治疗过程中存在着多种影响针刺效应的因素。目前针对各种相关影响因素的规范化研究还不够深入，某些因素在影响针刺效应方面的作用尚未引起足够重视，妨碍了对针刺疗效的客观评价。今后，应进一步深入开展针刺效应相关影响因素的研究，正确认识各种因素在针刺治疗过程中的地位和作用，并有针对性地控制和合理利用，进一步提高针刺疗效，促进针刺临床研究水平的提高。

第五章　针灸临床研究方法

第一节　研究人群的选择

随着生活方式改变和科学技术发展，现代人的疾病谱越来越广泛。在广泛疾病谱中如何选择需要研究的疾病，是针灸学者面临的巨大挑战。选择错误的疾病可能会导致试验失败，造成不必要的人力、物力、财力的损失，而选择针灸的优势病种可能起到事半功倍的作用。

1979 年，WHO 首次承认针灸是一种传统医学疗法，并列出了适宜针灸治疗的 43 种疾病。此后世界卫生组织不断更新针灸的适宜病种，目前最新版本的具体病种如下：

已通过临床对照试验，证明针灸是一种有效治疗方法的疾病与症状：放疗和 / 或化疗的不良反应；过敏性鼻炎（包括花粉病）；胆绞痛；抑郁症（包括抑郁性神经症和中风后的抑郁症）；急性细菌性痢疾；原发性痛经；急性胃脘痛（消化性溃疡、急性和慢性胃炎及胃痉挛）；面部疼痛（包括颞颌关节紊乱）；头痛；原发性高血压；原发性低血压；引产；膝关节疼痛；白细胞减少症；腰痛；胎位不正；妊娠呕吐；恶心和呕吐；颈部疼痛；口腔疼痛（包括牙痛和颞颌关节功能障碍）；肩周炎；术后疼痛；肾绞痛；类风湿关节炎；坐骨神经痛；扭伤；撞击；网球肘。

已初步证明针灸有效，但仍需进一步研究的疾病与症状有：腹痛（急性胃肠炎或胃肠痉挛）；寻常痤疮；酒精依赖和戒毒；特发性面神经麻痹（面瘫）；支气管哮喘；癌症疼痛；心脏神经官能症；慢性胆囊炎急性发作；胆石症；竞争压力症候群；闭合性颅脑损伤；非胰岛素依赖型糖尿病；耳痛；流行性出血热；狭义流鼻血（不含广义或原发性疾病）；结膜下注射引起的眼痛；女性不孕；面肌痉挛；女性尿道综合征；纤维肌痛和筋膜炎；胃动力功能障碍；痛风性关节炎；乙型肝炎病毒携带状态；带状疱疹（人类疱疹病毒 3 型）；高脂血症；卵巢功能减退；失眠；分娩痛；哺乳不足；非器质性男性性功能障碍；梅尼埃病；带状疱疹后遗神经痛；神经性皮炎；肥胖；鸦片、可卡因和海洛因依赖；骨性关节炎；内视镜检查引起的疼痛；血栓闭塞性脉管炎疼痛；多囊卵巢综合征；儿童气管拔管后；术后恢复期；经前期综合征；慢性前列腺炎；瘙痒症；神经根疼痛和肌筋膜疼痛综合征；原发性雷诺综合征；下泌尿道复发性感染；反射性交感神经营养不良；外伤引起的尿潴留；精神分裂症；药物性唾腺分泌过多；干燥综合征；喉咙痛（包括扁桃体炎）；急性脊椎疼痛；颈部僵硬；颞下颌关节功能障碍；肋软骨炎；烟草依赖；抽动秽语综合征；慢性溃疡性结肠炎；尿路结石；血管性痴呆；百日咳。

其他传统疗法难以奏效，且个别针灸临床对照试验报告有效，因此针灸值得一试。这样的疾病与症状有：黄褐斑；中心性浆液性脉络膜病变；色盲；耳聋；智力障碍；肠易激综合征；脊髓损伤导致的神经性膀胱；慢性肺心病；小呼吸道阻塞。

在提供了特殊的现代医学知识和足够的监测设备的条件下，可以让针灸医生尝试的疾病与症状有：呼吸困难的慢性阻塞性肺疾病；昏迷；婴儿惊厥；冠心病心绞痛；婴幼儿腹泻；儿童病毒性脑炎后遗症；渐进的和假性延髓麻痹。

国内学者杜元灏教授等对《中国生物医学光盘数据库》中针灸临床疗效观察类论文报道的病症按系统进行分析归纳，总结现代针灸临床病谱。结果共得到 16 类 461 种病症，包括西医病 338 种，西医症状 73 种，中医病症 50 种。杜元灏等归纳国外现代针灸临床的治疗病症，总结美国 PubMed 网络数据库中针灸临床随机对照论文报道的病症按系统进行分析归纳，并统计每一个病症被报道的论文篇数（即频次）和疗效结论（有效、无效）情况。共获得设立对照组的国外针灸临床研究文献 587 篇，共涉及 16 个系统的 130 种病症，其中论文一致认为针灸有效者 110 种，大部分论文认为有效者 16 种，疗效肯定与否定文献数对等的病症 1 种，大部分文献认为无效的病症有 1 种，文献一致认为无效的病症有 2 种，表明针灸疗法适应证广，在国外已得到广泛应用，具有广阔的应用前景。但涉及的 130 种病症，与国内针灸病谱总数 461 种相比还有很大的差距。

一、国外文献认为有效的病症

根据国外文献研究结果，目前报道文献一致认为有效的病症按文献报道频次多少依次为：膝关节骨性关节炎（25）、妊娠恶阻（15）、术后疼痛（13）、绝经期和女性更年期状态（11）、三叉神经痛（11）、慢性肌筋膜痛（10）、颞下颌关节紊乱综合征（10）、分娩痛（9）、睡眠障碍（8）、唾液分泌障碍（7）、妊娠骨盆痛（7）、痛经（6）、焦虑症（6）、大脑性麻痹（瘫痪）综合征（6）、髋关节骨性关节炎（5）、坐骨神经痛（5）、手术后恶心及呕吐（5）、尿失禁（5）、肱骨外上髁炎（4）、泌尿系感染（4）、男性不育症（4）、变应性鼻炎（4）、晕动病（4）、癌症疼痛及疲劳（4）、呼吸急促（4）、呼吸困难（4）、挥鞭（鞭击）综合征（3）、牙痛（3）、便秘（3）、心绞痛（3）等。

二、国外文献有争议的病症

头痛（有效文献数：无效文献数为 41∶6，下同）、腰背痛（41∶1）、戒断综合征（38∶5）、头颈肩痛（33∶1）、脑血管病（17∶1）、哮喘（11∶2）、纤维肌痛综合征（10∶1）、耳鸣（9∶5）、肿瘤放化疗后副反应（8∶2）、关节痛（7∶1）、抑郁症（7∶1）、艾滋病（5∶1）、高血压病（4∶1）、肠易激综合征（3∶2）、肥胖症（3∶2）等。

三、国外文献认为无效的病症

带状疱疹后遗神经痛（1）、原发性干燥综合征（1）。

进一步分析所得文献发现，其中肌肉骨骼组织系统和结缔组织、神经系统及精神和行为障碍病症 3 个系统的文献较多，共达 341 篇，占总文献（587 篇）的 58.1%，超过文献的一半。不同的是国内针灸治疗皮肤病、眼病、感染性疾病的病谱明显多于国外报道，说明国外在这 3 个系统的病症针灸治疗方面没有引起重视，有进一步拓展针灸病谱的空间。

从文献频次高低看，10 次以上的病症有 16 种，分别为腰背痛、头痛、戒断综合征、头颈肩痛、膝关节骨性关节炎、脑血管病、妊娠恶阻、耳鸣、哮喘、手术后疼痛、纤维肌痛综合征、绝经期和女性更年期状态、三叉神经痛、慢性肌筋膜痛、颞下颌关节紊乱综合征、肿瘤放化疗后副反应，而且以疗效肯定的文献占绝大多数。

从这些病谱看，大多以疼痛为主要特征，说明针灸止痛的优势为国外所重视。频次在 5~9 次的病症有 17 种，为分娩痛、睡眠障碍、关节痛、抑郁症、唾液分泌障碍、妊娠骨盆痛、痛经、焦虑症、大脑性麻痹（瘫痪）综合征、艾滋病、髋关节骨性关节炎、坐骨神经痛、手术后恶心及呕吐、尿失禁、高血压病、肠易激综合征、肥胖症，而且大部分文献也肯定其疗效。频次在1~4次的病症有 97 种，由于文献较少，值得今后进一步研究。

此外，当疾病指南弱推荐针灸疗法，或认为针灸疗效证据尚不充分，此类疾病可能也是针灸研究的适宜病种。

第二节　治疗方案的确定

针灸学属于中医的范畴，是中医学的重要组成部分。中医学流派众多，传承各异，这就意味着：不同针灸大夫治疗同一个疾病 / 证候可能有着完全不同的治疗方案。如何确定一个相对公认的治疗方案是针灸研究面临的一个重要问题。目前可取的方法包括制定专家共识，依据名老中医经验以及数据挖掘等。

一、专家共识

专家共识有着相对严格的流程（如图 5-2-1 所示），形成专家共识的方法主要有德尔菲法和共识会议法。

（一）德尔菲法

1. **专家的遴选**　应根据需要研究的主题，选择所属学科中对本病种擅长的临床专家为主，包括部分中医文献研究学者在内组成咨询专家组。咨询的专家应精通本学科的业务，有一定的知名度、具有高级职称、有兴趣和能够坚持完成数轮专家调查。遴选专家时应考虑专家分布的地域性。专家人数以不少于 30 人为宜。

2. **专家调查问卷的制定**　应依据德尔菲法的基本原则和特点，同时根据中

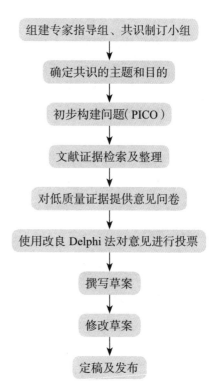

组建专家指导组、共识制订小组

↓

确定共识的主题和目的

↓

初步构建问题（PICO）

↓

文献证据检索及整理

↓

对低质量证据提供意见问卷

↓

使用改良 Delphi 法对意见进行投票

↓

撰写草案

↓

修改草案

↓

定稿及发布

图 5-2-1　专家共识制定流程

医学的特点以及需要形成共识的主题，制定调查问卷。第一轮专家调查问卷的制定采用文献回顾进行参评因子的初选和对专家进行开放性询问相结合的方法，即在文献研究的基础上提出专家共识的参评因子，同时要求专家对初选参评因子发表意见，做出修改和提出自己的见解。其后的调查问卷主要采用客观评分和专家提出书面具体意见和建议相结合的方式进行。

3. 德尔菲法的轮次　一般实施 2~4 轮。根据专家意见的协调程度，判断德尔菲法的轮次，当专家的意见趋近一致，专家咨询问卷工作即可结束。

4. 专家调查问卷结果的统计分析　根据德尔菲法的原则，专家调查问卷结果的统计分析，主要包括两个方面：对参加该研究主题评价、预测的专家的水平与结果的可信度和可靠程度的评估，主要包括专家的性别、年龄、学历、专业、职称、工作年限等个人特征描述性的分析，以及专家对所评价领域的熟悉程度的分析，如非常熟悉、熟悉、一般、不熟悉；专家对研究主题各指标评价结果的统计分析，主要包括专家积极系数、专家意见集中程度、专家意见的协调程度、专家权威程度 4 个方面。

（二）共识会议法

1. 会议成员的遴选　共识会议专家遴选应该根据会议目的和议题制定，会议的参与者应能够在研究主题上给出较客观的和专业化的意见，应尽可能选择不同观点的专家，以听取不同意见，谋求共识。

2. 会议的主要议程　会议分两个部分，即公开讨论会和委员会。在公开讨论部分，应邀专家向会议小组陈述观点和意见并接受提问和咨询。然后会议小组组织委员会进行研讨和材料的整理，准备撰写共识声明。

3. 会议的讨论范围　应预设若干问题作为议题，在会前使所有与会者对这些问题都熟知。议题应是专家共识研制中呈现的技术问题、意见不统一之处等困难。

二、名老中医经验

名老中医是将中医药学基本理论、前人经验与当今实践相结合，解决临床疑难问题的典范，代表着当前中医学术和临床发展的最高水平，是当代中医药学术发展的杰出代表。2008 年、2013 年、2017 年，国家中医药管理局累计评选出国医大师 90 人，此外还有国家级名老中医第一批 500 人。这些名老中医几乎涵盖临床各科室，无不有着各自的独特经验，且临床疗效明显。

截至 2018 年 3 月，通过 CNKI 检索，研究名老中医经验并成功发表的论文有 5 300 余篇。

三、数据挖掘

数据挖掘一般是指从大量的数据中通过算法搜索隐藏于其中信息的过程。数据挖掘可以针对古代典籍进行梳理，也可以针对已经发表的某一疾病的针灸研究或某一类针灸技术进行梳理，形成较为权威的治疗方案。截至 2018 年 3 月，通过 CNKI 检索，采用数据挖掘技术梳理针灸治疗方案的论文有 500 余篇。

第三节　对照的设置

对照，指的是设立条件相似及诊断一致的一组对象，接受某种与试验组不一样的干预措施或不接受干预措施，目的是和试验组的结果进行对照性的比较，以证明两组或多组间结果的差异及其程度。

在科学研究中，除了干预措施的作用以外，还有很多因素可能影响研究对象的临床结局。不能预知的结局：由于研究个体的生物学变异因素的影响，导致患有相同疾病的个体，其症状、体征和化验检查结果存在较大差异。例如，同样是糖尿病，不同的个体也都有不同程度的自行缓解 / 加重，即使是恶性肿瘤，其存活时间、并发症的发生等情况也是各不相同的；向均数回归现象：指一些极端的症状或体征有向均值接近的倾向，如血压水平处于低限 5% 的个体，即使不给予任何干预措施，经过一段时间后，其血压值也可能会有所升高；潜在未知因素的影响：由于目前医学知识的局限，很有可能还存在一些影响干预效应的因素，但是目前尚未被大家认识；霍桑效应：指人们因成为研究中特别感兴趣和受关注的对象而产生的一种正向心理 - 生理效应，即与干预措施预期效果同向的效应；安慰剂效应：某些研究个体，即使仅使用了安慰剂，也可能表现出病情好转等不该有的效果。因此，在科学研究中设立合理的对照十分必要，其主要目的是消除非处理因素之外的干扰，鉴别干预措施效应大小，减少试验误差。

对照的设置多种多样，可以按设计方案进行分类，也可以按处理措施进行分类。按照研究的设计方案分类，对照主要分为同期随机对照、自身对照、交叉对照、配对对照、非随机同期对照和历史对照。目前，针灸研究最主要的研究方案是同期随机对照研究。

同期随机对照指按严格规定的随机化方法将研究对象同期分配到试验组和对照组，其优点为：由于采用了随机化分组方法，可以较好地保证各组之间的均衡性，有效避免了潜在未知因素对试验结果的影响；设置同期对照，可以同时对各组进行观察，有效避免了因试验先后顺序对结果的影响，使研究结果更具说服力；由于多数统计方法都是建立在随机样本的基础之上，采用本设计类型更有利于资料的统计分析。

按照处理措施分类，对照主要分为标准对照、空白对照和安慰对照。

一、标准对照

标准对照（standard control），又称有效对照，即对照措施采用目前临床公认的有效治疗方法。由于在有效对照中，施加给对照组的处理措施效果稳定，研究期间能保证对照组受试者受到合理的治疗，所以不会引起伦理方面的问题，也是治疗性研究中经常采用的对照方法。在针灸临床试验中，由于多数有效治疗与针灸的治疗方式有所不同，因此，有效对照的缺点是不能对患者设置盲法，但在动物实验中，不存在这一局限。解决有效对照不能设盲的方法是在两个组中同时联合使用不同的安慰措施进行治疗，即双模拟（double-dummy）。为了比较针灸和阳性药物的疗效，试验组使用常规针刺加安慰药物，对照组使用安慰针刺加有效药物，使两组在治疗的形式上保持一致。

例1：标准对照。

2000年，*JAMA*报道了一项纳入104例乳腺癌化疗患者的随机对照试验，其目的是评估电针缓解化疗后引起的恶心呕吐的疗效，其试验组为低频电针组，其对照组选择了目前临床上公认有效的止吐药——甲氧氯普胺（胃复安）[1]。

例2：双模拟。

2011年，*PAIN*报道了一项纳入140例偏头痛患者的单盲、双模拟随

---

[1] SHEN J, WENGER N, GLASPY J, et al. Electroacupuncture for control of myeloablative chemotherapy-induced emesis: A randomized controlled trial [J]. JAMA, 2000, 284 (21): 2755-2761.

机对照试验，其目的是评估针刺缓解偏头痛的疗效，予试验组受试者常规针刺和安慰剂药物口服，予对照组受试者非穴针刺和氟桂利嗪口服，在治疗形式上，试验组和对照组均给予针刺及药物口服，但去除两组都有的安慰剂效应，实际上比较的是试验组的针刺疗效和对照组的氟桂利嗪疗效[1]。

二、空白对照

空白对照（blank control），即对照组在研究期间不予任何治疗。在空白对照中，对照组在研究阶段未得到有效治疗，可能会造成不良后果，应用时要特别谨慎。空白对照仅用于病情较轻、稳定，即便不给予治疗也不会导致在研究期间病情恶化的疾病，否则将产生伦理方面的问题。由于对照组治疗方式与试验组有所不同，所以其缺点也是无法设置盲法。这种对照方法的优点是可以追踪疾病的自然发展历史和评估疾病的自愈情况。

在很多研究中，出于伦理及可行性方面的考虑，空白对照可演变为等待治疗（waiting list），即在研究干预阶段，不给予对照组受试者任何相关的治疗，干预阶段结束后再给予与试验组相同的针刺治疗。也可给予对照组以相同于试验组的基础护理，支持疗法或者常规治疗等，称为辅助对照，试验组和对照组唯一的不同就在于对照组没有接受作为研究目标的治疗措施。

例3：等待治疗。

2005年，*Lancet*报道了一项纳入300例慢性膝骨关节病患者的临床试验，其目的是评估针刺缓解慢性膝骨关节病患者疼痛作用，试验组予为期8周的针刺治疗，而等待治疗组在为期8周的干预阶段未接受任何针刺治疗，在干预阶段结束后再接受与试验组相同的为期8周的针刺治疗[2]。

例4：辅助对照。

2002年，*Stroke*报道了一项纳入106例急性脑卒中患者的临床试验，其目的是评估针刺改善脑卒中患者活动不利的作用，试验组和对照组都给予常

[1] WANG L P, ZHANG X Z, GUO J, et al. Efficacy of acupuncture for migraine prophylaxis: a single-blinded, double-dummy, randomized controlled trial [J]. Pain, 2011, 152（8）: 1864-1871.

[2] WITT C, BRINKHAUS B, JENA S, et al. Acupuncture in patients with osteoarthritis of the knee: a randomised trial [J]. Lancet, 2005, 366（9480）: 136-143.

规治疗，包括理疗、语言训练、药物及护理，同时试验组在此基础上还给予针刺治疗[1]。

三、安慰对照

安慰对照（placebo control），指对照措施采用与干预措施形式上相似但不具有真正治疗效应的措施。针灸作为一种特殊的非药物疗法，整个治疗过程都需要医患间的密切配合，整个过程可能强化患者战胜疾病的信心，从而产生较强的非特异性作用。安慰对照组在接受操作者的治疗时间和关注量上均与针灸组相似，有利于盲法的实施，尽量消除主观因素对试验结果的影响。安慰剂本质上不具有真正治疗作用，因此仅适用于病情较轻、稳定的疾病。标准对照、无效对照及安慰对照三者的比较见表 5-3-1。

表 5-3-1　针灸研究中不同对照设置的比较

对照类型	对照措施	优点	缺点
标准对照	临床公认的有效治疗	不会引起伦理问题	无法盲闭患者
空白对照	不予治疗/观察结束后再予治疗/予试验组相同的基础护理，支持疗法或者常规治疗等	评估疾病的自愈情况	不能用于病情较重的疾病/不能盲闭患者
安慰对照	与试验措施形式上相似但不具有真正治疗效应的措施	有利于盲法的实施	不能用于病情较重的疾病

针灸研究中常用的安慰对照有以下几种：

（一）非穴位对照（non-acupuncture point/sham acupoint）

非穴位对照的依据是经络穴位的有效性原理。对照组通常在治疗穴位旁开或两经中点进行针灸或者在远离治疗穴位的远端非穴进行针灸。非穴对照主要分为非穴常规针刺和非穴浅刺（minimal acupuncture）两种形式。非穴常规针刺采用与干预组类似的针刺深度，优点是对照组与干预组不论是在外观以及操作方面均非常接近，可以很好地盲闭患者，且操作简便，在临床试验中应用较早。非穴浅刺通常在非穴的位置浅刺入皮下，同时减轻操作手法，

---

[1] SZE F K, WONG E, YI X, et al. Does acupuncture have additional value to standard poststroke motor rehabilitation？[J]. Stroke, 2002, 33（1）：186-194.

不求得气，刺激极轻微。其优点是使针刺可能产生的作用尽量最小化，而且可以较好地模拟针刺，应用广泛。非穴对照的共同缺点是可能导致针灸的非特异性生理作用，包括疼痛的弥散性伤害抑制性控制。此外，非穴点距离穴位的距离尚没有更具体统一的规定。

例 5：非穴常规针刺。

2009 年，*Headache* 报道了一项纳入 175 例急性偏头痛患者的随机对照试验，其目的是评价针刺对于急性偏头痛的疗效，试验组予双侧外关、阳陵泉、丘墟、角孙、风池针刺，对照组予非穴常规针刺，非穴分别为平外关水平、三焦经与小肠经之间中点，丘墟与解溪连线中点，平阳陵泉水平、膀胱经与胆经之间中点，角孙与率谷连线中点，风池与安眠连线中点，试验组与对照组针刺程度一致[1]。

例 6：非穴浅刺。

2005 年，*Lancet* 报道了一项纳入 300 例慢性膝骨关节病患者的临床试验，其目的是评估针刺缓解慢性膝骨关节病患者疼痛的作用，试验组中针灸师从梁丘、犊鼻、足三里、阴陵泉、血海、委中、阴谷、膝阳关、阳陵泉、曲泉、鹤顶、膝眼 12 个局部穴位中至少选取 6 个，从公孙、商丘、三阴交、颊车、脾俞、承山、飞扬、昆仑、申脉、太溪 10 个远端穴位中至少选取 2 个进行常规深度针刺，针刺深度依据穴位而定，要求手法得气，对照组中针灸师从提前定义的 10 个远端非穴选取 8 个进行浅刺，深度为 1~4mm，不求得气[2]。

（二）穴位浅刺对照（superficial needling）

浅刺对照是将针浅浅地刺入皮下，深度通常在 1~4mm，同时减轻操作手法，不求得气，刺激极轻微。此法是基于针刺深度及手法刺激为针刺有效因素而设计的。此法属于有效治疗措施还是无效果的对照措施，目前尚存在争议。

例 7：穴位浅刺。

2002 年，*The Clinical Journal of Pain* 报道了一项纳入 42 例腰筋膜痛患

[1] LI Y, LIANG F, YANG X, et al. Acupuncture for treating acute attacks of migraine：a randomized controlled trial [J]. Headache, 2009, 49（6）：805-816.

[2] WITT C, BRINKHAUS B, JENA S, et al. Acupuncture in patients with osteoarthritis of the knee：a randomised trial [J]. Lancet, 2005, 366（9480）：136-143.

者的临床研究，其目的是评估针刺治疗腰筋膜痛的疗效，试验组和对照组采用相同的穴位，试验组针刺深入到肌肉，对照组针刺深度为 2mm[1]。

（三）非治疗相关穴位对照（nonspecific acupuncture）

非治疗穴位对照是基于穴位特异性设计的。对照组在对所治疗的病证没有作用或作用极小的穴位处进行针灸，试验组在治疗穴位处正常针灸，以比较不同穴位的特异性。其优点是与治疗组在外观和操作上相同，可以很好地盲闭患者，其缺点是可能因非治疗穴位选择的不当而影响疗效的检验。

例 8：非治疗相关穴位对照。

2012 年，*Canadian Medical Association Journal* 报道了一项纳入 480 例偏头痛患者的随机对照研究，其目的是评估针刺预防偏头痛的作用，试验组予少阳经偏头痛特异性穴位：外关、阳陵泉、丘墟、风池进行针刺，对照组予少阳经非特异性穴位：颅息、三阳络、膝阳关、地五会进行针刺[2]。

（四）安慰针灸器械对照（placebo device）

1. 安慰针具　自 Streitberger 在国际性医学杂志 *Lancet* 发表"安慰针具"的研究报告以来，还陆续出现了 Park、Takakura 等安慰针具，这些设计独特的针具在国外针灸临床试验中被广泛应用（见图 5-3-1）。安慰针具的针尖圆钝，在针头抵住皮肤稍加用力时，针身逐渐滑入针柄而缩短，给人一种刺入皮下的错觉，其针身通过附有胶布的塑料泡沫垫固定于穴位上。相应的治疗针具外观与安慰针具相同，区别是治疗针具针尖锐利，可像正常治疗针一样，刺入皮下。此对照法既不产生治疗作用又保持了与治疗针相同的外观，同时又可以模仿真针刺程序，因此可以在短时间内很好地盲闭患者。由于固定针体的需要，不能适合所有穴位，尤其在手足及头部需要浅刺或平刺的穴位；为了使安慰针与治疗针在操作手法上一致，会在一定程度上限制治疗组提插捻转等必要的操作手法和行针力度，从而降低治疗针的效果。此法对曾有针灸经历者，其可信度尚有争论。假电针、假激光针等，其原理也与之相类似。

---

[1] CECCHERELLI F, RIGONI M T, GAGLIARDI G, et al. Comparison of superficial and deep acupuncture in the treatment of lumbar myofascial pain：a double-blind randomized controlled study [J]. The Clinical Journal of Pain，2002，18（3）：149-153.

[2] LI Y, ZHENG H, WITT C M, et al. Acupuncture for migraine prophylaxis：a randomized controlled trial [J]. Canadian Medical Association Journal，2012，184（4）：401-410.

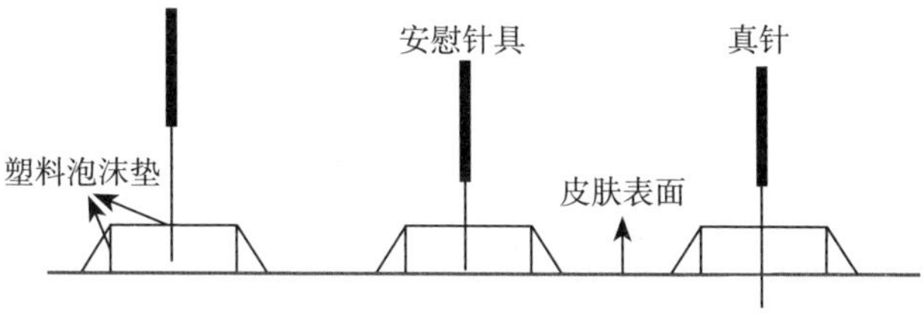

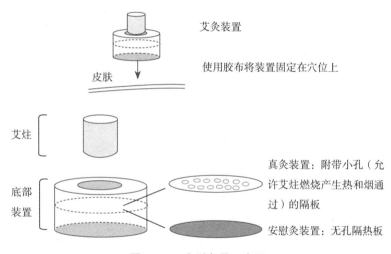

图 5-3-1　安慰针具示意图

2. **安慰灸具**　目前灸法的临床研究中多采用麦麸等非艾绒类灸材制作成的安慰灸具，或者在艾绒与皮肤之间添加隔板的安慰灸具。前者是基于艾烟为有效因素设计的，后者是基于热量和艾烟均为有效因素进行设计（见图 5-3-2）。

图 5-3-2　安慰灸具示意图

对照的设置多种多样，不同的对照设置有着各自不同的优缺点，依照试验的目的，如何设置合适的对照组成为针灸临床方法学设计的研究热点。在优效试验中通常选择空白对照或者安慰对照，在等效或非劣效试验中通常选择阳性对照。

第四节　结局指标的选择

临床结局评价对于干预措施与疗效之间的因果关联推断具有十分重要的作用。在临床疗效评价研究中，干预措施是否具有疗效，具有什么样的疗效，主要是从结局指标的数据分析推导而来。结局指标包括终点指标、替代指标、症状与体征、生存质量、患者的满意度、安全性指标。

终点指标是临床试验主要结局指标的最佳选择。它一般是指对患者影响最大、患者最为关心的、与患者的切身利益最为相关的事件，主要包括患者生存或死亡、残障水平或其他一些重要临床事件，如疾病复发等的测量。终点结局指标由于与患者最为相关，因此对临床决策最具参考价值。终点结局指标往往可以用率来表示，例如病死率、治愈率、缓解率、复发率、副反应率、生存率等。这些指标通常需要进行长期随访来测量。

在终点指标的测量不可行（如需要很长时间）的情况下，就需要采用替代指标来评估干预措施的效果。替代指标一般易于测量，如常用的单纯生物学指标，包括实验室理化检测和体征，如血脂、血糖、血压、血清胆固醇含量、实体肿瘤体积的缩小等。采用替代指标必须有足够证据支持其与临床终点结局的关系，并可预测疾病结局，即其应用的前提是替代指标的改善也将会相应改善疾病的终点结局。替代指标选择不当有可能导致错误估计干预措施对临床最终结局的作用。例如，为了减少心肌梗死患者发生心律失常而应用抗心律失常药物，虽然可以减少心律失常的发生，但同时也会增加病死率。

患者的主观症状、主诉以及医生在诊疗过程中探查发现的体征，例如患者疼痛的性质和程度、心率、肝肿大程度、脉象和舌象等，都可以用来评估干预措施对人体造成的影响。中医辨证论治通常就是依据患者的综合症状和体征来评价干预的效果。有关主观症状和功能方面的指标常被称为软指标，临床可靠性差，重复性难于保证，不易量化，可以通过经科学设计和检验的问卷与量表进行调查。此外，对一些认为是连续变化的特征或症状，如疼痛的程度，可以采用 VAS 来进行测量。

患者报告的结局指标（patient reported outcomes，PRO）是临床评价的重要内容，在对临床疗效的整体评估中日益受到重视，它包括患者描述的功能状况、症状以及与健康相关的生存质量。生存质量一般通过专门设计并经科学检验的量表来进行评估，生存质量量表通常分为适用于一般人群的普适性量表和针对特定疾病人群的疾病特异性量表。目前国内采用的量表主要有引用国外现成的量表以及自行设计的量表。选择量表时，除了考虑量表信度、效度和可信度等方面的指标，还要对量表的内容有全面的了解，针对研究目的和研究对象来选择适合的量表。

循证医学的临床决策除了要基于目前最可靠的研究证据，考虑可利用的资源外，还要兼顾患者的意愿和价值取向。毕竟，改善患者的生存质量，令患者感到满意是医学干预措施的重要目的之一。特别是在很多慢性病没有十分有效的治疗方法的情况下，通过治疗让患者感到满意和舒心，也是很有价值的。以上指标的设立多是从医生的立场或角度出发，作为医务工作者，还需要从患者的角度评估疗效，比如，患者对治疗过程的满意程度、对治疗的接受程度，也是通过经科学评估和测试的问卷和量表来调查。

干预措施在对病情产生影响的同时，有可能会对患者造成不适甚至伤害。临床上主要通过观察、记录或及时报告不良反应、不良事件（包括严重不良事件）来对治疗的安全性进行评估。应向受试者告知潜在的风险，提醒受试者报告试验期间发生的所有不良反应，有助于及时地获得有关不良事件的信息。对不良事件的记录应参照《药品不良反应监测管理办法》（试行）的要求，对每一个不良事件尽量予以确诊或记录症状、体征。在出现无任何临床症状或体征的实验室检查异常时，应首先排除实验室误差（通过复查或检查仪器和试剂等），以及其他合并用药，或正常活动等的影响，然后参照 WHO 的实验室检查分级标准进行记录。严重不良事件应与不良事件的严重程度区别开来，如剧烈而不需住院的头痛是程度较严重的不良事件，但通常将危及生命、导致住院或延长原住院时间、致残、致癌、致畸、致出生缺陷、对器官功能产生永久损伤等的事件定义为严重不良事件。

第五节　临床研究类型的选择

一、随机对照试验

随机对照试验是在人群中进行的前瞻性的、用于评估医学干预措施效果的临床研究方法。按照随机分组的方法，使每位研究对象有同等的机会被分入试验组和对照组，试验组实施治疗措施，对照组实施对照措施或仅给予安慰剂，在相同条件下，应用客观效应指标，经一段时间随访观察后，比较两组的差别。

（一）解释性随机对照试验

其设计在于能够控制所有可能存在的混杂因素的影响，从而精确测评与安慰剂或阳性对照相比其干预措施的特定疗效。这种方法的优点在于可用于研究某种具体干预措施与效力之间的因果关系；缺点则是可能不适用于评估受特定环境因素影响的复杂个体化治疗的疗效。解释性随机对照试验常被用于检测在理想条件下，某种单一疗法对经过精选的同类人群的疗效。这种情况通常不能在"现实世界"的临床实践中推广。

（二）实用性随机对照试验

与解释性随机对照试验相比，实用性随机对照试验对各种因素的控制相对宽松，并且不试图排除治疗的背景效应。这种设计强调在现实世界中对异质性较高的人群采用以病人为中心的结局指标来检测某种疗法的实际效果。它的内部设计严谨度较低，因此无法建立某种特定疗法与效力的因果关系，但是实用性随机对照试验比解释性随机对照试验具有更高的外部真实性和外推性。

二、队列研究

队列研究（cohort study）最早用于研究与疾病发生相关的病因或危险因素，将一群研究对象按是否暴露于某个研究因素分为暴露组和非暴露组，随访一定时间，比较两组之间所研究疾病或结局发生率的差异，以研究这个（些）暴露因素与疾病或结局之间的关系。20世纪80年代，人们开始将队列研究用于医疗防治措施的评价，暴露指具有预防保健或治疗作用的医疗措施，研究目的也从最初疾病发生、发展、死亡等转为治疗结局的评价。治疗性队列研究是指将特定患病人群根据其是否接受某种（类）治疗措施或接受不同类别的治疗措施分为不同的亚组，然后追踪观察一定时间，比较治疗组和对照组结局事件的发生率（如病死率）或治愈率的差异。注册研究（registry study）和数据库研究（databases research）是近几年在中医药疗效研究中新兴的队列研究。

三、病例对照研究

病例对照研究（case-control study）属于临床流行病学的观察性研究方法，属于因果关联推论的一种分析性研究，是将现在确诊的患有某种特定疾病的病人作为病例，以未患该病但具有可比性的个体作为对照，通过询问、实验室检查或复查病史，搜集既往各种可能的危险因素的暴露史，测量并比较病例组与对照组中各因素的暴露比例，经统计学检验，若两组差别有意义，则可认为因素与疾病之间存在着统计学上的关联。经典的病例对照研究主要用于病因推论。

目前，也有学者将该方法从病因与危险因素研究逐步扩大到疗效评价。此时，研究对象的临床结局（如治愈和未治愈，好转和无好转）成为分组的依据（而不是患病情况），既往的暴露因素为接受的治疗措施（而不是既往暴露的危险因素），通过比较两组不同结局患者的既往治疗措施的不同，推论既往的治疗（暴露）和结局（病例）之间是否相关。

四、病例系列研究

病例系列研究（case-series study）是对单个病例报告的集中描述与分析，一般包含 10 个以上病例的详尽临床报告，包括临床表现（症状、体征和实验室检查结果）、治疗、治疗后的反应及结局，是作者对多年积累病例的一种总结。其目的在于通过探讨一组研究群体的详细临床资料或病史记录，进行观察、分析干预措施与结果之间的关联关系。

五、真实世界研究

真实世界研究（real world study）属于效果研究的范畴，起源于实用性随机对照试验，是指在较大的样本量（覆盖具有代表性的更广大受试人群）的基础上，根据患者的实际病情和意愿非随机选择治疗措施，开展长期评价，并注重有意义的结局治疗，以进一步评价干预措施的外部有效性和安全性。真实世界研究旨在获得更符合临床实际的证据，使研究结果更易转化到临床实践中。真实世界研究的结论现已被广泛用于医药政策的制定，临床防治措施效益的评估，临床防治指南的更新，以及上市药品和医疗器械安全性和有效性的再评价。

传统解释性随机对照试验在有别于临床实际的理想环境下开展，强调控制混杂因素和优化数据质量，原则上不属于真实世界研究范畴。解释性随机对照试验与真实世界研究的区别与联系见表 5-5-1。然而部分干预性研究，在传统解释性随机对照试验严格设计的基础上，兼具更多贴近临床实际的"实效性"特点，如通过电子健康档案、医疗索赔数据等途径收集真实临床场景下的医疗数据，属于真实世界研究范畴。这类研究将干预性设计融入日常医疗情境，旨在提高研究结果在医疗实践中的适用性，目前将其称之为实用性随机对照试验。除此之外，真实世界研究也可以是前瞻性或回顾性的观察性研究，包括队列研究、病例对照研究、横断面研究等。

表 5-5-1　真实世界研究与解释性随机对照试验的区别与联系

研究类型	真实世界研究	解释性随机对照试验
研究性质	效果研究	效力研究
研究对象	真实世界人群，较为宽泛的纳入 / 排除标准	理想世界的人群，较为严格的纳入 / 排除标准
样本量	根据真实数据环境或统计学公式推断获得，样本量可大可小	根据统计公式推断，样本量较小
研究时间	通过长时间专门的治疗和随访（质控伦理），在完备注册信息和数据库支持下得出结果	在较短时间内通过研究方案的治疗和随访得出结果
研究结果	外部可推性强	内部有效性强
研究设计	实用性随机对照试验或观察性研究可前瞻也可回顾	大样本、多中心随机对照试验前瞻性
研究场所	真实世界：医疗机构、社区、家庭	理想世界：高度标准化的环境
伦理	重点考虑，但易满足	多方面重点考虑
混杂因素	只对已知的混杂因素进行调整	对已知、未知、未观察到的混杂因素进行调整
偏倚	以观察者偏倚为主	以选择性偏倚为主

第六章　针灸的循证证据

　　循证医学（evidence-based medicine），即遵循证据的医学，指医生有意识地、明确地、审慎地利用现有最好的研究证据制定关于个体患者的诊治方案。循证医学是最佳研究证据、临床经验与患者意愿的结合，其核心思想是任何临床医疗决策的制定，都需要基于科学研究的依据。循证医学以20世纪90年代成立的Cochrane中心为标志，是一门服务于临床的新兴学科。Cochrane现有系统综述专业组50余个，几乎涵盖了临床医学各专业。作为21世纪的临床医师，掌握现代循证医学方法，临床工作中遵循循证医学理念是提高临床实践和决策能力的必经之路。

　　中医针灸学在临床实践中很大程度上依赖经验。如何从临床实践中提炼出科学性的规律是实现中医针灸学快速普及、发展的重要问题。截至2019年11月，输入检索词"acupuncture"后Cochrane图书馆共显示140篇系统评价（其中撤回20篇）。针刺作为唯一干预方式的报道60篇（其中protocol 9篇），针刺作为干预方式之一的报道35篇（其中protocol 2篇），针刺作为对照干预方式的报道25篇（其中protocol 3篇）。通过对Cochrane系统评价的总结分析，筛选出针刺治疗的优势病种，按照疼痛性疾病、非疼痛性疾病和其他疾病分类介绍，为临床工作者的决策提供参考。

第一节　疼痛性疾病

一、骨关节炎[1]

　　骨关节炎（osteoarthritis，OA），为多种因素引起关节软骨纤维化、皲裂、

---

[1] MANHEIMER E，CHENG K，LINDE K，et al. Acupuncture for peripheral joint osteoarthritis [J]. The Cochrane Database of Systematic Reviews，2010，1（1）：CD001977.

溃疡、脱失而导致的关节疾病，其病理特点为关节软骨变性破坏、软骨下骨硬化或囊性变、关节边缘骨质增生、滑膜增生、关节囊挛缩、韧带松弛或挛缩、肌肉萎缩无力等。

（一）疾病相关信息

1. **诊断标准** 2018 年中华医学会骨科学分会关节外科学组发布骨关节炎诊疗指南（2018 年版）。膝关节骨性关节炎诊断标准：①近 1 个月内反复的膝关节疼痛；②X 线片（站立或负重位）示关节间隙变窄、软骨下骨硬化和 / 或囊性变、关节缘骨赘形成；③年龄 ≥ 50 岁；④晨僵时间 ≤ 30min；⑤活动时有骨摩擦音（感）。满足诊断标准① + ②条或① + ④ + ⑤条或① + ③ + ④ + ⑤条，可诊断膝关节骨关节炎。髋关节骨关节炎诊断标准：①近 1 个月反复的髋关节疼痛；②红细胞沉降率 ≤ 20mm/h；③ X 线片示骨赘形成，髋臼边缘增生；④ X 线片示髋关节间隙变窄。其中满足诊断标准① + ② + ③条或① + ③ + ④条，可诊断髋关节骨关节炎。

2. **流行病学** 来自中国健康与养老追踪调查数据库的研究结果显示[1]，我国症状性 OA（膝关节 Kellgren-Lawrence 评分 ≥ 2 分，且存在膝关节疼痛）的患病率为 8.1%，女性显著高于男性。随着人口老龄化的发展，OA 的发病率还有逐渐上升的趋势。

3. **临床表现** 主要表现为关节酸痛、胀痛、晨起疼痛或僵直明显，稍活动后好转，久站后或蹲起时疼痛明显。下楼时双膝发软，有时伴关节肿胀、积液。另一种表现是关节活动受限，首先表现为伸直受限，逐渐屈膝或坐下、蹲下后站起困难。之后发展为持续性疼痛，关节活动日趋受限。

（二）研究基本特征

1. **文献检索日期** 截止到 2008 年 4 月。

2. **患者纳入标准** 外周关节的骨关节炎患者（膝部、髋部）被纳入，脊柱关节的关节炎患者需要被排除。若试验既有外周关节又有脊柱关节，只要结果是分开论述的同样被纳入。

3. **干预手段类型** 传统的侵入性针刺治疗。干针疗法、扳机点治疗、非侵入性的激光或电刺激均被排除。比较不同针刺手段之间疗效的试验也被排除。

---

[1] 中华医学会骨科学分会关节外科学组. 骨关节炎诊疗指南（2018 年版）[J]. 中华骨科杂志，2018，38（12）：705-715.

4. 主要结局指标 VAS 评估的疼痛程度、功能活动、症状严重程度。研究所纳入文献的详细信息参见表 6-1-1。

表 6-1-1 骨关节炎系统评价纳入文献基本信息

作者 / 年份	例数	干预措施	结局指标	结果
Christensen/ 1992	29	针刺组 / 等待治疗组	止痛药服用剂量，疼痛程度，客观测量	针刺可以缓解患者在等待手术之前的疼痛程度
Molsberger/ 1994	97	针刺组 / 假针组	西安大略和麦克马斯特大学骨关节炎指数（WOMAC）	针刺比假针更能缓解患者的疼痛程度
Takeda/ 1994	40	针刺组 / 假针组	麦吉尔疼痛问卷，WOMAC，痛阈	两组均可改善患者症状，组间无显著差异
Berman/ 1999	73	针刺组 / 常规治疗组	WOMAC，Lequesne 指数	针刺组在改善 WOMAC 和 Lequesne 指数上更有优势，且无副作用
Fink/ 2001	67	传统针刺施手法 / 非穴不施手法	VAS 评价疼痛程度，髋关节评分，日常生活量表，整体满意度	两组对各项指标均有改善，但两组间无差异
Haslam/ 2001	32	针刺组 / 常规治疗组（锻炼和医生建议）	WOMAC	与常规治疗比，针刺更能改善患者的疼痛程度和功能活动情况
Sangdee/ 2002	193	安慰剂组 / 双氯芬酸组 / 电针组 / 电针合并双氯芬酸组	每周服用对乙酰氨基酚的次数，VAS 评价疼痛程度，WOMAC，Lequesne 功能指数，50 步行走时间	电针在改善各方面指标上优于安慰剂和双氯芬酸组
Berman/ 2004	530	针刺治疗组 / 假针治疗 / 教育组	WOMAC，6min 行走距离，SF-36	8 周时，针刺比假针更能改善 WOMAC 功能评分，其余无差异。26 周时，针刺比假针在 WOMAC 功能、疼痛评分方面都更有优势

续表

作者 / 年份	例数	干预措施	结局指标	结果
Stener-Victorin/ 2004	45	电针组 / 水疗组 / 电针合并水疗合并教育组 / 教育组	残疾等级指数，自我评估指数，VAS 评价疼痛程度	除了教育组，另 3 组均能有效缓解患者不适
Tukmachi/ 2004	30	针刺组 / 针刺合并药物组 / 药物组	VAS 评价疼痛程度，WOMAC	针刺无论单独使用或作为附加手段，都能更好地改善患者症状
Vas/ 2004	97	针刺合并双氯芬酸组 / 假针合并双氯芬酸组	VAS 评估疼痛程度，WOMAC，生活质量	针刺合并治疗比假针合并治疗更有效
Witt/ 2005	294	针刺组 / 非穴浅刺组 / 等待治疗组	WOMAC	治疗结束时，针刺比另 2 组更具有优势，然而随着时间推移优势逐渐消失
Scharf/ 2006	1 007	针刺组 / 假针组 / 医生咨询组，每组均合并理疗，按需服用抗炎药	WOMAC 评分改善 36% 以上为有效，有效率	针刺组具有更高的有效率，但与假针组无差异
Witt/ 2006	3 633	针刺合并常规治疗组 / 常规治疗组 / 非随机针刺组	WOMAC，SF-36	针刺合并常规治疗可以更好地改善患者临床症状
Williamson/ 2007	181	针刺组 / 理疗组 / 常规治疗组	牛津膝关节评分问卷，50m 走路时间	严重膝骨关节炎患者的症状可以得到短暂缓解
Foster/ 2007	352	常规治疗组（锻炼和医生建议）/ 常规治疗合并针刺组 / 常规治疗合并非侵入针刺组	WOMAC，疼痛程度，功能活动，疼痛造成的痛苦程度	与常规治疗比，针刺不能改善 WOMAC 疼痛分数，只在改善疼痛强度和痛苦程度上稍有优势，且两种针刺无差异

（三）主要研究结果

对照类型	主要结果	证据等级
空白对照	在疼痛、功能及症状严重程度上（3个月内），针刺显示出较好的短期改善作用	中等证据
	针刺作为附加治疗手段并没有提高疗效	弱证据
安慰对照	在疼痛、功能及症状严重程度上（3个月内），针刺显示出较好的短期改善作用	弱证据
标准对照	与健康教育比较，针刺能够更好地减轻疼痛程度和改善功能	弱证据
	与锻炼比较，针刺在改善疼痛和功能上具有相似的疗效	弱证据

二、原发性头痛[1,2]

　　头痛是最为常见的临床症状之一，通常将局限于头颅上半部，包括眉弓、耳轮上缘和枕外隆突连线以上部位的疼痛统称头痛。国际头痛协会于2004年制定的第2版"头痛疾患的国际分类"将头痛分为了原发性头痛、继发性头痛和颜面神经痛三大类型。原发性头痛在这三大类头痛中不但发病率最高，并且多反复发作，常年不愈，严重影响患者正常的工作和生活。原发性头痛分为偏头痛、紧张性头痛、三叉自主神经性头痛及其他。

　　偏头痛是一种常见的慢性神经血管性疾病，其病情特征为反复发作、一侧或双侧搏动性的剧烈头痛且多发生于偏侧头部，可合并自主神经系统功能障碍如恶心、呕吐、畏光和畏声等症状。紧张性头痛是原发性头痛中最常见的类型。多因长期焦虑、抑郁、紧张或疲劳等，使头颈部肌肉持续痉挛和/或血管收缩缺血所致，少数则由不良姿势或头颈部其他疾病造成。

（一）疾病相关信息

　　1. 诊断标准　　偏头痛分为无先兆偏头痛和伴典型先兆的偏头痛。无先兆偏头痛的诊断标准为：

---

[1] LINDE K，ALLAIS G，BRINKHAUS B，et al. Acupuncture for tension-type headache [J]. The Cochrane Database of Systematic Reviews，2009（1）：CD007587.

[2] LINDE K，ALLAIS G，BRINKHAUS B，et al. Acupuncture for migraine prophylaxis [J]. The Cochrane Database of Systematic Reviews，2009（1）：CD001218.

（1）符合（2）~（4）特征的至少 5 次发作。

（2）头痛发作（未经治疗或治疗无效）持续 4~72h。

（3）至少有下列中的 2 项头痛特征：①单侧性；②搏动性；③中或重度头痛；④日常活动会加重头痛。

（4）头痛过程中至少伴有下列 1 项：①恶心和 / 或呕吐；②畏光和畏声。

（5）不能归因于其他疾病。

伴典型先兆的偏头痛的诊断标准为：

（1）符合（2）~（4）特征的至少 2 次发作。

（2）先兆至少包括以下 1 条，但没有运动无力症状：①完全可逆的视觉症状，包括阳性症状（如点状、色斑或线形闪光幻觉）和 / 或阴性症状（如视野缺损）；②完全可逆的感觉异常，包括阳性症状（如针刺感）和 / 或阴性症状（如麻木感）；③完全可逆的语言功能障碍。

（3）至少具有以下 3 项中的 2 项：①双侧视觉症状和 / 或单侧感觉症状；②至少一个先兆症状逐渐发展时间 ≥ 5min；③每个症状持续时间 ≥ 5min 并且 ≤ 60min。

（4）在先兆症状同时或先兆症状后 60min 内出现符合无先兆性偏头痛的（2）~（4）项标准的头痛。

（5）不能归因于其他的疾病。

紧张型头痛的诊断标准为：

（1）至少有符合（2）~（4）特征的 10 次发作。每月发作天数少于 1 天的为偶发性的紧张型头痛，1~4 天的为频发性的紧张型头痛，超过 15 天的则为慢性紧张型头痛。

（2）头痛持续 30min 到 7 天。

（3）疼痛至少具有以下 2 个特征：①压迫 / 紧缩感（非搏动性）；②轻或中度（不影响日常生活）；③双侧性；④日常生活不加重头痛。

（4）具有以下 1 项：①无恶心和 / 或呕吐（可以厌食）；②通常无畏光和畏声，或仅出现二者之一。

（5）不归因于其他疾病。

2. **流行病学** 2010 年发表在 *Lancet* 杂志上的全球疾病负担调查的主要研究结果表明，紧张型头痛（22%）为人类第二常见疾病，偏头痛（15%）

为第三位[1]。我国于 2009 年对 18~65 岁人群进行调查，结果显示原发性头痛的患病率为 23.8%，紧张型头痛为 10.9%，偏头痛患病率为 9.3%[2]。

3. 临床表现　偏头痛是临床上常见的原发性头痛。其特征是发作性、多为偏侧、中重度、搏动样头痛，一般持续 4~72h，可伴有恶心、呕吐，光、声刺激或日常活动均可加重头痛，安静环境、休息可缓解头痛。紧张型头痛又称为肌收缩性头痛、心因性头痛、压力性头痛等，主要为双侧颈部和头面部肌肉持续性收缩而产生的头部压迫感、沉重感（无搏动性），临床表现为顶、颞、额及枕部疼痛，头痛时无搏动性，可有畏光或畏声，且不因体力活动而加重，多为轻度到中度。以头部压迫感和紧束感为特征。

（二）研究基本特征

1. 文献检索日期　截止到 2016 年 1 月。

2. 患者纳入标准　偏头痛、紧张型头痛患者。

3. 干预手段类型　各种类型的侵入性针刺治疗，常选取相关穴位，疼痛点或扳机点。治疗周期不低于 8 周。

4. 主要结局指标　有效应答率、疼痛频率、疼痛严重程度、止痛药使用频率。

研究所纳入文献的详细信息参见表 6-1-2。

表 6-1-2　头痛系统评价纳入文献基本信息

作者 / 年份	例数	干预措施	结局指标	结果
Ahonen/ 1984	22	针刺组 / 理疗组	肌肉紧张数量，VAS 评价疼痛程度	两组均可改善头痛症状
Doerr-Proske/ 1985	30	针刺组 / 心理治疗组 / 等待治疗组	头痛频率和强度，止痛药服用次数	针刺和心理治疗均能改善头痛症状，但心理治疗还能减少止痛药服用次数

[1] VOS T，FLAXMAN A D，NAGHAVI M，et al. Years lived with disability（YLDs）for 1160 sequelae of 289 diseases and injuries 1990-2010：a systematic analysis for the Global Burden of Disease Study 2010 [J]. Lancet，2012，380（9859）：2163-2196.

[2] YU S，LIU R，ZHAO G，et al. The prevalence and burden of primary headaches in China：a population-based door-to-door survey [J]. Headache，2012，52（4）：582-591.

续表

作者/年份	例数	干预措施	结局指标	结果
Dowson/ 1985	48	针刺组/模拟经皮神经刺激组	头痛日记	两组均能缓解头痛症状，针刺组效果略好，但无显著差异
Vincent/ 1989	30	针刺组/假针组	头痛程度，药物使用情况	针刺更能有效缓解疼痛程度
Tavola/ 1992	30	针刺组/假针组	疼痛程度，时长，频率，止痛药服用次数	两组均能缓解症状，组间无差异
Hesse/ 1994	85	针刺合并安慰剂/安慰针合并美托洛尔	偏头痛发作频率及时长	两组在改善症状上无差异
White/ 2000	50	针刺组/假针组	头痛天数	两组在减少头痛天数上无差异
Wylie/ 1997	67	针刺组/按摩和放松组	疼痛程度	两组患者疼痛程度均显著降低。与针刺相比，按摩和放松效果更好
Karst/ 2001	69	针刺组/安慰组	VAS评估疼痛程度，发作频率，生活质量	两组在改善头痛症状上无差异，但针刺在提高生活质量上有微弱优势
Allais/ 2002	160	针刺组/氟桂利嗪组	偏头痛发作频率，止痛药使用次数	与药物相比，针刺更能降低偏头痛发作率，减少止痛药使用
Vickers/ 2004	401	针刺组/常规治疗组	头痛分数，SF-36，药物使用情况	针刺更能缓解头痛，提高生活质量，降低药物使用及就医频率
Linde K/ 2005	302	针刺组/假针组/等待治疗组	头痛天数，疼痛严重程度	与等待治疗比，针刺和假针都可缓解头痛，但针刺和假针之间无差异

续表

作者 / 年份	例数	干预措施	结局指标	结果
Linde M/ 2004	31	针刺组 / 假针组	偏头痛发作频率，发作天数，疼痛程度，止痛药使用频率	两组之间无差异
Melchart/ 2005	270	针刺组 / 假针组 / 等待治疗组	头痛天数	针刺和假针均能减少头痛发作天数，但两组间无差异
Alecrim/ 2006	28	针刺组 / 假针组	偏头痛发作频率，偏头痛发作天数，平均偏头痛时长，止痛药使用率	针刺与假针在缓解症状上无显著差异
Diener/ 2006	960	针刺组 / 个体化标准治疗（β 受体阻滞剂 / 氟桂利嗪 / 丙戊酸）	与基线相比偏头痛发作天数变化，偏头痛发作天数，止痛药使用，疼痛强度，生活质量	3 组患者的偏头痛发作天数较基线均有显著降低，但是组间没有差异
Söderberg/ 2006	90	针刺组 / 放松训练 / 物理训练	VAS 评估疼痛程度，不头痛时长	放松训练比另两组更能缓解头痛
Streng/ 2006	140	针刺组 / 美托洛尔组	偏头痛天数	两组均能缓解症状，但组间无差异
Diener/ 2006	960	针刺组 / 假针组 / 常规治疗组	4 周内偏头痛天数	3 组治疗对缓解偏头痛均有效，但组间无差异
Endres/ 2007	409	针刺组 / 假针组	有效应答率	针刺组患者有效应答率更高
Alecrim/ 2008	37	针刺组 / 假针组	偏头痛发作频率	针刺与假针在预防偏头痛发作上无差异
Facco/ 2008	160	针刺合并利扎曲坦 / 模拟针刺合并利扎曲坦 / 利扎曲坦	偏头痛残疾程度评估问卷	针刺合并治疗能够改善偏头痛症状

续表

作者/年份	例数	干预措施	结局指标	结果
Jena/2008	3 182	针刺合并常规治疗/常规治疗	头痛天数，疼痛程度，SF-36	与常规治疗比，针刺能在更大程度上减少头痛天数，降低疼痛程度
Li/2012	480	少阳经特定穴组/少阳经非特定穴组/阳明经特定穴组/非穴组	偏头痛天数，疼痛强度，止痛药使用，生活质量	与非穴组相比，三个针刺组患者的偏头痛天数均明显减少，但是三组间没有差异
Wallasch/2012	35	针刺组/假针组	头痛频率，头痛时长和强度	针刺组患者治疗后头痛天数显著降低，假针组患者治疗前后无差异
Facco/2013	100	针刺组/丙戊酸组	偏头痛残疾程度评估问卷（MIDAS），疼痛强度，止痛药使用情况	两组患者 MIDAS 指数均显著改善；3 个月时，丙戊酸组在降低疼痛强度上优于针刺组；6 个月时，针刺组在降低疼痛强度和止痛药服用量上均优于丙戊酸组
Zhao/2014	80	特定穴组/非特定穴组	fMRI，疼痛强度，偏头痛天数	与非特定穴组比，特定穴组患者的 ReHo 值更高，且与降低的 VAS 评分相关
Wang/2015	50	针刺组/假针组	偏头痛强度、频率和时长，头痛天数下降 50% 的人群百分比，药物使用情况，生活质量，痛阈	与假针组相比，针刺组患者在偏头痛天数、头痛强度、有效应答率和痛阈上有显著改善

（三）主要研究结果

对照类型	主要结果	证据等级
安慰对照	治疗偏头痛时，针刺与假针治疗相比未显示出优势	弱证据
	治疗紧张性头痛时，针刺与假针治疗相比具有微弱的优势	弱证据
标准对照	与β受体阻滞剂美托洛尔比较，针刺更能够改善患者偏头痛发生的频率、天数及严重程度	弱证据
	治疗偏头痛时，针刺比物理疗法更有优势	弱证据
	治疗紧张性头痛时，针刺与物理疗法效果相似	

三、腰痛[1]

腰痛是指肋缘以下、臀沟以上区域的疼痛、肌肉紧张和僵直，伴或不伴有下肢放射痛。腰痛是以常见的临床症状命名，并非某一种特定的疾病，故其在国际上缺乏统一的分类方法。2007 年美国内科医师学会和美国疼痛学会联合发布的诊断和治疗腰痛的临床指南，推荐将腰痛分为以下 3 类：非特异性腰痛，与神经根症或椎管狭窄有关的腰痛，与特别的脊柱病变有关的腰痛。

（一）疾病相关信息

1. **流行病学**　有系统评价[2]显示全球腰痛患病率在 13.1%~20.3%。一项基于中国成人腰痛流行病学的系统评价结果显示，我国成人腰痛年患病率 20.88%~29.88%，实时患病率为 6.11%~28.5%[3]。

2. **临床表现**　临床上可见腰及背脊部牵引作痛，疼痛部位肌肉紧张和僵直，腰部活动受限，伴或不伴有腿痛，常有压痛，直腿抬高试验及加强试验可呈阳性。

[1] FURLAN A D，VAN TULDER M W，CHERKIN D C，et al. Acupuncture and dry-needling for low back pain [J]. The Cochrane Database of Systematic Reviews，2005（1）：CD001351.

[2] MEUCCI R D，FASSA A G，FARIA N M. Prevalence of chronic low back pain：systematic review [J]. Revista de Saude Publica，2015（49）：1.

[3] 陈栋，陈春慧，胡志超，等. 中国成人腰痛流行病学的系统评价 [J]. 中国循证医学杂志，2019，19（6）：651-655.

（二）研究基本特征

1. **文献检索日期** 截止到 2003 年 6 月。

2. **患者纳入标准** 性别不限、18 岁以上非特异性腰痛和腰背区肌筋膜痛患者。3 个月以下为急性或亚急性期，3 个月以上为慢性期。

3. **干预手段类型** 传统针刺及干针治疗。穴位按压或激光针刺被排除。

4. **主要结局指标** 疼痛程度，患者整体状态，背部功能活动及能否回到工作岗位。

研究所纳入文献的详细信息参见表 6-1-3。

表 6-1-3 腰痛系统评价纳入文献基本信息

作者 / 年份	例数	干预措施	结局指标	结果
Edelist/ 1976	30	针刺组 / 假针组	腰腿疼痛程度，脊柱运动范围	两组在改善症状上无差异
Kurosu/ 1979（a）	20	针刺组 / 隔蒜灸组	疼痛程度问卷	两组在改善疼痛上无差异
Kurosu/ 1979（b）	20	针刺组 / 快针组	疼痛程度问卷	留针更能缓解疼痛
Coan/ 1980	50	针刺组 / 等待治疗组	疼痛程度，活动限制程度，止痛药服用次数，整体改善程度	针刺对于改善症状更有优势
Gunn/ 1980	56	干针合并常规治疗组 / 常规治疗组	整体改善情况	合并干针治疗组显示出明显的优势
MacDonald/ 1983	17	干针组 / 安慰经皮神经电刺激疗法组	疼痛缓解程度，疼痛严重程度和面积	干针更能缓解疼痛
Mendelson/ 1983	95	针刺组 / 假针组	VAS 评估疼痛程度，疼痛缓解程度，麦吉尔疼痛问卷	两组对缓解患者疼痛无差异
Lehmann/ 1986	54	电针组 / 经皮神经电刺激疗法组 / 假经皮神经电刺激疗法组	VAS 评估疼痛程度，日常活动能力，活动度，医生评估改善度	组间对改善症状无差异，但电针显示出微弱优势

续表

作者 / 年份	例数	干预措施	结局指标	结果
Von Mencke/ 1988	65	针刺组 / 假针组	VAS 评估疼痛程度，整体改善，直腿抬高加强试验，Schober 试验	针刺更能缓解疼痛，改善功能
Garvey/ 1989	63	利多卡因注射组 / 利多卡因联合类固醇注射组 / 针刺组 / 氯乙烷喷雾合并穴位按压组	整体改善程度	不注射药物至少与注射药物疗效相当，注射药物的类型不是一个主要的影响因素
Wu/ 1991	150	针刺后溪穴组 / 针刺腰痛点组	疼痛和活动范围改善情况	针刺后溪穴对改善症状更有效
Thomas/ 1994	43	针刺组 / 等待治疗组	疼痛程度，整体改善，VAS 评估功能改善，活动度	针刺能够更好地改善患者症状
Wang/ 1996	492	局部针刺合并拔罐组 / 远部针刺合并电刺激组	整体改善状况	局部针刺合并拔罐对改善症状更有效
Li/ 1997	156	针刺合并拔罐组 / 针刺组	整体改善程度	针刺合并拔罐更能改善患者症状
He/ 1997	100	针刺合并中药组 / 中药组	整体改善情况	合并治疗更能缓解腰痛
Ding/ 1998	54	古代针刺组 / 常规针刺组	疼痛程度	古代针刺手法对于缓解疼痛更有效
Sakai/ 1998	26	针刺组 / 非甾体抗炎药组	VAS 评估疼痛程度，日本骨科协会（JOA）评分	针刺和药物的疗效相当
Giles/ 1999	77	针刺组 / 脊柱推拿组 / 药物组（替诺昔康＋雷尼替丁）	VAS 评价疼痛程度，疼痛频率，功能障碍指数	脊柱推拿疗效最显著
Grant/ 1999	60	针刺组 / 经皮神经电刺激疗法组	VAS 评价疼痛程度，诺丁汉健康量表中疼痛部分，止痛药服用次数，脊柱弯曲度	两组均可缓解症状，针刺表现出更好的治疗趋势

续表

作者 / 年份	例数	干预措施	结局指标	结果
Inoue/ 2000	27	针刺组 / 假针组	VAS 评估疼痛程度	两组均可缓解疼痛，但组间无差异
Araki/ 2001	40	针刺组 / 假针组	VAS 评估疼痛程度，日本骨科协会得分（JOA），指尖到地板距离	两组在改善症状上无差异
Carlsson/ 2001	51	针刺组 / 模拟经皮神经电刺激疗法组	VAS 评估疼痛程度，整体改善情况，因病无法工作人数，止痛药服用次数，睡眠质量	针刺具有长时间缓解疼痛的作用
Cherkin/ 2001	262	针刺组 / 推拿组 / 自我保健教育	疼痛程度，罗兰 - 莫里斯残疾问卷，国民健康访问调查	推拿对改善症状更有效，效果可持续一年，自我保健教育疗效较小，针刺只在前四周具有疗效
Sakai/ 2001	68	针刺组 / 经皮神经电刺激疗法组	日本矫形外科协会得分，VAS 评估疼痛程度	两组对改善症状无差异
Takeda/ 2001	20	远部取穴组 / 局部取穴组	VAS 评估疼痛程度，功能评分，指尖到地面距离	局部和远部取穴对缓解症状无差异
Kittang/ 2001	60	针刺组 / 药物组（萘普生）	VAS评估疼痛程度，止痛药使用情况，腰痛发作次数，副作用，腰部弯曲度	组间无差异
Inoue/ 2001	21	针刺组 / 假针组	VAS 评估疼痛程度	针刺更能缓解疼痛
Tsukayama/ 2002	20	针刺组 / 经皮神经电刺激疗法组	VAS 评估疼痛程度，日本矫形外科协会得分	针刺能够更好地缓解疼痛
Molsberger/ 2002	186	针刺合并传统治疗组 / 假针合并传统治疗组 / 传统治疗组	VAS 评估疼痛程度，有效率，指尖到地板距离	合并针刺治疗可以缓解患者疼痛强度

续表

作者/年份	例数	干预措施	结局指标	结果
Leibing/ 2002	150	理疗合并针刺组/理疗组/理疗合并假针组	VAS评估疼痛程度，疼痛引起的无力感，心理痛苦程度，指尖到地面距离	与理疗比，针刺能缓解疼痛强度、心理痛苦。与假针比，针刺只能改善心理痛苦
Ceccherelli/ 2002	42	深刺组/浅刺组	麦吉尔疼痛问卷	深刺更能缓解疼痛
Giles/ 2003	109	针刺组/脊柱推拿组/药物组（罗非考昔）	VAS评价疼痛程度，疼痛频率，功能障碍指数，SF-36	推拿组疗效最显著
Kerr/ 2003	60	针刺组/安慰经皮神经电刺激疗法组	VAS评估疼痛程度，SF-36，指尖距地面距离，整体改善	针刺能够更好地改善患者症状，但两组无差异
Meng/ 2003	55	针刺合并常规治疗组/常规治疗组	罗兰-莫里斯残疾问卷，VAS评估疼痛程度	合并治疗更能有效缓解患者疼痛程度和症状
Yeung/ 2003	52	电针合并锻炼组/常规锻炼组	疼痛程度，功能活动	合并治疗更能缓解疼痛、改善功能活动

（三）主要研究结果

对照类型	主要结果	证据等级
空白对照	对于慢性腰痛，治疗结束时，针刺可以更好地减轻腰部疼痛程度和改善功能活动	弱证据
	与单用其他治疗（锻炼、非甾体抗炎药、阿司匹林等）比较，配合针刺治疗能明显减轻患者的疼痛程度和改善功能活动	强证据
安慰对照	对于急性腰痛，针刺并不能更好地减轻腰部疼痛程度和缓解功能活动	中等证据
	对于减轻慢性腰痛患者的疼痛强度，3个月内针刺疗效显著优于假针，但3个月后，两组没有差异	强证据

续表

对照类型	主要结果	证据等级
标准对照	针刺与假针治疗对于改善慢性腰痛患者的功能活动没有差异	中等证据
	与萘普生比较，针刺并不能更好地减轻患者的疼痛程度和改善功能活动	中等证据
	与经皮神经电刺激疗法比较，针刺并不能更好地减轻患者的疼痛程度和改善功能活动	中等证据

四、原发性痛经[1]

痛经是妇科最常见的症状之一，是指经行前后或月经期出现下腹部疼痛、坠胀，伴有腰酸或其他不适症状，严重影响患者的生活、学习及工作。原发性痛经指盆腔、生殖道无器质性病变而引起，故又称之为功能性痛经，多见于青春期少女、未婚及已婚未育者。

（一）疾病相关信息

1. **诊断标准**　年轻女性从初潮后 6~12 个月开始，在月经来潮前数小时或来潮后出现下腹部持续性或阵发性疼痛，可放射至腰骶部和大腿内侧，历时 1~3 日自行缓解。重者脸色发白，出冷汗，畏寒，恶心，呕吐或腹泻。妇科检查无异常，有时可伴有子宫轻度压痛。

2. **流行病学**　原发性痛经好发于青少年期的女性，国外痛经发病率为 50%~90%[2]。我国痛经的发病率约为 33.19%，其中原发性痛经 36.06%[3]。多数女性的痛经症状在足月妊娠分娩后改善。

3. **临床表现**　原发性痛经多自月经来潮后开始，最早出现在经前 12h，以行经第 1 日疼痛最剧烈，持续 2~3 日后缓解。疼痛常呈痉挛性，位于下腹部耻骨上，可放射至腰骶部和大腿内侧。可伴有恶心、呕吐、腹泻、头晕、

[1] SMITH C A, ZHU X, HE L, et al. Acupuncture for primary dysmenorrhoea [J]. The Cochrane Database of Systematic Reviews, 2011（1）: CD007854.

[2] ACOG Committee Opinion No. 760: Dysmenorrhea and Endometriosis in the Adolescent [J]. Obstetrics and Gynecology, 2018, 132（6）: e249-e258.

[3] 张其本, 孙学诚, 汤旦林, 等. 中国妇女月经生理常数的调查分析 [J]. 中华妇产科杂志, 1980（4）: 219-223.

乏力等症状，严重时面色发白、出冷汗。

（二）研究基本特征

1. **文献检索日期** 截止到 2015 年 9 月。

2. **患者纳入标准** 15~49 岁的原发性痛经患者，无可辨认的骨盆病理性改变，痛经程度属于中重度，并连续发生 3 个周期以上。

3. **干预手段类型** 各种类型的侵入性针刺治疗，电针治疗以及穴位按压均可纳入。

4. **主要结局指标** VAS 评估的疼痛缓解程度。

研究所纳入文献的详细信息参见表 6-1-4。

表 6-1-4 痛经系统评价纳入文献基本信息

作者 / 年份	例数	干预措施	结局指标	结果
Helms/ 1987	43	针刺组 / 安慰针刺组 / 医生访问组 / 对照组	有效应答率	针刺在缓解痛经上最有效
Chen/ 2004	69	三阴交穴位按压组 / 休息组	VAS 评价疼痛和焦虑程度，简化麦吉尔疼痛调查问卷，月经症状量表	穴位按压能够缓解患者的疼痛和焦虑
Wu/ 2007	114	耳穴按压组 / 药物（吲哚美辛）组	有效应答率	耳穴按压有效率显著高于药物
Zhi/ 2007	120	浮针组 / 药物（吲哚美辛）组	有效应答率	均有效，但浮针效果更好，且起效时间快于药物
Jiang/ 2007	68	针刺组 / 药物（吲哚美辛）组	有效应答率	针刺的有效率显著高于药物
Li/ 2008	180	针刺四关穴组 / 常规取穴组 / 药物（月月舒）组	有效应答率，30min 内止痛率	针刺的有效率和止痛率高于药物，四关穴优于常规取穴
Witt/ 2008	201	针刺组 / 空白组	平均疼痛强度，生活质量，医疗费用	针刺显著缓解疼痛，提高生活质量，降低医疗费用

续表

作者 / 年份	例数	干预措施	结局指标	结果
Wang/ 2009	36	耳穴按压组 / 对照组（同一位置胶布内无王不留行）	简化月经症状量表，血清中 NO 水平	耳穴按压患者月经症状显著改善；NO 水平升高，但无显著差异
Chen/ 2010	134	合谷按压组 / 足三里按压组 / 合谷 - 三阴交按压组 / 空白对照组	VAS 评价疼痛和焦虑程度，简化麦吉尔疼痛调查问卷，月经症状量表	合谷 - 三阴交按压能够缓解疼痛和焦虑程度，合谷按压可以缓解疼痛，足三里按压没有作用
Smith/ 2011	92	针刺组 / 假针组	疼痛强度和时长，痛经症状总体改善程度，服用止痛药次数	针刺组患者疼痛强度更低，但两组间无差异，针刺组疼痛时长、情绪及服用止痛药次数有显著改善

（三）主要研究结果

对照类型	主要结果	证据等级
空白对照	针刺能够降低患者的疼痛程度	弱证据
安慰对照	针刺对患者疼痛程度的缓解及其他症状的改善作用与假针相似	弱证据
标准对照	针刺治疗更能缓解患者的疼痛程度，并且可以提高患者的生活质量，降低因痛经限制工作学习的次数	弱证据
	与非甾体抗炎药或中药治疗比较，针刺治疗更能缓解患者的疼痛程度，且改善患者月经期间的其他症状	弱证据

五、肩痛[1]

肩痛指肩关节及其周围的肌肉筋骨疼痛。肩后部疼痛往往连及胛背，称肩背痛；肩痛而影响上臂甚至肘、手部位的，称肩臂痛。因其均以肩痛为主要临床表现，其他部位的疼痛是由于肩痛而引起，故可统称为肩痛。

---

[1] GREEN S, BUCHBINDER R, HETRICK S. Acupuncture for shoulder pain [J]. The Cochrane Database of Systematic Reviews, 2005（2）：CD005319.

（一）疾病相关信息

1. **流行病学** 流行病学显示肩痛的发病率在 7%~36% 不等，且随着年龄增长，发病率呈现上升趋势。

2. **临床表现** 肩关节周围疼痛是主要表现，部分患者伴有肩关节活动功能障碍。

（二）研究基本特征

1. **文献检索日期** 截止到 2005 年 2 月。

2. **患者纳入标准** 性别不限，16 岁以上肩痛患者。肩痛病程超过 3 个月。若患者存在明显的外伤或系统性炎症病史需排除。

3. **干预手段类型** 传统针刺治疗。

4. **主要结局指标** 疼痛程度，疼痛缓解时间，肩部活动范围，肩部不适感，有效应答率以及副作用。

研究所纳入文献的详细信息参见表 6-1-5。

表 6-1-5 肩痛系统评价纳入文献基本信息

作者 / 年份	例数	干预措施	结局指标	结果
Moore/ 1976	42	针刺组 / 假针组	肩关节运动范围，每组中一半患者给予期望评价	对肩关节运动范围没有改善，但是肩部不适感减轻，作用与期望无关
Berry/ 1980	60	针刺组 / 穴位注射安慰剂合并服用托美丁钠组 / 物理治疗组 / 安慰物理治疗合并安慰托美丁钠组	测角仪记录肩外展程度，VAS 评估疼痛程度	4 组均无明显差异
Yuan/ 1995	98	全息针刺疗法组 / 传统针刺疗法组	有效应答率	全息针刺疗法效果更显著，并能减少针刺疗程
Kleinhenz/ 1999	52	针刺组 / 假针组	调整的肩关节评分量表（CMS）	针刺更能改善肩部活动
Ceccheerelli/ 2001	44	浅刺组 / 深刺组	麦吉尔疼痛调查问卷	2 组都能改善疼痛，深刺组效果更好

续表

作者 / 年份	例数	干预措施	结局指标	结果
Dyson-Hudson/ 2001	18	针刺组 /Trager 身心整合疗法组	修正的轮椅使用者肩痛指数（PC-WUSPI）	二组均能显著改善肩痛程度
Sun/ 2001	35	针刺合并锻炼组 / 锻炼组	功能灵活性、力量和疼痛程度	与锻炼组相比，合并治疗能够更好地改善症状

（三）主要研究结果

对照类型	主要结果	证据等级
空白对照	与单纯锻炼比较，手针配合锻炼更能减轻患者的疼痛程度，改善活动范围	弱证据
安慰对照	针刺治疗能够更好地改善肩部疼痛程度和活动范围	弱证据
标准对照	针刺与类固醇注射在减轻患者疼痛程度、功能活动以及有效应答率上无显著差异	弱证据
	臂丛神经阻滞能更好地减轻患者的疼痛程度	弱证据

六、癌症痛 [1]

癌症痛是由癌症本身以及癌症治疗过程中产生的疼痛。癌性疼痛的原因可分三类：肿瘤直接引起的疼痛，约占 88%；癌症治疗引起的疼痛，约占 11%；肿瘤间接引起的疼痛，约占 1%。

（一）疾病相关信息

1. 流行病学 随着癌症诊疗技术的进步、癌症患者生存时间的延长，癌症痛成为影响癌症患者生活质量的一个严重问题。报道显示 [2]，癌症患者伴有不同程度疼痛的比例为 50%~80%，晚期患者疼痛的比例更是有 60%~90%，其中有 30% 的患者临终前疼痛仍无法得到缓解。

---

[1] PALEY C A, JOHNSON M I, TASHANI O A, et al. Acupuncture for cancer pain in adults [J]. The Cochrane Database of Systematic Reviews, 2011（1）：CD007753.

[2] 王菊勇，许玲，张瑞新，等. 癌痛的中医药治疗 [J]. 中西医结合学报，2011，9（2）：129-134.

2. 临床表现　疼痛比较剧烈，呈持续性疼痛，常常引起患者心理以及精神的异常改变。

（二）研究基本特征

1. 文献检索日期　截止到 2015 年 12 月。

2. 患者纳入标准　性别不限，18 岁以上具有癌症相关疼痛的患者。疼痛必须与癌症的进展相关，化疗导致的神经痛或手术造成的疼痛需排除。癌性骨痛患者可纳入。

3. 干预手段类型　各种类型的侵入性针刺治疗。

4. 主要结局指标　疼痛程度。

研究所纳入文献的详细信息参见表 6-1-6。

表 6-1-6　癌症痛系统评价纳入文献基本信息

作者 / 年份	例数	干预措施	结局指标	结果
Alimi/2003	90	耳针 / 耳针非穴 / 非穴耳压	VAS 评估疼痛程度	耳针显著降低患者的疼痛程度
Chen/2008	66	针刺组 / 药物组（三阶梯疗法）	疼痛缓解强度	两组均可以提高疼痛缓解强度，针刺组更明显
Chen/2013	60	电针组 / 假针组	NRS 评估疼痛程度	电针显著降低患者的疼痛程度
Dang/2008	48	针刺组 / 穴位注射组 / 西药组	镇痛率、生活质量	与西药组相比，针刺组和穴位注射组均能显著提高镇痛率和患者生活质量
Lu/2012	21	电针组 / 假针组	欧洲癌症研究与治疗组织生活质量核心量表（EORTC QLQ-C30）和妇科肿瘤专用量表（QLQ-OV28），包括疼痛评估	基线校正后，两组在缓解疼痛上无差异；电针组更能改善患者社会功能

（三）主要研究结果

对照类型	主要结果	证据等级
安慰对照	与假针相比，针刺治疗能够显著降低患者的疼痛程度	弱证据
标准对照	与 WHO 推荐的三阶梯疗法比较，手针治疗更能有效降低患者的疼痛程度	弱证据

第二节　非疼痛性疾病

一、急性期脑卒中[1]

脑卒中是指由于急性脑循环障碍所致的局部或全面性脑功能缺损综合征，又称急性脑血管病事件。

（一）疾病相关信息

1. **诊断标准**　NIH 神经病学与中风研究所制定的脑卒中诊断标准为：

（1）血栓性脑梗死：临床记录的病史中有急性发作，症状持续 24h 以上或导致死亡的局部脑部症状。病史方面存在主要的一项或次要的两项局部脑部症状。主要的表现包括：①运动，累及一个或多个肢体部位的瘫痪。②感觉，累及一个或多个肢体部位的麻木。③视觉，两眼同向偏盲。④语言，失语。次要表现包括：①复视。②眩晕或平衡异常。③吞咽困难或构音困难。此外，影像学检查报告脑梗死或未发现脑出血。

（2）栓塞性脑梗死：临床记录的病史中有急剧发病，症状持续 24h 以上或导致死亡的局限性脑症状，并且有符合下列标准①②③的症状。①有一项主要的或两项次要的局限脑症状。②有下列脑内栓子的可能来源：瓣膜性心脏病（包括人工心脏瓣膜）、心房颤动或扑动、新发心肌梗死（<4 周）、左心房附壁血栓、左心室血栓、病态窦房结综合征、扩张型心肌病、心脏或动脉的手术或检查、心脏黏液瘤、感染性心内膜炎。③影像学检查诊断脑梗死或未发现脑出血。

（3）脑出血：临床记录的病史中有急剧发病，症状持续 24h 以上或导致死亡的局限性脑症状，并且符合下列之一。①影像学检查有脑出血。②手

---

[1] XU M, LI D, ZHANG S. Acupuncture for acute stroke [J]. The Cochrane Database of Systematic Reviews，2018，3（3）：CD003317.

术时证实脑内出血。③腰穿脑脊液呈血性（非损伤性）。

（4）蛛网膜下腔出血：符合下列两项标准。①临床记录的病史中有急剧发病的以下临床表现：剧烈头痛或入院后初次觉醒时剧烈头痛和 / 或呕吐；意识水平下降；脑膜刺激征；视网膜（玻璃体膜下）出血。②影像学证实在大脑外侧裂、额叶间、基底池或脑室内有血肿或蛛网膜下腔血肿，或腰穿脑脊液呈血性。③手术证实有囊性动脉瘤或动静脉畸形；或血管造影证实有囊性动脉瘤或动静脉异常作为出血来源的证据（如正常血管痉挛或邻近动脉瘤的血块）。

2. **流行病学** 一项 2013 年所做的中国 60 万人群脑血管病流行病学抽样调查报告显示：脑卒中患病率为 1 287.3/10 万，发病率为 274.4/10 万，死亡率为 126.4/10 万。其中，缺血性脑卒中占脑卒中总群体的 69.6%，由此可见，缺血性脑卒中是目前脑血管病中最普遍的类型[1]。

3. **临床表现** 根据脑动脉供血情况，其临床表现主要为：

（1）颈内动脉系统梗死：临床表现多种多样，常见症状包括病灶对侧肢体不同程度的瘫痪、感觉障碍、同侧视力下降、嗜睡、情绪不稳定等。优势半球受累，还可出现语言的表达或理解困难，即失语。

（2）大脑中动脉梗死：主干闭塞常表现为病灶对侧肢体的偏瘫、偏身感觉障碍和偏盲（即"三偏征"）。优势半球受累，可出现失语。

（3）大脑前动脉梗死：除有偏瘫、偏身感觉障碍和面舌瘫外，不能说出物体的名称，注意力不集中。旁中央小叶受累，可有小便失禁。

（4）椎基底动脉梗死：眩晕、耳鸣、视物成双、吞咽困难、声音嘶哑、行走偏歪或四肢瘫痪等。

（5）大脑后动脉梗死：病灶对侧偏盲、记忆力减退、不能识别颜色或手足徐动。

（二）研究基本特征

1. **文献检索日期** 截止到 2017 年 2 月。

2. **患者纳入标准** 性别年龄不限，发病时间 30 天以内的急性期脑卒中患者。

3. **干预手段类型** 在发病 30 天内开始的各种类型的侵入性针刺治疗，不限手针或电针，穴位包括经穴、非经穴、扳机点等。

---

[1] 孙海欣，王文志. 中国 60 万人群脑血管病流行病学抽样调查报告 [J]. 中国现代神经疾病杂志，2018，18（2）：83-88.

4. 主要结局指标　随访（3 个月）结束时死亡、需要依赖他人生活或需要依赖机构照顾情况的发生率。

研究所纳入文献的详细信息参见表 6-2-1。

表 6-2-1　急性期脑卒中系统评价纳入文献基本信息

作者/年份	例数	干预措施	结局指标	结果
Hu/ 1993	30	针刺合并支持性治疗组/支持性治疗组	神经功能改善程度	针刺组显示出更好的神经功能改善
Yu/ 1993	63	头针合并常规治疗组/常规治疗组	运动功能，内皮细胞和脂质过氧化物的含量，血小板聚集性	合并头针治疗能够更好地改善患者运动功能，减少内皮细胞和脂质过氧化物的含量，降低血小板聚集性
Johansson/ 1993	78	理疗组/针刺组	运动功能，平衡能力，日常生活能力，生活质量	针刺组患者恢复更快，与理疗组在运动功能、平衡能力、生活能力上有明显差别
Chen/ 1997	167	常规治疗合并颈部针刺组/常规治疗组	神经功能缺损评分下降 18% 的患者比例	合并治疗组神经功能缺损评分下降 18% 的患者数显著高于常规治疗组
Duan/ 1997	92	针刺合并常规治疗组/常规治疗组	临床有效应答率	针刺合并常规治疗能够明显促进患者神经功能的恢复
Gosman/ 1998	104	常规治疗合并深刺组/常规治疗合并浅刺组/常规治疗组	神经病学评分，日常活动能力，诺丁汉健康量表	3 组在改善神经功能和提高日常生活能力上无显著差异
Jin/ 1999	120	单纯药物组/针刺合并药物组	临床有效应答率	治疗 20~40 天时，针刺合并药物组疗效明显优于单纯药物组
Si/ 1999	42	电针合并药物组/药物组	神经功能缺损恢复程度	电针加药物组患者的神经功能恢复程度明显优于药物组

续表

作者 / 年份	例数	干预措施	结局指标	结果
Johansson/ 2001	150	电针组 / 高强度低频电刺激组 / 低强度高频电刺激组	运动功能，日常生活能力，走路能力，社会能力，生活满意度	3 组之间没有显著差异
Cai/ 2002	76	头针合并常规治疗组 / 常规治疗组	神经功能缺损量表（MESSS）得分变化	与单纯常规治疗比，合并头针能够显著改善患者的临床症状
Huang/ 2002	35	刺血组 / 药物组	神经功能缺损积分	两组均有明显恢复，刺血组的疗效优于药物组
Sze/ 2002	106	常规治疗组 / 针刺组	简式 Fugl-Meyer 评分（FMA），Barthel 指数（BI），功能活动独立性	两组之间没有显著差异
Wu/ 2002	104	药物组 / 针刺合并药物组	MESSS，日常生活能力量表	针刺在改善神经功能缺损上疗效明显，日常生活能力上与药物组相似
Cai/ 2002	35	头针组 / 药物组	血管再通率，梗死灶，神经功能缺损恢复程度	头针组在血管再通、梗死灶收缩及神经功能恢复上有显著优势
Lin/ 2005	80	针刺合并常规治疗组 / 常规治疗组	MESSS 得分变化	合并针刺治疗在改善 MESSS 得分上有显著优势
Park/ 2005	116	针刺合并常规治疗组 / 假针合并常规治疗组	日常生活活动（ADL）得分变化，NIH 中风量表（NIHSS）得分变化，运动力指数，生活质量	两组治疗在各项结局指标上无明显差异
Zhang/ 2005	100	针刺合并常规治疗组 / 常规治疗组	病死 / 残障率	两组患者在病死 / 残障率相对危险度上无显著差异
Dong/ 2006	60	针刺合并常规治疗组 / 常规治疗组	BI	合并针刺治疗显著提高 BI 得分

续表

作者/年份	例数	干预措施	结局指标	结果
Pang/ 2006	68	针刺合并常规治疗组/常规治疗组	ADL	两组治疗均能改善日常生活活动能力，且合并针刺治疗更有优势
Chen/ 2007	80	针刺合并常规治疗组/常规治疗组	SSS，BI，FMA，残障率	两组患者在 SSS、BI 和 FMA 得分上均较治疗前有改善。其中，合并针刺治疗更能改善患者 SSS 得分
Hsieh/ 2007	63	针刺合并常规治疗组/常规治疗组	功能独立自主量表（FIM），FMA 得分变化	合并针刺治疗在改善 FMA 得分上更有优势；两组患者在 FIM 得分上无明显差异
Zhu/ 2007	70	针刺合并常规治疗组/常规治疗组	FMA 得分变化	合并针刺治疗的患者上肢运动功能显著改善，与单纯常规治疗相比较有显著差异
Hopwood/ 2008	92	针刺合并常规治疗组/假针合并常规治疗组	BI，运动力指数，诺丁汉健康量表（NHP）	两组干预方式在脑卒中康复上作用相当，无明显差异
Mu/ 2008	60	针刺合并常规治疗组/常规治疗组	MESSS 得分变化 IL-6、IL-8 水平	两组治疗都能显著改善 MESSS 得分，升高 IL-6 和 IL-8 水平；其中 IL-6 的表达在组间有差异
Wang/ 2008	120	眼针合并常规治疗组/常规治疗组	MESSS 得分变化	和单纯常规治疗比，合并眼针治疗更能改善 MESSS 得分
Shen/ 2012	290	针刺合并常规治疗组/假针合并常规治疗组	NIHSS 得分，中国卒中量表（CSS），卒中特异性生活质量量表（SS-QOL），BI	与假针相比，合并针刺治疗在改善 NIHSS、CSS、SS-QOL 和 BI 得分上均有显著优势
Zhang/ 2013	60	针刺合并常规治疗组/常规治疗组	FMA 得分变化	合并针刺治疗后下肢评分明显高于常规治疗组

续表

作者/年份	例数	干预措施	结局指标	结果
Ou/2014	105	针刺合并常规治疗组/常规治疗组	MESSS 和 FIM 得分变化	两组治疗均能降低 MESSS 得分，提高 FIM 得分，且合并针刺比常规治疗更有优势
Chen/2015	200	针刺合并常规治疗组/常规治疗组	FMA，BI	合并针刺治疗组在改善 FMA 和 BI 的得分上明显优于常规治疗组
Zhang/2015	862	针刺合并常规治疗组/常规治疗组	死亡/残疾数，死亡和需机构照料数	合并针刺没有显著改善，亚组分析显示接受针刺超过 10 次者有显著改善
Chen/2016	250	针刺合并常规治疗组/常规治疗组	NIHSS，FMA	合并针刺治疗显著改善 NIHSS 得分，但对 FMA 得分无显著改善
Guo/2016	40	针刺合并常规治疗组/常规治疗组	MESSS 得分变化	两组患者较治疗前均有改善，合并针刺治疗效果更显著，与单纯常规治疗比有差异
Liu/2016	38	针刺合并常规治疗组/常规治疗组	FMA 得分变化，NIHSS 得分变化	两组患者在 NIHSS 得分上无明显差异；合并针刺治疗更能提高 FMA 得分，但是组间无差异

（三）主要研究结果

对照类型	主要结果	证据等级
空白对照	针刺治疗组发生"死亡或需要依赖他人生活"的情况较对照组稍低，"需要专门机构照顾"的患者数显著降低	弱证据
	针刺治疗能更好地改善神经功能缺损	弱证据
安慰对照	在防止患者"死亡或需要依赖他人生活"方面，针刺治疗具有极小的显著优势；但在防止患者"需要专门机构照顾"方面，针刺的优势增加	
	在改善神经功能缺损上，针刺与假针治疗无明显差异	弱证据

二、失眠[1]

失眠通常以难以入睡和睡眠维持困难为主要特征，是睡眠质量或数量达不到需求并影响日间社会功能的一种主观体验。

（一）疾病相关信息

1. 诊断标准　《中国精神疾病分类方案与诊断标准》中关于失眠症的诊断标准：①以睡眠障碍为几乎唯一的症状，其他症状均继发于失眠，包括难以入睡、睡眠不深、易醒、多梦、早醒、醒后不易再睡、醒后感不适、疲乏或白天困倦；②上述睡眠障碍每周至少发生3次，并持续1个月以上；③失眠引起显著的苦恼或精神活动效率下降，或妨碍社会功能；④不是任何一种躯体疾病或精神障碍症状的一部分。《美国精神疾病诊断标准》（DSM-IV）中关于失眠症的诊断标准：①主诉或是入睡困难，或是难以维持睡眠，或是睡眠质量差；②这种睡眠紊乱每周至少发生3次并持续1月以上；③日夜专注于失眠，过分担心失眠的后果；④睡眠量和/或质的不满意引起了明显的苦恼或影响了社会及职业功能。此外，DSM-IV中还强调在诊断失眠症时，不能把一般认为正常的睡眠时间作为判断偏离程度的标准，因为部分人群（短睡者）只需要很短时间的睡眠，并不认为自己是失眠患者。相反，也有部分人群为其睡眠质量之差痛苦不堪，但他们的睡眠时间从主观上和/或客观上看都在正常范围。

2. 流行病学　根据不同的诊断标准，失眠障碍在自然人群中的患病率大概在10%~15%，年发病率在5%左右[2]。中华医学会神经病学分会睡眠障碍学组2012年制定的《中国成人失眠诊断与治疗指南》显示，45.4%的中国人在过去一年中曾经历过不同程度的失眠。

3. 临床表现　临床表现有入睡困难（入睡时间超过30min）、睡眠不深、

[1] CHEUK D K, YEUNG W F, CHUNG K F, et al. Acupuncture for insomnia [J]. The Cochrane Database of Systematic Reviews, 2012（9）：CD005472.

[2] ROTH T, COULOUVRAT C, HAJAK G, et al. Prevalence and perceived health associated with insomnia based on DSM-IV-TR; International Statistical Classification of Diseases and Related Health Problems, Tenth Revision; and Research Diagnostic Criteria/International Classification of Sleep Disorders, Second Edition criteria: results from the America Insomnia Survey [J]. Biological Psychiatry, 2011, 69（6）：592-600.

易惊醒（整夜觉醒次数大于 2 次）、醒后不易入睡、自觉多梦、早醒、总睡眠时间减少（通常小于 6h）、醒后感到疲乏或缺乏清醒感、白天嗜睡等。同时兼有头痛或头晕、心悸、健忘、易激动、烦躁不安等身心症状。

（二）研究基本特征

1. **文献检索日期** 截止到 2011 年 10 月。

2. **患者纳入标准** 性别年龄不限的睡眠障碍患者。

3. **干预手段类型** 各种类型的针刺治疗，包括穴位按压、激光针刺、头针、电针及经皮神经电刺激疗法等。

4. **主要结局指标** 患者睡眠质量得到改善的比例。

研究所纳入文献的详细信息参见表 6-2-2。

表 6-2-2 失眠系统评价纳入文献基本信息

作者 / 年份	例数	干预措施	结局指标	结果
Lu/ 1998	58	针刺内关合并七叶神安片组 / 单用七叶神安片组	睡眠率	合并治疗更能提高有效率
Chen/ 1999	34	穴位按压组 / 非穴压组 / 谈话组	睡眠质量改善频率 / PSQI	穴位按压对改善睡眠质量效果最显著
Liu/ 2001	86	针刺合并静脉滴注刺五加注射液组 / 静脉滴注刺五加注射液组	有效应答率	合并治疗更能提高有效应答率
Suen/ 2002	130	灯心草耳穴治疗组 / 王不留行耳穴治疗组 / 磁珠耳穴治疗组	夜间睡眠时间，睡眠质量	磁珠耳穴治疗更能提高睡眠质量
Cui/ 2003	120	针刺组 / 艾司唑仑组	有效应答率	针刺组的有效率显著高于艾司唑仑组
Tsay/ 2003	105	穴位按压组 / 非穴压组 / 常规治疗组	PSQI，睡眠日志，SF-36	穴位按压能够显著改善患者睡眠质量和心理状态
Kim/ 2004	—	皮内针组 / 假皮内针组	失眠严重程度指数，阿森斯失眠量表	皮内针能够更好地改善睡眠

续表

作者/年份	例数	干预措施	结局指标	结果
Tsay/2004	108	穴位按压组/经皮穴位电刺激组/常规治疗组	Piper疲乏调查量表，PSQI，贝克忧郁量表	穴位按压和经皮穴位电刺激均能改善患者症状，但两组间无差异
Jian/2005	80	刺五加注射组/刺五加注射合并针刺组	睡眠率	合并治疗组的有效率显著高于刺五加注射组
Sok/2005	40	耳针组/访谈组	睡眠质量，心理障碍程度，躯体功能障碍程度	耳针更能改善睡眠质量，缓解心理和躯体障碍
Zhu/2005	50	电针组/空白组	睡眠障碍症状积分	电针能够显著改善睡眠
Luo/2006	64	针刺合并氯硝西泮组/氯硝西泮组	睡眠状态改善有效率，PSQI	两组在睡眠改善有效率上无差异，但在PSQI分数上有差异，合并治疗组效果更好
Ma/2006	60	阿普唑仑组/阿普唑仑合并针刺组	有效应答率	针药结合更能缓解精神分裂患者的睡眠状况
Tian/2006	78	针药协同组/中药组	有效应答率	针药结合更能改善睡眠
Du/2007	74	针刺组/中药组/针刺合并中药组	睡眠效率	针药结合更能提高睡眠效率
Lv/2007	68	酸枣仁汤组/酸枣仁汤合并针刺组	有效应答率，睡眠时间	针药结合治疗失眠疗效更显著
Hwang/2007	22	针刺组/假针组	睡眠质量，脑血流	针刺显著提高睡眠质量，但脑血流无差异
Tang/2007	80	耳穴贴压合并头面推拿组/常规治疗组	有效应答率	耳穴贴压配合头面推拿更能改善睡眠
Nordio/2008	40	针刺神门穴组/假针组	一般健康问卷，焦虑情况，PSQI	针刺神门更能改善睡眠，缓解患者焦虑状态

续表

作者 / 年份	例数	干预措施	结局指标	结果
Ye/ 2008	60	电针组 / 假针组	失眠严重程度指数，睡眠自评量表，睡眠日志	电针在改善症状上显示出微弱优势
Guo/ 2009	45	针刺组 / 药物组（酒石酸唑吡坦）	PSQI 减分率	针刺能够更好地降低 PSQI 评分，改善睡眠质量
Lee/ 2009	52	皮内针组 / 假皮内针组	失眠严重程度指数，阿森斯失眠量表，心率变异性	皮内针能够更好地改善睡眠及交感神经兴奋性
Sun/ 2010	50	神门穴按压组 / 神门穴轻触组	阿森斯失眠量表	神门穴按压能够更好地改善睡眠
Reza/ 2010	90	穴位按压组 / 非穴按压组 / 常规治疗组	PSQI	穴位按压可以改善睡眠质量，非穴按压与常规治疗组无差异
Lai/ 2010	60	电针合并甘麦大枣汤治疗组 / 甘麦大枣汤对照组	抑郁自评量表（SDS）、焦虑自评量表（SAS）和 PSQI	电针合并甘麦大枣汤可改善患者的睡眠质量和抑郁、焦虑程度，且疗效明显优于单用甘麦大枣汤

（三）主要研究结果

对照类型	主要结果	证据等级
空白对照	针刺能够显著提高患者睡眠质量得到改善的比例，并且可以延长睡眠时间，提高睡眠质量	中等证据
	针刺作为辅助手段能够显著提高患者睡眠质量得到改善的比例，缩短睡眠潜伏期，提高睡眠效率	弱证据
安慰对照	针刺能够显著提高患者睡眠质量得到改善的比例，并且可以缩短睡眠潜伏期，延长睡眠时间，提高睡眠效率	弱证据

三、功能性消化不良 [1]

功能性消化不良是指具有上腹痛、上腹胀、嗳气、食欲不振、早饱、恶心、呕吐等上腹不适症状，经检查排除引起这些症状的器质性疾病的一组临床综合征。症状可持续或反复发作，病程一般规定为超过 1 个月或在 12 个月中累计超过 12 周，部分患者伴有失眠、焦虑、抑郁、头痛、注意力不集中等精神症状。

（一）疾病相关信息

1. **诊断标准**　参照 2016 年罗马 IV 委员会制定的功能性消化不良疾病诊断标准。①必须符合以下 1 点或以上：餐后饱胀不适（以致影响日常活动，至少每周 3 日）；早饱不适感（以致不能完成平常餐量的进食，至少每周 3 日）；上腹痛（以致影响日常活动，至少每周 1 日）；上腹烧灼感（以致影响日常活动，至少每周 1 日）。②常规检查（包括胃镜检查）未发现可解释上述症状的器质性、系统性或代谢性疾病的证据。

2. **流行病学**　流行病学研究结果显示，功能性消化不良的患病率在西方国家为 10%~40%，在亚洲为 5%~30%[2]。国内研究显示，功能性消化不良约占正常人群的 18.9%，占消化内科患者的 40%[3]。

3. **临床表现**　临床表现为上腹痛、上腹胀、嗳气、食欲不振、早饱、恶心、呕吐等上腹不适症状，常以某一个或某一组症状为主，在病程中症状也可发生变化，起病多缓慢，部分患者伴有失眠、焦虑、抑郁、头痛、注意力不集中等精神症状。

（二）研究基本特征

1. **文献检索日期**　截止到 2012 年 2 月。

2. **患者纳入标准**　性别不限，17 岁以上符合罗马 II 或罗马 III 诊断标准

[1] LAN L，ZENG F，LIU G J，et al. Acupuncture for functional dyspepsia [J]. The Cochrane Database of Systematic Reviews，2014（10）：CD008487.

[2] MAHADEVA S，FORD A C. Clinical and epidemiological differences in functional dyspepsia between the East and the West [J]. Neurogastroenterology and Motility：The Official Journal of the European Gastrointestinal Motility Society，2016，28（2）：167-174.

[3] 周福生，祝淑贞. 功能性消化不良发病机制的研究进展 [J]. 中医药学刊，2005（7）：1177-1179.

的功能性消化不良患者。

　　3. **干预手段类型**　各种类型的侵入性针刺或电针治疗。

　　4. **主要结局指标**　症状改善程度、针刺治疗 6 个月后无症状复发。

研究所纳入文献的详细信息参见表 6-2-3。

表 6-2-3　功能性消化不良系统评价纳入文献基本信息

作者 / 年份	例数	干预措施	结局指标	结果
Chang/2010	60	针刺组 / 假针组	尼平消化不良量表，症状积分，生活质量	针刺更能改善消化不良的症状
Tang/2006	62	针刺组 / 药物（多潘立酮）组	症状积分，血浆胃动素，正常胃电百分比	针刺组的症状积分更低，MTL 水平更高，正常胃电百分比更高
Park/2009	68	针刺组 / 非穴组	尼平消化不良量表，生活质量	2 组均能改善消化不良症状，提高生活质量，组间无差异
Shi/2009	90	针刺组 / 药物（西沙必利）组	消化不良症状，发作频率，不良反应	2 组对功能性消化不良均有效，针刺治疗的不良反应率明显低于西药治疗
Yang/2009	80	电针组 / 药物（伊托必利）组	症状积分，胃电图表现，血清 GAS 和血浆 MTL 含量	电针对改善症状、改善胃电图频率和节律、GAS 和 MTL 含量等方面有优势
Jin/2011	60	针刺组 / 假针组	症状积分、生活质量评分及精神心理状态评分	针刺在改善患者症状、提高生活质量、改善心理状态上明显优于假针组
Zhou/2005	126	手针 - 电针组 / 药物（多潘立酮）组	症状积分，通过积分对消化不良亚型评估	两组间无显著差异

（三）主要研究结果

对照类型	主要结果	证据等级
安慰对照	针刺能够更好地改善疾病症状，降低发病频率	弱证据
	同时针刺能够提高生活质量、减轻焦虑及抑郁情绪	弱证据
标准对照	与胃肠道动力药西沙必利或多潘立酮比较，手针或电针治疗虽不能更好地改善患者的疾病症状，但副作用少	弱证据

第三节　其他疾病介绍

除了上述代表性的疼痛及非疼痛性疾病，针刺在其他疾病中的疗效也被广泛证实。表 6-3-1 归纳了 Cochrane 数据库中针刺对其他疾病疗效的研究结果，为临床实践提供一定证据。

表 6-3-1　Cochrane 数据库中针刺治疗其他疾病的总结

疾病	试验数	空白对照	安慰对照	标准对照
肠易激综合征（2012）[1]	17	↑	←→	VS 心理治疗←→
				VS 双歧杆菌←→
				VS 其他药理学治疗↑
抑郁症（2018）[2]	64	↑	↑	↑
自闭症（2011）[3]	10	X	←→	X
风湿性关节炎（2010）[4]	2	X	手针←→	X
			电针↓	

---

[1] MANHEIMER E, CHENG K, WIELAND L S, et al. Acupuncture for treatment of irritable bowel syndrome [J]. The Cochrane Database of Systematic Reviews, 2012, 5（5）: CD005111.

[2] SMITH C A, HAY P P, MACPHERSON H. Acupuncture for depression [J]. The Cochrane Database of Systematic Reviews, 2010（1）: CD004046.

[3] CHEUK D K, WONG V, CHEN W X. Acupuncture for autism spectrum disorders（ASD）[J]. The Cochrane Database of Systematic Reviews, 2011（9）: CD007849.

[4] CASIMIRO L, BARNSLEY L, BROSSEAU L, et al. Acupuncture and electroacupuncture for the treatment of rheumatoid arthritis [J]. The Cochrane Database of Systematic Reviews, 2005（4）: CD003788.

续表

疾病	试验数	空白对照	安慰对照	标准对照
癫痫（2014）[1]	17	X	←→	VS 苯妥英钠←→ VS 丙戊酸钠←→
精神分裂症（2014）[2]	30	X	X	VS 安定药←→ VS 中药↑
不宁腿综合征（2008）[3]	2	X	X	←→
慢性哮喘（2008）[4]	12	X	←→	X
急性踝关节扭伤（2014）[5]	16	↑	X	VS 冷热水治疗↑ VS 冰敷←→ VS 中药←→ VS 制动↑ VS 非甾体抗炎药←→
子宫内膜异位症（2011）[6]	1	X	X	↑
分娩痛（2011）[7]	13	X	↑	↑
戒烟（2014）[8]	38	←→	←→	↓

注：←→表示两者无明显差异；↑表示针刺具有更好的疗效；↓表示针刺的疗效不如与之对照的疗法；X 表示缺乏相关比较。

[1] CHEUK D K, WONG V. Acupuncture for epilepsy [J]. The Cochrane Database of Systematic Reviews, 2014（5）：CD005062.

[2] SHEN X, XIA J, ADAMS C E. Acupuncture for schizophrenia [J]. The Cochrane Database of Systematic Reviews, 2014（10）：CD005475.

[3] CUI Y, WANG Y, LIU Z. Acupuncture for restless legs syndrome [J]. The Cochrane Database of Systematic Reviews, 2008（4）：CD006457.

[4] MCCARNEY R W, BRINKHAUS B, LASSERSON T J, et al. Acupuncture for chronic asthma [J]. The Cochrane Database of Systematic Reviews, 2004, 2003（1）：CD000008.

[5] KIM T H, LEE M S, KIM K H, et al. Acupuncture for treating acute ankle sprains in adults [J]. The Cochrane Database of Systematic Reviews, 2014（6）：CD009065.

[6] ZHU X, HAMILTON K D, MCNICOL E D. Acupuncture for pain in endometriosis [J]. The Cochrane Database of Systematic Reviews, 2011（9）：CD007864.

[7] SMITH C A, COLLINS C T, CROWTHER C A, et al. Acupuncture or acupressure for pain management in labour [J]. The Cochrane Database of Systematic Reviews, 2011（7）：CD009232.

[8] WHITE A R, RAMPES H, LIU J P, et al. Acupuncture and related interventions for smoking cessation [J]. The Cochrane Database of Systematic Reviews, 2014, 2014（1）：CD000009.

第七章 针灸的临床研究

第一节 中 风

一、概述

卒中或中风，又称急性脑血管病事件，指急骤发生的脑组织局部血液循环障碍，并产生相应的局灶神经功能缺损，包括脑供血动脉的破裂或闭塞导致的脑实质出血、蛛网膜下腔出血或脑组织梗死。大部分卒中是缺血性卒中，约占卒中总发病的 70%~80%[1]。缺血性脑卒中又称为脑梗死，由各种原因所致的局部脑组织区域血液供应障碍，导致脑组织缺血缺氧性损伤，进而产生临床上对应的神经功能缺失表现[2]。卒中是导致老年人群残障、生活依赖和丧失社交能力的重要原因。*Lancet* 杂志发布的 2017 全球疾病负担报告（Global Burden of Disease Study 2017）中显示，2017 年中风的全球患病人数达 1 亿人，年发病人数为 1 100 万，并且导致 1 800 万人伴随残障生活[3]。中国全国脑卒中普查项目调研结果显示，40~74 岁成年人首次中风的年发病率从 189/10 万人（2002 年）增至 379/10 万人（2013 年），中风的总体患病率约为 2.06%，且男性发病率高于女性，农村发病率高于城市[4]。脑卒中已经成为我国重要

[1] ZHOU M, WANG H, ZENG X, et al. Mortality, morbidity, and risk factors in China and its provinces, 1990-2017: a systematic analysis for the Global Burden of Disease Study 2017 [J]. Lancet, 2019, 394（10204）: 1145-1158.

[2] YANG G, WANG Y, ZENG Y, et al. Rapid health transition in China, 1990-2010: findings from the Global Burden of Disease Study 2010 [J]. Lancet, 2013, 381（9882）: 1987-2015.

[3] Global, regional, and national incidence, prevalence, and years lived with disability for 354 diseases and injuries for 195 countries and territories, 1990-2017: a systematic analysis for the Global Burden of Disease Study 2017 [J]. Lancet, 2018, 392（10159）: 1789-1858.

[4] GUAN T, MA J, LI M, et al. Rapid transitions in the epidemiology of stroke and its risk factors in China from 2002 to 2013 [J]. Neurology, 2017, 89（1）: 53-61.

的疾病负担和重大的公共卫生问题，因此探索脑卒中的危险因素及有效的防治措施，是国内外目前和今后一段时期努力的方向。

按照疾病的病程发展，脑卒中分为急性期（发病后 2 周以内）、恢复期（2 周~6 个月）和后遗症期（6 个月以上）。

2003 年 WHO 发布的"Acupuncture：Review and Analysis of Reports on Controlled Clinical Trials"指出针刺可以作为治疗脑卒中的一种补充和代替疗法。中国脑卒中康复治疗指南中也强调针刺在脑卒中迟缓性瘫痪期能加速肢体的恢复过程，提高运动功能，同时建议对延髓麻痹的患者给予针刺治疗。

二、临床研究

目前，针灸疗法是国内脑卒中康复治疗的首选方法之一，大量临床报道显示针灸对不同阶段的脑卒中有治疗作用。1997 年，NIH 在其举办的针灸听证会上也推荐针灸疗法应用于中风后遗症[1]。随着现代医学的发展，中医学对"中风"的认识不断加深，针刺治疗中风取得了很大的进展。由于中风病机复杂，涌现出一系列针刺治疗方案。石学敏院士认为中风的关键病机是"窍闭神匿、神不导气"，由此创立醒脑开窍针刺法，侧重内关、人中、三阴交为主穴，极泉、委中、尺泽为辅穴[2]。基于督脉痹阻，则脑脉瘀阻、神机失用产生的"通督调神"法侧重使用人中、百会、四神聪、大椎、至阳、命门等穴[3]。基于"肾虚血瘀"的补肾活血针法侧重选取百会、涌泉、太溪、三阴交、阴谷、肾俞、内关、血海、足三里、膈俞[4]。归纳上述不同针刺方案，针刺治疗中风的常用穴主要包括百会、丰隆、人中、神门、足三里、内关和三阴交等。

---

[1] 韩济生. 美国国立卫生研究院（NIH）举办针灸听证会——一次历史性的盛会 [J]. 中国针灸，1998（3）：59-60.

[2] 石学敏."醒脑开窍"针刺法治疗中风病 9005 例临床研究 [J]. 中医药导报，2005（1）：3-5.

[3] 张捷，李蕾，韦玲，等."通督调神"学术思想在脑病治疗中的应用 [J]. 中国民间疗法，2014，22（9）：5-6.

[4] 李斌，李家康. 针刺补肾活血法治疗缺血性中风的疗效观察 [J]. 中医药学刊，2004（11）：2106-2107.

（一）急性期的针灸效应

1. **标准对照**　针刺治疗急性期脑卒中的临床试验主要集中在缺血性脑卒中的治疗上，很少涉及出血性脑卒中。虽然针刺治疗简单安全，但是仍然需要大量设计良好的临床试验来证实其有效性。一项纳入 8 个随机对照研究的 Meta 分析发现，与西药相比，针刺能够改善急性脑卒中患者的功能障碍和神经功能缺损[1]。

2. **安慰对照**　一项纳入 92 名脑卒中患者的研究比较针刺或侵入式假针刺对患者功能的改善作用，结果显示两组间差异虽然不具有统计学意义，但是随着时间的推移，针刺组患者的功能改善更加明显，值得进一步探究[2]。

3. **空白对照**　研究显示，在改善急性脑卒中患者的膀胱排空不全症状上，针刺疗法具有显著优势[3]。一项 Meta 分析显示，与空白对照相比，针刺疗法对急性脑卒中后失语没有明显的治疗作用[4]。大量研究将针刺作为辅助疗法配合常规疗法使用。在降低死亡率方面，针刺合并常规疗法与单用常规疗法虽无统计学差异，但具有明显降低死亡率和致残率的趋势；在改善患者功能方面，与常规疗法相比，针刺合并常规疗法能够显著提高患者的运动功能[5,6]。此外，一项比较针刺配合常规疗法和单用常规疗法治疗急性期脑卒中的研究发现，当使用功能独立性评定（functional independence measure，

[1] WANG Y，SHEN J，WANG X M，et al. Scalp acupuncture for acute ischemic stroke：a meta-analysis of randomized controlled trials [J]. Evidence-based Complementary and Alternative Medicine，2012，2012：480950.

[2] HOPWOOD V，LEWITH G，PRESCOTT P，et al. Evaluating the efficacy of acupuncture in defined aspects of stroke recovery：a randomised，placebo controlled single blind study [J]. Journal of Neurology，2008，255（6）：858-866.

[3] YU K W，LIN C L，HUNG C C，et al. Effects of electroacupuncture on recent stroke inpatients with incomplete bladder emptying：a preliminary study [J]. Clinical Interventions in Aging，2012（7）：469-474.

[4] XIE Y，WANG L，HE J，et al. Acupuncture for dysphagia in acute stroke [J]. The Cochrane Database of Systematic Reviews，2008（3）：CD006076.

[5] HSIEH Y W，LIN J H，WANG C H，et al. Discriminative，predictive and evaluative properties of the simplified stroke rehabilitation assessment of movement instrument in patients with stroke [J]. Journal of Rehabilitation Medicine，2007，39（6）：454-460.

[6] ZHANG S，WU B，LIU M，et al. Acupuncture efficacy on ischemic stroke recovery：multicenter randomized controlled trial in China [J]. Stroke，2015，46（5）：1301-1306.

FIM）量表或 Fugl-Meyer 运动功能评定（FMA）量表总表时，针刺未表现出显著优势，但是当使用 FIM 中淋浴 / 入厕转移分数或 FMA 量表中下肢运动功能亚表时，针刺则具有显著的改善作用。这提示在设计针刺试验时，怎样选择评价指标，怎样充分理解和运用评价量表对试验的结果可能存在一定程度上的影响[1]。

（二）恢复期的针灸效应

1. 标准对照 在中风恢复期的研究中，针刺与物理治疗的作用是否相当仍存在争议。一项纳入 300 例脑卒中患者的多中心随机对照试验显示，针刺治疗和物理治疗在改善患者功能上疗效相当[2]。然而，有研究将物理治疗、针刺、物理治疗结合针刺三组进行比较，结果显示，接受针刺治疗的脑卒中患者比接受物理治疗的治疗效果差，而物理治疗结合针刺也没有显示出统计学优势[3]。

2. 安慰对照 与假针对照比较，针刺能够显著改善患者的运动功能[4]。另一项纳入 116 例脑卒中恢复期患者的随机对照研究发现，虽然针刺对每日活动的恢复及与健康相关的生活质量没有明显改善作用，但对症状较重患者的下肢功能有一定恢复作用[5]。

3. 空白对照 与空白对照相比，研究均显示针刺能够更好地恢复患者的运动功能。一项纳入 126 例患者的多中心随机对照试验结果表明，针刺治疗

[1] ALEXANDER D N，CEN S，SULLIVAN K J，et al. Effects of acupuncture treatment on poststroke motor recovery and physical function：a pilot study [J]. Neurorehabilitation and Neural Repair，2004，18（4）：259-267.

[2] ZHUANGL L X，XU S F，D'ADAMO C R，et al. An effectiveness study comparing acupuncture，physiotherapy，and their combination in poststroke rehabilitation：a multicentered，randomized，controlled clinical trial [J]. Alternative Therapies in Health and Medicine，2012，18（3）：8-14.

[3] BAI Y L，LI L，HU Y S，et al. Prospective，randomized controlled trial of physiotherapy and acupuncture on motor function and daily activities in patients with ischemic stroke [J]. Journal of Alternative and Complementary Medicine，2013，19（8）：684-689.

[4] YANG A，WU H M，TANG J L，et al. Acupuncture for stroke rehabilitation [J]. The Cochrane Database of Systematic Reviews，2016，2016（8）：CD004131.

[5] PARK J，WHITE A R，JAMES M A，et al. Acupuncture for subacute stroke rehabilitation：a Sham-controlled，subject-and assessor-blind，randomized trial [J]. Archives of Internal Medicine，2005，165（17）：2026-2031.

能够更好地提高缺血性脑卒中患者恢复期的运动功能 [1]。

三、作用机制

随着对缺血性脑血管病病理生理研究的深入，针刺对缺血性脑损伤保护机制的研究也不断深入。一系列临床研究表明针刺主要通过调节神经化学物质的释放，改善血流动力学及脑微血管循环，提高脑代谢、神经元活性和特定脑区的功能来改善脑缺血损伤。动物研究表明针刺治疗的作用可能与抑制损伤后炎症反应和细胞凋亡、刺激神经元和血管再生、影响神经可塑性有关。

（一）调节神经化学物质的释放

急性中风所致偏瘫患者的四肢运动能力和生活能力可被电针刺激提高，电针的这种治疗作用与降低患者血清中神经特异性烯醇、S100B 蛋白和 ET 的水平有关 [2]。蛋白质组学研究发现中风患者接受电针刺激后，血清中的丝氨酸蛋白酶抑制剂 G1 蛋白的表达下降，同时凝溶胶蛋白、补体 I、补体 C3、补体 C4B 和 β_2 糖蛋白 1 蛋白表达上调，这表明电针可以对中风患者血清中多种蛋白起到调节作用 [3]。

（二）调节血流动力学

针刺可调节脑血管的舒缩运动，促进脑侧支循环的启动和血管重建，改善脑缺血缺氧状态。研究发现针刺能够诱导大脑微血管血流灌注量的改变，从而改变血压和心血管活动，最终影响脑循环 [4]。此外，激光多普勒血流仪检测发现针刺可以增加脑卒中患者患侧脑区微血管血流量，降低血流阻力。同

[1] CHEN L F, FANG J Q, WU Y Y, et al. Motor dysfunction in stroke of subacute stage treated with acupuncture: multi-central randomized controlled study [J]. Chinese Acupuncture and Moxibustion, 2014, 34（4）: 313-318.

[2] ZHANG H, KANG T, LI L, et al. Electroacupuncture reduces hemiplegia following acute middle cerebral artery infarction with alteration of serum NSE, S-100B and endothelin [J]. Current Neurovascular Research, 2013, 10（3）: 216-221.

[3] PAN S, ZHAN X, SU X, et al. Proteomic analysis of serum proteins in acute ischemic stroke patients treated with acupuncture [J]. Experimental Biology and Medicine, 2011, 236（3）: 325-333.

[4] HSIU H, HSU C L, CHEN C T, et al. Effects of acupuncture on the harmonic components of the radial arterial blood-pressure waveform in stroke patients [J]. Biorheology, 2013, 50（1-2）: 69-81.

时，光谱分析结果表明卒中患者患侧脑血管舒张可以减低交感神经活动[1]。

（三）调节相关脑区代谢

针刺可以调节缺血性卒中患者大脑相关功能区的葡萄糖代谢，活化脑区结构，诱发可塑性[2]。此外，研究显示针刺治疗后，脑卒中患者运动皮质可观察到持久的功能变化[3]。

（四）抗氧化、抑制炎症反应和细胞凋亡

有研究采用电针刺激局部脑缺血小鼠，发现电针能够促进小鼠组织和功能恢复，并发现该作用可能与 ACh/eNOS 调节的脑灌注量增加有关[4]。针刺能够通过抑制 TLR4/NF-κB 通路发挥抗炎作用，继而改善脑卒中导致的认知损害[5]。细胞凋亡也是脑缺血损伤的重要机制之一。研究发现针刺可以激活 PI3K-Akt 信号通路，继而抑制脑细胞凋亡，增加血清 PI3K 激活物脑源性神经营养因子和神经胶质细胞源性神经营养因子的分泌水平，从而缓解脑损伤[6]。

（五）刺激神经再生和血管再生

针刺可以提高大脑缺血区边缘的神经再生能力[7]，同时促进海马齿状回

[1] HSIU H, HUANG S M, CHEN C T, et al. Acupuncture stimulation causes bilaterally different microcirculatory effects in stroke patients [J]. Microvascular Research, 2011, 81（3）: 289-294.

[2] HUANG Y, TANG C, WANG S, et al. Acupuncture regulates the glucose metabolism in cerebral functional regions in chronic stage ischemic stroke patients--a PET-CT cerebral functional imaging study[J]. BMC Neuroscience, 2012（13）: 75.

[3] YANG Y, EISNER I, CHEN S, et al. Neuroplasticity Changes on Human Motor Cortex Induced by Acupuncture Therapy: A Preliminary Study [J]. Neural Plasticity, 2017, 2017: 4716792.

[4] KIM J H, CHOI K H, JANG Y J, et al. Electroacupuncture acutely improves cerebral blood flow and attenuates moderate ischemic injury via an endothelial mechanism in mice [J]. PloS one, 2013, 8（2）: e56736.

[5] LAN L, TAO J, CHEN A, et al. Electroacupuncture exerts anti-inflammatory effects in cerebral ischemia-reperfusion injured rats via suppression of the TLR4/NF-κB pathway [J]. International journal of molecular medicine, 2013, 31（1）: 75-80.

[6] CHEN A, LIN Z, LAN L, et al. Electroacupuncture at the Quchi and Zusanli acupoints exerts neuroprotective role in cerebral ischemia-reperfusion injured rats via activation of the PI3K/Akt pathway [J]. International Journal of Molecular Medicine, 2012, 30（4）: 791-796.

[7] WU Z, HU J, DU F, et al. Long-term changes of diffusion tensor imaging and behavioural status after acupuncture treatment in rats with transient focal cerebral ischaemia [J]. Acupuncture in Medicine: Journal of the British Medical Acupuncture Society, 2012, 30（4）: 331-338.

的细胞再生 [1]。有研究采用电针刺激缺血性卒中大鼠后，检测到缺血区边缘有血管再生和脑血流量的提高 [2]。

四、研究范例

针刺对缺血性中风亚急性期疗效的多中心、随机对照研究 [3]。

（一）背景和目的

中风病是全球导致成年人死亡的第二大原因，致残的第一大原因。中国更是中风病的高发国家，每年有 150 万 ~200 万新发患者，是致死致残的首要原因。文章反复提到中风是致残首要原因，同时强调相较于西方国家在中风早期介入康复治疗，我国的中风康复治疗不够健全，导致依赖他人生活的患者比例较高。针刺作为被频繁用于治疗缺血性中风的补充替代疗法，可能与西方的康复治疗有相似作用。目前已有大量试验研究针刺对中风的有效性，但结果不一，存在争议。据此作者提出鲜明的科学问题。

（二）方法

试验设计：该研究为多中心、随机、对照单盲试验，分为预试验和正式试验两部分，并在中国临床试验注册中心进行国际注册。

纳排标准：首先患者需符合 WHO 对缺血性中风的诊断标准，并通过头颅 CT 或 MRI 排除颅内出血。在此基础上纳入 18~85 岁缺血性中风后 3~10 天并伴有肢体瘫痪的住院患者。另外，该研究还对肢体瘫痪做了细致的说明，指患者无法独立完成走路、吃饭或穿衣等行为。为了进一步明确纳入人群，该研究排除在中风之前就无法独立完成日常行为的患者，无法完成试验疗程或针刺点有感染的患者，失语或不清醒无法完成评价的患者以及发生严重并发症的患者。

[1] SHIN H K, LEE S W, CHOI B T. Modulation of neurogenesis via neurotrophic factors in acupuncture treatments for neurological diseases [J]. Biochemical Pharmacology, 2017, 141: 132-142.

[2] DU Y, SHI L, LI J, et al. Angiogenesis and improved cerebral blood flow in the ischemic boundary area were detected after electroacupuncture treatment to rats with ischemic stroke [J]. Neurological Research, 2011, 33（1）: 101-107.

[3] ZHANG S, WU B, LIU M, et al. Acupuncture efficacy on ischemic stroke recovery: multicenter randomized controlled trial in China [J]. Stroke, 2015, 46（5）: 1301-1306.

样本量估算：基于 6 个月时患者终点事件（死亡或无法独立生活）的绝对风险，假设对照组风险为 30%，针刺组风险为 20%；考虑到脱失率 10%~20%，α=0.05，β=0.80，每个组需要 400 例患者。

随机和分配隐藏：采用中心分层，由计算机产生随机号。每个随机号装在一个不透明信封里。在患者签署知情同意书后，针刺医师打开信封获取患者分组。

针刺干预：两个组都接受常规治疗，每个分中心的常规治疗方式可能略有不同，但是要求患者在固定的一个中心接受常规治疗，避免了中心的差异性。治疗组患者在常规治疗基础上接受附加的针刺治疗，每周 5 次，预试验治疗 3~4 周，正式试验治疗 3 周。治疗采用"醒脑开窍"针法，所有针刺医师进行统一培训。

结局指标：人口统计学和临床特征在患者入组时被记录。治疗过程中的不良事件会被实时监控及记录。治疗前后评价神经损伤的严重程度，第 3 和 6 个月采用 Barthel 量表评价日常活动能力。主要结局指标是：6 个月时死亡率和 Barthel 量表评估的无法独立生活的发生率；6 个月时的死亡率和需要机构照顾的发生率。次要结局指标是：病死率；神经损伤分数的变化。

（三）结果

共纳入 862 例患者，其中 783 例完成研究。在 3 个月时，针刺组死亡或无法独立生活的患者（113/410，27.6%）少于对照组（137/403，34.0%），这一趋势持续到 6 个月 [针刺组（80/385，20.8%），对照组（102/396，25.8%）]，但两组之间差异无统计学意义。同样，两组患者在死亡率和需要机构照顾的发生率上差异也无统计学意义。试验在开始之前预先设计了一个亚组分析，即评估接受了 10 次以上针刺治疗的患者的差异，结果显示针刺的优势更加明显，且差异具有统计学意义。两组的死亡率没有差异，但是针刺组患者的神经损伤有更大的缓解。针刺组的不良事件发生率为 7.6%，对照组为 8.3%，最常见的与针刺相关的不良事件是疼痛。

（四）结论

该研究的主要目的是评估针刺对亚急性期中风的有效性和安全性。结果显示，针刺是一个安全的治疗方式，但是在降低死亡率和提高独立生活能力方面没有显著确切的收益。虽然主要结局指标是阴性结果，但针刺作为常规治疗的附加手段，可以降低急性脑卒中的死亡率和致残率，尤其是在针刺疗程超过 10 次的患者中。

（五）启发与转化

首先，科学问题鲜明。目前针刺治疗急性中风的临床研究中虽然有阳性结果，但因方法学设计存在一定问题，没有得到国内外广泛认可。作者详细阐明了目前存在的方法学问题，包括样本量小、结局指标未选用国际认可的评价指标、随机和分配隐藏的方法不清、缺乏长时间的随访观察等。因此该团队设计了大样本、方法学严谨的试验，以评价针刺治疗缺血性中风亚急性期的疗效和安全性。

第二，方法学设计严谨。正如作者所言，我国的临床研究还存在较大的方法学问题，也阻碍了针刺疗法在国际上的推广。因此，本试验具有良好的方法学设计。首先样本量是通过科学样本估算得出的，并且是迄今为止样本量最大（862 例）的针刺治疗中风的随机对照研究。其次，具备完整的随机、分配隐藏、盲法设计，且有长达 6 个月的随访观察期。最后，该研究采用 Barthel 量表评估的残疾和死亡率是国际上公认的急性中风评价指标。

第三，预先设计亚组分析。考虑到针刺治疗期较长，患者可能无法完成全部疗程的问题，该团队预先设计了亚组分析，评价完成 10 次以上针刺治疗的患者的疗效。结果显示，虽然总人群的组间比较未达到统计学意义，但是单独评价完成 10 次以上针刺治疗的人群时，针刺能够显著降低中风患者的死亡率。由此可见，针刺的刺激量对于针刺的疗效有重要影响。

虽然该研究也存在缺乏假针对照来证明针刺的特异性作用，针刺治疗时间过长造成脱落等问题，但是其严谨的方法学设计及明确的试验目的是值得我们学习的。

2016 年 9 月新英格兰医学杂志发表一篇文章诠释当临床试验得到阴性结果时，研究者需结合研究背景、设计方案、过程管理、数据分析等方面进行科学推断，不可轻易做出阴性的决断结论。本研究在主要指标阴性结果时，进一步通过亚组分析以及试验过程方案实施情况分析，发现治疗方案的依从性对试验的重要性，得出针刺有效刺激量需达到 10 次以上才可能发挥降低中风患者死亡率的作用。

第二节 偏 头 痛

一、概述

偏头痛是一种常见的慢性神经血管性疾病，其病情特征为反复发作、一侧或双侧搏动性的剧烈头痛且多发生于偏侧头部，可合并自主神经系统功能障碍如恶心、呕吐、畏光和畏声等症状，约 1/3 的偏头痛患者在发病前可出现神经系统先兆症状。欧洲人群患病率大约为 15%，亚洲人群患病率为 8%~13%，我国偏头痛的患病率为 9.3%，女性比男性多三倍。世界卫生组织发布的 2013 年全球疾病负担调查结果表明，偏头痛为人类第三位常见疾病，按失能所致生命年损失（years lived with disability，YLD）计算，偏头痛为第六位致残性疾病。超过 1/2 的偏头痛患者会影响工作或学习。在加拿大，据估计有 20% 的旷工是因偏头痛导致的。在欧洲，偏头痛患者的治疗费比其同龄人多花费 87%[1]。偏头痛会增加缺血性卒中、冠心病、不稳定心绞痛和短暂性脑缺血等疾病的患病风险，其反复发作可导致认知功能下降和亚临床的脑白质病变。此外，偏头痛还可与多种精神疾病如焦虑、抑郁等共患。

根据 2014 年《循证针灸临床实践指南：偏头痛》指南，针灸治疗偏头痛以行气活血、疏通少阳为治疗原则。发作期以通络止痛、辨经论治为主，主穴有丝竹空、率谷、太阳、风池、合谷、太冲、足临泣等；缓解期以疏通经络为主，配合辨证论治，综合采用多种针灸疗法。取穴原则为发作期以少阳经穴、阿是穴为主，配合辨经取穴及耳穴；缓解期在发作期取穴基础上结合辨证配穴，肝阳上亢型加颔厌透悬颅、列缺、太溪、行间，痰浊型加颔厌透悬颅、列缺、丰隆、内关，瘀血型加膈俞、血海、足三里、三阴交，肾虚、气血不足型加足三里、气海、三阴交、太溪、肾俞。

[1] FISHMAN P, VON KORFF M, LOZANO P, et al. Chronic care costs in managed care [J]. Health Affairs, 1997, 16（3）: 239-247.

二、临床研究

虽然药物疗法对疾病有一定的缓解，但也伴随着副作用，如低血压、恶心、抑郁、嗜睡、少数肾损害等。据统计结果显示 50% 的慢性偏头痛和 27% 偏头痛发作患者更喜欢选择非药物治疗和补充疗法治疗偏头痛，其中包括针灸。1980 年，世界卫生组织将偏头痛列入针灸治疗的推荐病谱。1998 年，美国国立卫生研究院指出，针灸可以成为一种有用的辅助治疗方法，或可以接受的替代方案治疗头痛。2007 年，在美国头痛协会（AHS）发表的"Evidence-based guidelines for migraine headache：behavioral and physical treatments"中肯定了针刺治疗偏头痛疗效。最近的研究报道介绍，来自神经科门诊的患者当中约有12% 已经试过针灸，73% 将愿意去尝试。英国国立健康与临床优化研究所建议，如果使用托吡酯和普萘洛尔不合适或无效，可在 5~8 周内进行 10 次针灸，从而能预防性治疗偏头痛发作。针刺治疗偏头痛的临床研究常用选穴有百会、风池、丝竹空、率谷、完骨、颔厌、悬颅、头维、合谷、太渊、中脘、丰隆、足三里和足临泣等 [1]。

（一）标准对照

标准对照多采用常规治疗药物作为对照，研究中多使用一种药物。如有研究采用抗癫痫药托吡酯作为阳性对照组，结果显示针刺可较托吡酯更有效地降低每月的发病次数和改善伴随症状 [2]；再如，有研究选择丙戊酸作为阳性对照组，纳入100 名偏头痛患者，随机分入针刺组和药物组，并在治疗3 个月、6 个月时进行疗效评估，结果发现在疼痛强烈的前 3 个月时丙戊酸的止痛效果优于针刺，但在 6 个月时针刺组的复发率为 0，优于药物组的 57.8% [3]。也

[1] 赵凌，任玉兰，梁繁荣. 基于数据挖掘技术分析历代针灸治疗偏头痛的用穴特点 [J]. 中国针灸，2009，29（6）：467-472.

[2] YANG C P, CHANG M H, LIU P E, et al. Acupuncture versus topiramate in chronic migraine prophylaxis: a randomized clinical trial [J]. Cephalalgia：An International Journal of Headache, 2011, 31（15）：1510-1521.

[3] FACCO E, LIGUORI A, PETTI F, et al. Acupuncture versus valproic acid in the prophylaxis of migraine without aura: a prospective controlled study [J]. Minerva Anestesiologica, 2013, 79（6）：634-642.

有研究选择联合用药作为对照组评估针刺的有效性，结果显示针刺的疗效要优于氟桂利嗪联合对乙酰氨基酚，不仅能缓解偏头痛的疼痛还可改善心理问题[1]。双盲双模拟的设计具有较好的蒙蔽性，有研究采用针刺联合安慰剂与假针联合氟桂利嗪做对比，发现针刺比氟桂利嗪更明显地减少偏头痛发作的天数，但在减轻疼痛强度和改善生活质量上没有发现显著差异[2]。

（二）安慰对照

标准对照可以说明针刺的有效性，而安慰对照则可更好地证明针刺和穴位的特异性。为了排除针刺治疗偏头痛的安慰剂效应，有研究在设置了针刺与标准对照舒马普坦肌内注射组后，又增加了肌内注射安慰剂组；总共纳入179名偏头痛患者，结果显示针刺组与舒马普坦药物组疗效均优于安慰剂组，但是疼痛严重时，舒马普坦比针刺更能缓解疼痛[3]。

设置非穴对照组，可以更好地说明穴位的特异性。在采用耳穴治疗偏头痛的研究中，94位患者分别随机分入具有治疗作用的耳穴组与对偏头痛无治疗作用的耳穴组，结果显示特定耳穴对偏头痛有很好的治疗作用，而对照组则无明显疗效。非穴对照组的设置易于出现阴性结果，如发表在 *Lancet Neurology* 上的大样本随机对照试验，设置了针刺组、假针刺组、标准治疗组，结果发现针刺组和假针刺组均优于标准治疗组，但是针刺组与假针刺组之间无显著差异，说明针刺对偏头痛有治疗作用但不具有特异性[4]。有研究将28名患者分入针刺组与浅刺组，结果显示针刺组与浅刺组疗效无差异。虽然

[1] VIJAYALAKSHMI I, SHANKAR N, SAXENA A, et al. Comparison of effectiveness of acupuncture therapy and conventional drug therapy on psychological profile of migraine patients [J]. Indian Journal of Physiology and Pharmacology, 2014, 58（1）：69-76.

[2] WANG L P, ZHANG X Z, GUO J, et al. Efficacy of acupuncture for migraine prophylaxis：a single-blinded, double-dummy, randomized controlled trial [J]. Pain, 2011, 152（8）：1864-1871.

[3] MELCHART D, HAGER S, HAGER U, et al. Treatment of patients with chronic headaches in a hospital for traditional Chinese medicine in Germany. A randomised, waiting list controlled trial [J]. Complementary Therapies in Medicine, 2004, 12（2-3）：71-78.

[4] DIENER H C, KRONFELD K, BOEWING G, et al. Efficacy of acupuncture for the prophylaxis of migraine：a multicentre randomised controlled clinical trial [J]. The Lancet Neurology, 2006, 5（4）：310-316.

浅刺组具有很好的蒙蔽性，但是也不可否认其治疗的作用[1]。

（三）空白对照

近年来，设置等待治疗组的方案正在增加，增设空白对照组能排除疾病本身具有的自愈性或其他因素对试验的影响。类似的研究有发表在 *JAMA Internal Medicine* 上的针刺预防偏头痛发作的临床试验，同时设置了 3 个治疗组别，研究证实针刺组相比非穴组和等待治疗组具有长期减少偏头痛发作的作用[2]。

三、作用机制

临床研究表明针刺可通过改变疼痛相关脑区代谢、改善脑血流和调节神经网络的功能连接来缓解疼痛症状。动物研究表明，针刺治疗的作用可能与降低下行疼痛调控系统的中央导水管周围灰质、延髓腹内侧部和三叉神经脊束核尾侧核 5-HT 含量、抑制降钙素基因相关肽和抗炎因子有关。

（一）针刺调节血流动力学

目前偏头痛的发病机制学说主要有血管源学说、神经源学说、三叉神经血管学说，其中血管源学说是最具公信力的学说。研究显示在针刺太冲穴后，偏头痛患者大脑中动脉的血流速度可见显著增加。有研究将偏头痛患者分为针刺组和假针刺组，分别给予 8 周干预，发现针刺组偏头痛患者疼痛缓解程度明显优于假针刺组，并能显著改善自主刺激的脑血管反应功能紊乱。NO 是内皮依赖性舒张因子的主要成分，在脑部血液循环中具有类似神经递质的信息传递功能，NO 对保持偏头痛状态非常重要。偏头痛患者服用三硝酸盐后可诱发头痛，这与体内硝化甘油生成 NO 有关。研究显示，在针刺前偏头痛患者血浆中 NO 水平比正常人高 55%，在第 1 次针刺治疗后 NO 水平下降了 4.86%，在 5 次治疗后 NO 水平显著下降了 30.63%，两次 NO 水平相差 27.08%[3]。

[1] ALECRIM-ANDRADE J，MACIEL-J NIOR J A，CLADELLAS X C，et al．Acupuncture in migraine prophylaxis：a randomized sham-controlled trial [J]．Cephalalgia：an International Journal of Headache，2006，26（5）：520-529.

[2] ZHAO L，CHEN J，LI Y，et al．The Long-term Effect of Acupuncture for Migraine Prophylaxis：A Randomized Clinical Trial [J]．JAMA Internal Medicine，2017，177（4）：508-515.

[3] G ND ZTEPE Y，MIT S，GE IOGLU E，et al．The impact of acupuncture treatment on nitric oxide（NO）in migraine patients [J]．Acupuncture and Electro-therapeutics Research，2014，39（3-4）：275-283.

（二）针刺调节神经递质

5-HT 是参与下行疼痛调控的主要递质。偏头痛能使下行疼痛调节区域 5-HT 不同类型的受体及 5-HT 分泌水平发生相应的改变。电针可以增加偏头痛大鼠血浆中 5-HT 含量，降低下行疼痛调控系统中央导水管周围灰质、延髓腹内侧部和三叉神经脊束核尾侧核中 5-HT 含量。兴奋性神经递质增强如 Glu，可促进自发皮质扩散性抑制，参与触发偏头痛的中枢机制。动物实验证明，偏头痛大鼠存在兴奋性谷氨酸能中间神经元数目增加和谷氨酸能神经元兴奋性增强的现象，电针可以逆转这种现象，降低血浆中谷氨酸含量。在电刺激三叉神经节形成的大鼠偏头痛模型中，电针可通过激活大麻素 1 受体从而抑制降钙素基因相关肽和三叉神经节中促炎因子的分泌发挥镇痛作用。

（三）针刺调节相关脑区代谢

通过 PET-CT 技术观察到偏头痛患者在接受短暂的针刺治疗后，葡萄糖水平在与疼痛有关的脑区如额中回、前扣带回、后扣带回和岛叶等部位发生了改变，而假针刺激引起葡萄糖改变的脑区则没有显著规律。

（四）针刺调节神经网络

静息态 fMRI 研究发现，偏头痛患者存在额叶和颞叶功能连接的下降，而在针刺治疗后则表现为这两个脑区的功能连接增强。结合功能磁共振技术的 8 周随机对照试验的研究结果显示，针刺可调节参与外侧痛觉系统、内侧痛觉系统、默认网络和疼痛认知处理相关脑区的区域一致性，并且疼痛的降低程度与两组前扣带回增加的区域一致性存在显著相关。

四、研究范例

关于针刺治疗偏头痛持续效应的随机对照临床研究[1]。

（一）背景和目的

在神经系统疾病中，偏头痛的环境敏感性使其成为致残和增加社会负担的主要原因。在美国，偏头痛发病率为 14.9%，亚洲为 8.4%~12.7%。25%~38% 的偏头痛患者需要预防性治疗。药物治疗如双丙戊酸钠、托吡酯、美托洛尔和普萘洛尔等被推荐用于偏头痛的预防。但是，这样的治疗经常伴

[1] ZHAO L，CHEN J，LI Y，et al. The Long-term Effect of Acupuncture for Migraine Prophylaxis：A Randomized Clinical Trial [J]. JAMA Internal Medicine，2017，177（4）：508-515.

随着不良反应风险的增加，如体重增加、疲劳、失眠和胃肠不耐受等。过度使用镇痛药和抗偏头痛药物可导致药物过度使用性头痛并能增加头痛的频率。由于这些常规治疗的局限，需要寻找有效的低风险干预措施。在中国和西方国家，针刺广泛用于偏头痛的治疗。针刺具有缓解偏头痛发作时疼痛和减少发作频率的作用。一些小样本的试验显示针刺相比假针可以显著减轻偏头痛的强度、减少发作频率和发作天数，而一些试验则报道两组没有差异。不一致的结果可能是由于试验的设计和研究对象的选择存在差异。针刺的持续效应是成功预防和减少偏头痛再发作的关键。在预防偏头痛发作方面，针刺是否优于假针这一个重要问题还没被回答。因此，设计了 24 周、多中心、三臂平行对照试验，比较针刺、假针和等待治疗对于偏头痛患者的持续效应。

（二）方法

纳入标准：18~65 岁，男女不限，偏头痛发作在 50 岁之前；在纳入前 3 个月急性偏头痛发作频率为每月 2~8 次；偏头痛病程至少 1 年；完成基线的头痛日记；填写知情同意书。排除标准：器质性疾病引起的头痛；患有神经系统、免疫系统、出血性疾病和过敏等疾患；近 3 个月使用药物进行偏头痛的预防；怀孕、哺乳和计划 6 个月内怀孕；正在参加其他的临床试验。

样本量估算：基于之前的研究，16 周治疗后针刺组偏头痛发作次数为 2.7 次，假针刺组为 3.7 次，考虑到 15% 的脱失率，$\alpha=0.05$，$\beta=0.90$，每个组需要 83 例患者，共计 249 例患者。

随机和分配隐藏：按 1∶1∶1 的比例分别随机分入 3 个组，中央随机并使用一个在线信息系统进行。随机序列以中心分层，区组长度随机改变。

针刺干预：半标准化治疗由 2 个固定穴和 2 个根据患者情况辨证选择的穴位组成，假针刺组为 4 个固定的非穴，两组均接电针。疗程为每周 5 次，连续治疗 4 周。

结局评价：所有受试者均要完成 4 周的头痛日记记录，需记录头痛的发作时间、病程、严重程度和急救药物的使用。24 周的偏头痛发作频率、时间和强度的记录为每 4 周记录一次。主要指标为随机后 16 周较基线偏头痛发作频率的变化。次要指标为偏头痛患者生活品质问卷（MSQ）、焦虑自评量表（SAS）、抑郁自评量表（SDS）。每次治疗后记录针刺相关的不良反应，包括出血、血肿、乏力、严重的疼痛和局部感染等。

（三）结果

共纳入 249 例患者，最终 245 名受试者进入意向性分析集。3 组患者在基线特征和针刺期望上未见差异。主要指标分析显示，针刺组偏头痛发作次数减少了 3.2 次，假针刺组减少了 2.1 次，等待治疗组减少了 1.4 次，针刺组疗效显著优于假针刺组，假针刺组和等待治疗组间无显著差异，符合方案分析也得出了类似的结果。次要指标分析显示，在 4 到 24 周内的每次访视点，针刺组均比两个对照组显著减少了偏头痛的发作次数、天数和 VAS 评分。针刺组与假针刺组在 MSQ、SAS 和 SDS 评分上未见差异。与等待治疗组相比，针刺组与假针刺组急救药物的使用均显著减少。所有的不良事件均为轻度或者中度的，不需要采用医疗措施。

（四）结论

针刺对于偏头痛的预防具有持久的、有优势的临床获益，与假针刺组和等待治疗组相比可显著减少偏头痛的发作次数、发作天数和疼痛强度。在生活质量的情绪领域也发生了显著的变化。相比等待治疗组，假针刺组在减少偏头痛发作频率和天数上存在一个相对较好的临床获益。

（五）启发与转化

该文章是围绕针刺对偏头痛的预防和治疗的持续效应展开，研究表明针刺治疗偏头痛具有至少 24 周的持续性效应，整个研究中未发生针刺相关的严重不良反应，研究结果的发表为针灸治疗偏头痛的疗效提供了一个高质量证据。

第一，临床试验报告中有无预先的样本量估算是评价试验质量的重要依据之一。在样本量的计算方面，该团队事先进行了预试验，再根据预试验的结果对正式试验的样本量进行估算，保证了统计的准确性和可靠性。

第二，在治疗周期的设定上，该团队采用更加贴近临床的治疗周期，即每周 5 次，连续治疗 4 周。相比较发现，德国的两项阴性结果的临床研究均存在治疗频率较少的问题。Linde 教授的研究治疗周期是 12 次治疗，前 4 周时每周 2 次，后 4 周时每周 1 次。Diener 教授的研究治疗周期是每周 2 次，共治疗 10 次。为了更好地接近偏头痛治疗的日常临床实践，并符合国际针灸专家的要求，如果在治疗阶段结束时，患者在电话访谈中被评定为仅部分成功，则患者可额外再接受 5 次治疗。若患者治疗不成功（头痛天数较基线减少 <20%）或治疗成功（头痛天数较基线减少 >50%）则仅接受 10 次治疗，不再额外增加治疗次数。

第三，在干预措施的设定上，该团队采用与德国的 2 项高质量研究相同治疗方案，即均采用半标准化的治疗方案（确定一组必选穴，配以多组自选穴）。虽然研究方案固定更加符合随机对照研究的设计，但不适用于针灸临床的个体化特点。该研究方案以患者为中心，在选穴方法上给予研究者一定的空间，更加贴近针灸临床实践。此外，该研究在国内进行，研究人员多具有针灸基本理论知识，与国外的大多数研究脱离针灸基本理论的支撑相比，研究既融入了循证医学评价理念，又能较好地根据中医的理论基础体现个体化评价的特色和优势。

第四，在对照的设置方面，该研究设置了假针刺组和空白对照组。研究的目的是观察针刺对偏头痛的预防作用，而预防性治疗有一定的疗程，空白对照可观察疾病自然发展对疗效指标的影响，明确针刺的治疗效应；假针刺的对照可以抵消针刺的安慰效应，排除心理因素以判断针刺的特异性疗效。

第三节　失　　眠

一、概述

失眠障碍是临床中最常见的睡眠障碍性疾病，是患者对睡眠时间或睡眠质量不满意进而影响日常社会功能的一种主观体验。据美国睡眠医学学会在 2014 年的流行病学统计，失眠的发病率为 6%~10%，且呈慢性化病程，45%~75% 的患者失眠持续时间长达 1 年以上。失眠易导致认知能力下降、异常情绪发生、诱发心脑血管以及神经系统等疾病，严重损害患者的身心健康，影响患者的生活质量，甚至诱发交通事故等意外而危及个人和公共安全，对个体、家庭和社会都构成严重的负担。失眠障碍的干预措施主要包括药物治疗和非药物治疗。

2005 年 NIH 发表的"NIH State-of-the-Science Conference Statement on Manifestations and Management of Chronic Insomnia in Adults"、2008 年得克萨斯大学奥斯汀分校护理学院发表的"Clinical guideline for the treatment of primary insomnia in middle-aged and older adults"、2010 年美国国防部发表的关于创伤后应激综合征的"VA/DoD clinical practice guideline for management of post-traumatic stress"、2000 年美国精神病协会发表的"Practice guideline for the treatment of patients with major depressive disorder"、2013 年加利福尼亚州工作损失数据研究所发表的 "Mental illness & stress" 等国际指南均认为针刺可以作为治疗失眠的方法之一。

二、临床研究

（一）标准对照

目前临床上治疗失眠较为有效的方法主要包括药物治疗、认知行为疗法等。

1. 针刺与药物治疗 Guo[1] 等人采用双模拟、单盲、随机、安慰对照的临床试验方法，观察针刺加安慰剂、假针刺加艾司唑仑和假针刺加安慰剂 3 种不同方法对 180 例失眠患者睡眠质量和日间功能的影响。结果发现，与假针刺加艾司唑仑组和假针刺加安慰剂组相比，针刺组能显著提高睡眠质量，增加活力，降低日间功能障碍，减少日间睡意。Tu 等比较了唑吡坦和针刺对失眠的治疗作用，经过 4 周干预后，发现针刺同唑吡坦在改善失眠症状方面有同样优势，两组患者匹兹堡睡眠质量指数均显著下降，失眠症状得到明显改善[2]。

2. 针刺与认知行为疗法 Bergdahl 等通过体动记录仪的客观监测，观察耳穴针刺治疗和认知行为疗法对失眠患者的影响[3]，发现两种治疗方法均能显著改善失眠患者的睡眠潜伏期，除此之外，接受认知行为治疗的患者还表现出觉醒时长的下降，而接受耳针治疗的患者则表现出实际睡眠时间和卧床时间（包括入睡时间、睡眠时间和觉醒时间等）的增加，但两种疗法的长期效应均不明显。Yeung 等采用随机分组法将 31 例失眠患者分为穴位按压治疗组和睡眠卫生教育对照组，对治疗组的患者进行百会、风池、神门、内关、中脘和涌泉的按压刺激干预，对照组采用包括制定睡眠行为规范和对

[1] GUO J, WANG L P, LIU C Z, et al. Efficacy of acupuncture for primary insomnia: a randomized controlled clinical trial [J]. Evidence-based Complementary and Alternative Medicine, 2013, 2013: 163850.

[2] TU J H, CHUNG W C, YANG C Y, et al. A comparison between acupuncture versus zolpidem in the treatment of primary insomnia [J]. Asian Journal of Psychiatry, 2012, 5（3）: 231-235.

[3] BERGDAHL L, BROMAN J E, BERMAN A H, et al. Sleep patterns in a randomized controlled trial of auricular acupuncture and cognitive behavioral therapy for insomnia [J]. Complementary Therapies in Clinical Practice, 2017, 28: 220-226.

患者进行睡眠心理辅导等内容的授课与互动结合形式的教育宣讲干预，结果显示在干预的第 8 周，治疗组患者的失眠严重程度量表评分明显低于对照组[1]。

（二）安慰对照

目前试验中经常采用的阴性对照主要包括安慰针具（未刺入皮肤，不得气）、假针刺（浅刺 / 穴位或非穴，不得气）等。

1. 针刺与安慰针具 Yin 等将 72 例失眠患者随机分配到针刺治疗组和安慰针对照组，接受为期 8 周的治疗，结果显示针刺可显著改善患者的失眠严重程度、提高总体睡眠时间、减少睡眠觉醒次数、改善焦虑抑郁状态[2]。Yeung 在一项关于抑郁症继发失眠的研究中，对比观察电针、针刺和安慰针刺治疗继发性失眠的疗效，结果发现，电针组和针刺组可提高睡眠日记中的睡眠效率得分，而其他各项得分差异均无统计学意义，提示针刺可能在改善睡眠效率方面更具优势[3]。

2. 针刺与假针刺 Hachul 等对比了针刺和假针刺对于绝经后妇女失眠的影响，治疗 5 周后结果显示，治疗组睡眠潜伏期明显缩短，睡眠质量明显提高，快速动眼期延长，睡眠觉醒次数明显减少[4]。Chen 等观察穴位按压、非穴按压、常规护理对于改善社区居民睡眠质量的治疗作用[5]。经过 3 周的治疗，穴位按压可改善患者睡眠质量，减短睡眠潜伏期，增加睡眠时长，提高睡眠效率，治疗组症状得到明显改善，平均夜间觉醒次数降低了 0.91 次，睡眠质量增加了 19.2%，人体舒适度增加了 41%，同时伴有胃肠功能改善的患者占 6.3%。

---

[1] YEUNG W F, HO F Y, CHUNG K F, et al. Self-administered acupressure for insomnia disorder: a pilot randomized controlled trial [J]. Journal of Sleep Research, 2018, 27（2）: 220-231.

[2] YIN X, GOU M, XU J, et al. Efficacy and safety of acupuncture treatment on primary insomnia: a randomized controlled trial [J]. Sleep Medicine, 2017, 37: 193-200.

[3] YEUNG W F, CHUNG K F, TSO K C, et al. Electroacupuncture for residual insomnia associated with major depressive disorder: a randomized controlled trial [J]. Sleep, 2011, 34（6）: 807-815.

[4] HACHUL H, GARCIA T K, MACIEL A L, et al. Acupuncture improves sleep in postmenopause in a randomized, double-blind, placebo-controlled study [J]. Climacteric: the Journal of the International Menopause Society, 2013, 16（1）: 36-40.

[5] CHEN M C, CHANG C, GLOVER G H, et al. Increased insula coactivation with salience networks in insomnia [J]. Biological Psychology, 2014, 97: 1-8.

（三）空白对照

空白对照，即对照组在试验期间不给任何处理，仅对他们进行观察、记录结果，并将其与试验组效应进行比较。Zollman 等比较了针刺和等待治疗对外伤后引起失眠的治疗作用[1]。他们对患者治疗前后的失眠严重程度、睡眠时间、抑郁程度和认知功能进行测评和统计分析，发现针刺虽然未增加睡眠时长，但改善了患者的睡眠深度及睡眠质量，认知功能也得到显著提高。Nordio 等给失眠患者佩戴穴位按压式腕带的方法观察按压神门穴对失眠症状的影响，与空白对照组相比，干预组睡眠质量明显改善，焦虑水平显著降低[2]。

三、作用机制

导致失眠的原因众多，目前主要认为是由于躯体和大脑皮质产生的过度觉醒状态，主要表现为从外周到中枢觉醒水平的增加，使皮质持久处于信息处理增强的环境，从而使睡眠 - 觉醒的生理节律紊乱，引发失眠。脑电图研究显示，与健康受试者相比，失眠患者在非快速眼动时期出现广泛大脑皮质频率升高和 θ 波、α 波频率的异常改变。fMRI 研究发现，失眠患者存在大脑突显网络、默认网络以及执行控制网络的激活异常和网络内与网络间功能连接的异常改变。Altena[3] 等指出，失眠患者左侧额叶皮质眶回、双侧顶骨皮质眶回及双侧顶枕皮质眶回灰质容量低于对照组。Li 采用弥散张量成像发现失眠患者右侧内囊前后肢、放射冠、上纵行纤维束、胼胝体、丘脑等多处脑区白质纤维连接的异常改变[4]。

针刺可通过多种作用途径干预睡眠，如调控大脑皮质兴奋性调节神经递

[1] ZOLLMAN F S, LARSON E B, WASEK-THROM L K, et al. Acupuncture for treatment of insomnia in patients with traumatic brain injury：a pilot intervention study [J]. The Journal of Head Trauma Rehabilitation，2012，27（2）：135-142.

[2] NORDIO M, ROMANELLI F. Efficacy of wrists overnight compression（HT 7 point）on insomniacs：possible role of melatonin？[J]. Minerva Medica，2008，99（6）：539-547.

[3] ALTENA E, VRENKEN H, VAN DER WERF Y D, et al. Reduced orbitofrontal and parietal gray matter in chronic insomnia：a voxel-based morphometric study [J]. Biological Psychiatry，2010，67（2）：182-185.

[4] LI S, TIAN J, BAUER A, et al. Reduced Integrity of Right Lateralized White Matter in Patients with Primary Insomnia：A Diffusion-Tensor Imaging Study [J]. Radiology，2016，280（2）：520-528.

质和内源性因子水平等。针刺治疗可通过外周神经传导到大脑中枢，改善大脑皮质额叶功能，抑制皮质的自发放电，改善紊乱的脑功能，抑制亢进的交感神经，使交感和副交感协调平衡趋于正常，起到安眠作用。针刺还可通过调节 SP、褪黑素、GABA、NO、5-HT、阿片类等神经递质，调节副交感神经功能，改善中枢的抑制功能，提高睡眠质量。Cheng 等研究发现，电针通过诱导孤束核中类胆碱的活性，激活内源性阿片系统增加 β-EP 含量，改善非快速眼动时期睡眠[1]。Spence 等人研究认为，针刺可以增加夜间内源性褪黑素的分泌，减少夜间觉醒次数，从而改善睡眠质量[2]。

四、研究范例

针刺调节围绝经期失眠的临床随机对照研究[3]。

（一）背景和目的

NIH 的研究发现，围绝经期失眠的发病率有 39%~47%，患者常常表现出日间功能、生理和心理功能的损伤，严重影响生活质量，给家庭以及社会带来沉重的经济负担。针刺治疗失眠被证明是一种具有发展前景的治疗方式。该研究基于传统中医药理论：肝肾阴虚是围绝经期失眠妇女的主要病理基础，俞募配穴针刺方法可以有效地滋养肝肾。本试验的目的是评估针刺对围绝经期失眠女性失眠症状的短期疗效。

（二）方法

该研究为随机、单盲、平行、安慰对照试验，共纳入 76 例失眠时间超过 3 个月且每周至少失眠 3 次，匹兹堡睡眠质量指数量表评分高于 5 分的围绝经期失眠患者，随机分为针刺组（n=38）和安慰针刺对照组（n=38），进行 10 次的针刺干预。主要结局指标为治疗结束时匹兹堡睡眠质量指数量表（Pittsburgh

---

[1] CHENG C H, YI P L, LIN J G, et al. Endogenous opiates in the nucleus tractus solitarius mediate electroacupuncture-induced sleep activities in rats [J]. Evidence-based Complementary and Alternative Medicine, 2011, 2011: 159209.

[2] SPENCE D W, KAYUMOV L, CHEN A, et al. Acupuncture increases nocturnal melatonin secretion and reduces insomnia and anxiety: a preliminary report [J]. The Journal of Neuropsychiatry and Clinical Neurosciences, 2004, 16（1）: 19-28.

[3] FU C, ZHAO N, LIU Z, et al. Acupuncture Improves Peri-menopausal Insomnia: A Randomized Controlled Trial [J]. Sleep, 2017, 40: 11.

sleep quality index，PSQI）得分较基线变化值；次要结局指标为失眠严重程度量表（insomnia severity index，ISI）和多导睡眠图（polysomnography，PSG）。

（三）结果

研究共纳入 76 人，由于每组各有 1 位受试者因个人问题而中断试验，最终有 74 位受试者完成这项研究。治疗后，针刺组 PSQI 评分较基线降低了 8.03 分，对照组为 1.29 分。针刺组 ISI 评分较基线变化为 11.35 分，安慰剂针刺组为 2.87 分。在 PSG 数据中，针灸显著改善了睡眠效率和总睡眠时间，缩短快动眼期睡眠时相，延长非快动眼 I 期睡眠时相。对照组治疗前后均无显著差异。在整个研究过程中所有受试者均未出现任何不良反应。

（四）结论

针刺治疗能显著降低匹兹堡睡眠质量指数量表和失眠严重程度量表评分，改善睡眠效率和总睡眠时间，减少入睡过程中的觉醒时间和觉醒次数。短期的针刺治疗可在主观和客观两方面改善围绝经期失眠患者的临床症状，为探索针刺治疗失眠的临床疗效提供了有力的支撑。

（五）启发与转化

该研究采用最新版的《国际睡眠障碍分类指南》和《精神疾病诊断与统计手册》等权威性指南作为失眠诊断和不良情绪判定的诊断标准。还对目标受试者的病程长短、失眠严重程度和临床表现类型做了统一的规范，制定了详细、有依据的纳入排除标准。联合使用了主观测评量表与客观评价工具作为评估手段，对样本人群的睡眠信息进行更为准确、客观的采集。所有的针刺治疗均由同一位经验丰富的针刺医师完成，减少了由于针刺操作手法等问题造成的研究结果偏差。

随着社会压力的不断增大，失眠人群数量呈指数型增长，临床上治疗失眠的方法日趋多样化。药物治疗存在药物依赖性、戒断反应、肝肾损伤等诸多副作用，中医疗法逐渐受到世界的关注。针刺是我国传统中医疗法的重要组成部分，在治疗失眠上有其独特的疗效。众多学者进行了长期的临床治疗观察和科学实验研究，为针刺治疗失眠提供了有利的支持依据。然而就临床试验而言，目前针刺治疗失眠的研究结果并没有得到统一的强等级证据，这可能与临床试验中的方法学问题密切相关。

1. **样本代表性不强**　失眠可以是原发疾病，也可以是继发于其他疾病的一种症状。而一些研究在选取样本时缺乏规范的诊断标准，忽略了纳入标准和排除标准的重要性，使得样本人群缺乏统一的人口学特征，包括选择纳入受试者的年龄、病程范围过于广泛、选择单一性别群体、无受教育年限要求以及样本量较小等问题，模糊失眠的定义和概念，难以把握"失眠"的轻重缓急程度与预后。

失眠障碍的诊断标准有很多版本，其中以美国精神病协会发布的第 5 版《精神疾病诊断与统计手册》为金标准，它提出失眠的临床诊断应满足以下条目：以难以入睡、难以维持睡眠、早醒为主要抱怨，还会导致临床上显著的痛苦，损害日间生活，失眠时间超过 3 个月且每周会出现 3 次或 3 次以上，在即使有充分睡觉机会时仍会失眠，与不宁腿综合征、呼吸困难综合征等其他睡眠障碍相区别，也不是由躯体或精神等疾病所导致。其纳入、排除标准的制订应在与诊断标准不冲突的前提下，结合研究的科学问题和临床实际做调整，尽量避免样本人群缺乏代表性的问题。

2. 主观因素影响大

（1）研究者的主观效应：盲法可以很大程度上减少研究者在疗效测评过程中由于主观因素所致的偏倚效应，但研究者的主观效应不止如此，还包括针刺刺激量的不稳定性和不统一性。多不重视针刺前选穴的精准度，针刺过程中的深度、角度、手法，针刺后得气与否等问题，而根据传统中医理论，这些恰恰是针刺起效与否至关重要的因素。

（2）疗效评价手段缺乏客观性：疗效评价工具多元化，临床试验中多以主观量表作为疗效的评价指标，如匹兹堡睡眠质量指数量表、艾普森睡眠量表、失眠严重程度量表、睡眠日记、睡眠状况自评量表、睡眠评价量表、睡眠障碍量表、36 项简明健康状况调查表等，但这些问卷指标多只反映患者的主观感受。与健康人相比，失眠患者由于神经心理或认知行为方面的改变，对睡眠状况的自我评价更容易出现偏差。客观睡眠评定指标的缺乏限制了针刺对于失眠效果的评定，影响研究结果的可靠性和真实性。因此，今后的临床试验在采取这些主观量表的同时，可使用多导睡眠监测仪、睡眠体动记录仪等工具客观监测和记录睡眠过程，增加研究结果的可信度和说服力。

3. 远期疗效不明　多观察针刺短期治疗效果，而缺乏对治疗结束后的长期随访，这对针刺的长期疗效提出质疑。因此，今后的临床研究应同时重视对患者治疗结束后的随访调查，为针刺的远期疗效提供科学证据的支持。另外，针刺的后效应也受疗程长短因素的影响，失眠通常是慢性的，但目前研究的疗程多为 4~6 周，较短的治疗周期是否限制了针刺的后效应还需要进一步探讨。

4. 合并用药干扰 无论是门诊还是住院治疗，患者通常会在接受针刺治疗的同时接触药物或其他疗法，然而多数文献均未采取措施防止干扰，这使得在起效的过程中可能会混淆针刺的疗效，对报道结果的可靠性有一定影响。针对这类问题，建议在选择纳入患者人群时，做好失眠程度的区分，对于轻中度失眠患者采取良好沟通，尽量限制其进行合并治疗，对于中重度患者，对其合并治疗的方法、频次以及治疗量等因素加以详细记录和说明。

第四节 肩 痛

一、概述

肩痛包括原发性肩痛和继发性肩痛，包括肩周炎、脑卒中偏瘫后肩痛、术后肩痛、肩袖损伤、外伤肩痛等内容。本节以肩周炎为例介绍肩痛的治疗方法、作用机制及其研究进展。

肩周炎，全称肩关节周围炎，又称冻结肩，是由于肩关节周围肌肉、韧带、肌腱、滑囊、关节囊等软组织损伤、退变而引起的一种慢性无菌性炎症。肩周炎是继腰痛、颈痛之后第三种最常见的骨关节疾病，患病率为 4%~34%。双侧肩关节同时发病的患者 5 年内的复发率高达 80%[1]。在美国，每年用于治疗肩周炎的费用约为 70 亿美元[2, 3]。

本病早期以疼痛为主，后期以功能障碍为主，表现昼轻夜重，坐卧不安，肩关节外展和内旋等活动明显受限，其病变特点较为广泛，即疼痛广泛、功

[1] GUERRA J，BASSAS E，ANDRES M，et al. Acupuncture for soft tissue shoulder disorders：a series of 201 cases [J]. Acupuncture in Medicine：Journal of the British Medical Acupuncture Society，2003，21（1-2）：18-22.

[2] PARSONS S，BREEN A，FOSTER N E，et al. Prevalence and comparative troublesomeness by age of musculoskeletal pain in different body locations [J]. Family Practice，2007，24（4）：308-316.

[3] MEISLIN R J，SPERLING J W，STITIK T P. Persistent shoulder pain：epidemiology，pathophysiology，and diagnosis [J]. American Journal of Orthopedics，2005，34（12 Suppl）：5-9.

能受限广泛、压痛广泛。后期病变组织产生粘连，功能活动随之加重，而疼痛程度减轻，严重影响工作和生活。发病年龄大多在 50 岁左右，所以本病又称为五十肩。目前国内肩周炎有广义和狭义两种理解，广义是指肩周四大类疾病：肩周滑囊病变（粘连性滑囊炎、钙化性滑囊炎、闭塞性滑囊炎等）；盂肱关节腔病变（粘连性关节炎、冻结肩、疼痛性肩挛缩症、疼痛肩、肩关节僵硬疼痛等）；肌腱、腱鞘的退化性病变（肱二头肌长头腱炎、粘连性腱鞘炎、冈上肌腱炎、钙化性肌腱炎、退行性肌腱炎、肩袖炎、疼痛弧综合征等）；其他肩周围病变（喙突炎、肩关节骨关节炎、类风湿关节炎等）。狭义仅指盂肱关节粘连（冻结肩）。

　　肩周炎分别于 1979 年及 1996 年被 WHO 列为针灸适宜病种。针灸疗法可显著改善肩周炎患者肩部疼痛及肩关节功能活动受限的情况。国内《肩周炎循证针灸临床实践指南》（简称《指南》）是 2015 年国家中医药管理局委托中国针灸学会授权中国中医科学院针灸研究所从临床实际出发，制定的既符合国际编制临床实践指南的通用规则，又体现针灸学科特点的临床实践指南，为临床医生提供可选择的、证据可靠的肩周炎针灸治疗临床方案[1]。

　　《指南》明确指出其适用范围既包括西医诊断的狭义肩周炎即盂肱关节粘连性关节炎（冻结肩）；广义肩周炎中肩周滑囊病变、肱二头肌长头腱炎及腱鞘炎、喙突炎、肩峰下滑囊炎、钙化性肌腱炎等疾病亦可参考该《指南》，具有较好的临床普适性。同时提出针灸治疗肩周炎应遵循分期施治原则。不同时期针灸治疗肩周炎的指导原则不尽相同。急性期（冻结进行期）以缓解疼痛为主，针灸治疗以循经选取远端腧穴为主，配合局部腧穴、阿是穴，采用强刺激；慢性期（冻结期）及功能恢复期以纠正肩关节功能活动障碍为主，针灸治疗应结合病因辨证，取穴以局部邻近腧穴、阿是穴为主，并配合循经取穴。《指南》所倡导的分期施治原则，既体现肩周炎以疼痛和肩关节功能活动障碍为主的临床特点，又表明针灸疗法缓解疼痛和改善肩关节功能活动的临床优势，并且在取穴和操作方法上充分展现针灸特色和优势。

　　急性期肩周炎以疼痛为主，并伴随肩关节功能活动受限，可持续 2~3 周。治疗可选取条口穴，透刺，泻法，强刺激，配合运动针法。毫针刺推荐"条

[1] 陈滢如、杨金生，王亮，等.《肩周炎循证针灸临床实践指南》解读 [J]. 中国针灸，2017，37（9）：991-994.

口穴透承山穴 [GRADE 1C]" 和 "局部邻近穴配合条口穴 [GRADE 1D]" 两种方案。前者使用运动针法（嘱患者先主动活动患侧肩关节 5min，再在医生或家属的协助下做被动前屈、背伸、外展、上举、内旋运动 5min，活动范围越大越好）。

慢性期临床表现为疼痛症状相对减轻，但关节功能受限逐渐加重，可能会形成功能障碍。此阶段建议采用毫针或配合电针，以局部取穴为主，局部取肩髃、肩髎、臂臑、阿是穴，配合辨证配穴。风寒湿型，配大椎、阴陵泉；瘀滞型，配间使、三阴交；气血虚型，配足三里、合谷。或循经配穴：手太阴肺经，配尺泽、孔最，手阳明大肠经，配肩井、曲池、合谷，手少阳三焦经，配清冷渊、外关、中渚，手太阳小肠经，配天宗、肩贞、养老 [GRADE 1C]。在毫针刺的基础上，《指南》建议风寒湿型、气血虚型肩周炎，在针刺的基础上采用灸法治疗 [GRADE 1C]；瘀滞型肩周炎，建议在针刺的基础上采用刺络拔罐治疗 [GRADE 1D]；风寒湿型肩周炎伴局部压痛明显者，建议采用火针治疗 [GRADE 2D]；同时，建议辅助功能锻炼 [GRADE 1D]。

二、临床研究

针灸治疗肩周炎的临床研究表明针刺疗法作为一种具有开发潜力的非药物治疗方法，对不同阶段的肩周炎均有治疗作用，能够有效改善肩痛患者的疼痛症状和生活质量。针刺治疗肩痛/肩周炎的常见穴位可归纳为局部取穴：肩井、肩髃、肩贞、臂臑、肩髎、肩前、阿是穴等；远端取穴：条口、手三里、阳池、中渚、后溪、曲池、阳陵泉、外关等。

既往研究中，主要评价指标包括：疼痛评分（总分、活动、夜间、休息、白天镇痛计分）；运动测量范围；整体严重程度评估（自我评估或研究人员评价）；功能评分；整体改善评分（自我评估或研究人员评价）；力量；僵硬。对照方法主要包括以下三类：

（一）标准对照

Vas 等[1]采用 Constant 肩关节功能评分比较针刺单穴配合理疗与经皮神经

---

[1] VAS J, ORTEGA C, OLMO V, et al. Single-point acupuncture and physiotherapy for the treatment of painful shoulder: a multicentre randomized controlled trial [J]. Rheumatology, 2008, 47（6）: 887-893.

电刺激疗法配合理疗治疗肩痛的疗效，结果提示针刺单穴配合理疗在改善患者肩关节功能、缓解疼痛两方面均优于经皮神经电刺激配合理疗。

（二）安慰对照

安慰对照在临床试验中主要有两方面的作用，一是在对照组患者中产生相同的安慰作用。所谓安慰作用是指在特异治疗作用之外，与治疗行为相关的多种非特异性因素的综合作用结果。与安慰对照比较可以排除所评估的治疗是否具有非特异的安慰作用，而不是特异的治疗作用。二是协助盲法的实现。目前试验中经常采用的安慰对照主要包括假针、安慰针两种。Molsberger 等比较针刺治疗慢性肩痛 VAS 评分下降 50% 的有效应答率，结果显示真针刺组有效应答率优于非穴浅刺组及常规治疗组，并且，在最后一次针刺治疗结束后，针刺治疗效应仍能持续 3 个月[1]。Guerra de Hoyos 等比较针刺与安慰针治疗肩痛的疗效，发现针刺可以作为一种长期安全有效的方法来缓解患者肩部疼痛程度，增强肩关节功能，改善患者生活质量及满意度，减少非甾体抗炎药的应用[2]。Lathia 等采用肩痛和功能障碍量表（SPADI）限定患者肩部情况，要求 SPADI>30 分者方可纳入，将受试者随机分为个体化针刺治疗组、标准化针刺治疗组和假针刺组，每组受试者共接受 12 次干预（6 周）[3]。结果表明个体化针刺组和标准化针刺组均取得良好效果，而假针刺组没有特异性疗效改变。他们认为针灸可能是治疗慢性肩痛的有效方法。个体化和规范化针刺治疗的疗效之间无显著差异，建议使用标准化治疗和标准穴位，使患者护理更容易，并有助于进一步的深入研究。

（三）空白对照

纳入 80 例肩痛患者，随机分为针刺组和等待治疗组。针刺组接受传统

[1] MOLSBERGER A F, SCHNEIDER T, GOTTHARDT H, et al. German Randomized Acupuncture Trial for chronic shoulder pain（GRASP）-a pragmatic, controlled, patient-blinded, multi-centre trial in an outpatient care environment [J]. Pain, 2010, 151（1）: 146-154.

[2] GUERRA DE HOYOS J A, MART N M, LEON E, et al. Randomised trial of long term effect of acupuncture for shoulder pain [J]. Pain, 2004, 112（3）: 289-298.

[3] LATHIA A T, JUNG S M, CHEN L X. Efficacy of acupuncture as a treatment for chronic shoulder pain [J]. Journal of Alternative and Complementary Medicine, 2009, 15（6）: 613-618.

手针治疗，每周 4 次，每次 30min，等待治疗组每日只进行上下活动锻炼患侧肩部、热敷或冷敷等日常护理，所有患者的观察周期为 4 周。研究结果表明与等待治疗相比，针刺能够更有效改善肩痛患者的肩部疼痛程度、肩功能活动度和生活质量[1]。

三、作用机制

针刺治疗肩痛临床效果显著，但其作用机制尚未得到统一结论。就目前研究进展而言，笔者认为可从以下两个方面进行理解：

（一）调节相关脑区

基于 fMRI 的研究方法，针刺同侧条口穴与针刺对侧条口穴治疗肩周炎所产生的临床疗效与脑机制均有所不同[2]。通过针刺同侧或对侧条口穴治疗后，肩周炎患者均能改善临床疼痛程度和肩功能，并且对侧针刺组患者的肩功能改善明显优于同侧组。依据区域一致性的改变判断，前扣带皮质可能在针刺肩痛患者对侧条口穴的脑调节中起直接作用。相反，通过脑干和脊髓传导至大脑皮质的过程可能在针刺同侧条口穴的作用机制中起主导作用（参见文末彩图 9）。此外，损毁甲醛造模疼痛大鼠的前扣带皮质，通过电针刺激足三里和三阴交，发现针刺疼痛部位同侧穴位是通过调节腺苷 A1 发挥镇痛作用，而去除前扣带皮质的大鼠针刺其健侧穴位时镇痛作用消失，故推断针刺健侧穴位可能是通过调节前扣带皮质发挥镇痛作用的[3]。

前扣带皮质是中枢疼痛通路的一部分，与多个大脑区域有较强的连接性，包括内侧前额叶皮质、海马、杏仁核、眶额皮质、脑干运动核、中脑导水管周围灰质和自主神经脑干运动核等，对疼痛的调节至关重要。此外，疼痛更

[1] ZHANG H，SUN J，WANG C，et al. Randomised controlled trial of contralateral manual acupuncture for the relief of chronic shoulder pain [J]. Acupuncture in Medicine：Journal of the British Medical Acupuncture Society，2016，34（3）：164-170.

[2] ZHANG S，WANG X，YAN C Q，et al. Different mechanisms of contralateral- or ipsilateral-acupuncture to modulate the brain activity in patients with unilateral chronic shoulder pain：a pilot fMRI study [J]. Journal of Pain Research，2018（11）：505-514.

[3] YI M，ZHANG H，LAO L，et al. Anterior cingulate cortex is crucial for contra- but not ipsi-lateral electro-acupuncture in the formalin-induced inflammatory pain model of rats [J]. Molecular Pain，2011（7）：61.

是一种受情感、认知等多方面影响的复杂感觉，前扣带皮质与情感、认知等关系甚是密切，这同样是其镇痛的影响因素之一。

（二）调节神经化学物质的释放

由于缺乏合适的动物模型，故此引用针刺对大鼠下肢诱发痛的镇痛机制研究[1]。平衡针灸可以激活机体内源性镇痛系统的功能，通过中枢和外周的全身性广泛的调节，大鼠下丘脑中 β-EP 含量明显降低，5-HT 含量明显升高，统计学差异显著（$P<0.05$）；大鼠血清中 β-EP、ACh 明显升高，发挥快速和持续性镇痛效应。以上结果提示平衡针可能是促进了 β-EP 和受体的结合，增强了镇痛效果；通过对 β-EP 分泌的调节，来应对机体应激状态，在应激情况下，β-EP 可由外周直接释放，作用于感觉末梢，通过抑制伤害性感受器兴奋而发挥局部镇痛的作用；加快了 5-HT 的更新率，促进 5-HT 的合成、释放、利用，加强 5-HT 的下行抑制系统；通过增强 ACh 的更新率，增加含量调节痛反射快慢，通过抑制痛反射，改善疼痛局部血液供应，进而实现镇痛作用。

有研究表示电针能够产生内源性吗啡，从而发挥镇痛作用[2, 3]。2Hz 的电针能够减少大鼠脑啡肽、β- 内啡肽、内脑啡肽的释放，100Hz 反而能够增加强啡肽的释放。

针刺镇痛机制的研究在推动针刺国际化方面一直处于核心地位并做出了可观的贡献，取得了丰硕的成果，今天依然在发展之中。深入研究针刺镇痛的作用机制，优化刺激条件，简化操作步骤，将具有重要的理论意义和临床价值。

四、研究范例

针刺治疗慢性肩痛的随机临床试验：一项在门诊护理环境完成的实用、

---

[1] 袁红，陈榕，黄大鹏，等. 平衡针对正常大鼠镇痛机制的实验研究 [C]// 中国针灸学会. 2011 中国针灸学会年会论文集（摘要）. 北京：中国针灸学会，2011：6.

[2] HAN J S. Acupuncture：neuropeptide release produced by electrical stimulation of different frequencies [J]. Trends in Neurosciences，2003，26（1）：17-22.

[3] ZHAO Z Q. Neural mechanism underlying acupuncture analgesia [J]. Progress in Neurobiology，2008，85（4）：355-375.

对照、单盲、多中心研究[1]。

（一）背景和目的

慢性肩痛是一种广泛存在的疾病。在英国，大约 17% 的慢性疼痛患者在过去 4 周中曾患过肩痛，而在美国，每年用于治疗肩关节相关疾病的直接费用约有 70 亿美元。近期报告的肩痛发病率在过去十年中增加了 100%，主要原因是工作习惯和体育活动的改变，以及逐渐细致精密的诊断方法。肩关节疼痛和僵硬通常由肩袖紊乱引起，包括肌腱炎、滑囊炎和肩关节骨关节病。本病的正常病程包括渐进或突然发作，并伴有夜间疼痛和活动受限的关节疼痛，时间持续 1~3 年，但仍有相当数量的患者在 3 年后有肩部活动受限或疼痛，甚至复发。治疗肩痛的常用方法有非甾体抗炎药、理疗、可的松注射和"观察"。但从长远来看，这些治疗方法都对肩痛疗效有限，因此需要新的治疗策略来改善肩痛患者的状况。据此作者提出设计一项实用性临床研究，以评价针刺治疗肩痛的疗效和安全性。

（二）方法

采用多中心、随机、对照单盲试验，对 424 例病程大于 6 周，且疼痛程度（VAS）大于 50mm 的肩痛患者分别给予真针刺或假针刺或常规治疗（双氯芬酸 50mg/d）。所有受试者在 6 周内共接受 15 次治疗。主要结局指标为：治疗结束后 3 个月的有效应答率，次要结局指标为：治疗结束时的有效应答率。如果患者治疗结束评价时的肩部疼痛改善情况达到治疗前的 50%，则为有效应答。

（三）结果

针刺治疗结束 3 个月后，在意向性分析（intention-to-treat analysis，ITT analysis）中，真针刺组 65%、假针刺组 24%、常规治疗组 37% 的受试者疼痛程度改善 50% 以上。其中真针刺组和常规治疗组治疗前后有显著差异（$P<0.01$）。在符合方案集分析（per-protocol analysis，PP analysis）中，有效应答率分别为 78%、43% 和 47%。针刺治疗结束时真针刺组 68%、假

[1] MOLSBERGER A F, SCHNEIDER T, GOTTHARDT H, et al. German Randomized Acupuncture Trial for chronic shoulder pain（GRASP）-a pragmatic, controlled, patient-blinded, multi-centre trial in an outpatient care environment [J]. Pain, 2010, 151（1）: 146-154.

针刺组 40%、常规治疗组 28% 的受试者疼痛程度改善 50% 以上。针刺组疗效明显优于假针刺组和常规治疗组（*P*<0.01）。

（四）结论

针刺是一种能够有效治疗慢性肩痛的补充替代疗法。15 次的针刺治疗疗效明显优于常规治疗方法。治疗结束后，针刺疗效至少保持 3 个月。

（五）启发与转化

本研究中，对于真针刺组和假针刺组受试者进行设盲，但常规治疗组无法进行盲法设置。在针刺干预中，针刺操作者无法被蒙蔽，因此，操作者的信念、医患沟通等可能会使患者对针刺产生一定的心理或安慰剂作用，从而对针刺的特异性效应有轻微的偏倚。

与以往大规模的、严格的临床随机对照试验相类似，在本项研究中，针刺和常规疗法的疗效差异随着时间的推移而增加。研究者发现真针刺和假针刺之间有很大的区别，具有明显的统计学差异，表明穴位特异性的效应明显大于非特异性效应。但研究者认为这个结果的原因之一可能是非穴位于腿部，远离病变部位。

很多研究认为患者的期望和安慰剂效应已经被证明对针刺的效果有很大的贡献。本研究结果显示针刺效应可持续至 3 个月，并优于常规治疗方法。

第五节　腰　　痛

一、概述

腰痛（low back pain，LBP）是一种常见的肌肉骨骼类疾病，其主要表现为肋缘以下、臀沟以上的腰骶部区域疼痛，肌肉紧张和僵直，可伴或不伴有腿疼 [1]。腰痛的最常见发病年龄是 35~55 岁，是导致中青年人群丧失劳动力的主要原因。传统观点认为急性腰痛（acute low back pain，ALBP）具有自限性，预后良好；50% 的 ALBP 患者在发病后的 2 周内，功能受限可得到明显改善，80%~90% 的患者可在发病后的 3 个月内康复，而只有 10%~20%

---

[1] DIONNE C E, DUNN K M, CROFT P R, et al. A consensus approach toward the standardization of back pain definitions for use in prevalence studies [J]. Spine, 2008, 33（1）: 95-103.

在发病 3 个月后仍需要医疗治疗[1]。但是，近期的多项研究对这一传统观点提出了质疑。最新研究结果表明：ALBP 患者预后并不理想，大多数患者恢复缓慢，在首次发病后 1 年，33% 的患者仍有中等强度的疼痛，15% 仍有严重的腰背部疼痛，20%~25% 仍有明显的活动受限[2]。高复发率是 LBP 的另一个特征，疼痛症状大多具有波动性特点。美国的流行病学研究显示，大约有 1/4 的成人在过去 3 个月内患腰痛，约 70% 的人都有腰痛的经历，每年约有 910 亿美元的医疗经费用于腰痛的治疗，并且还有额外的因劳动力丧失造成的约 500 亿美元损失[3]。我国体力劳动者比例较大，腰痛发病率更高，这对我国医疗卫生系统产生了巨大的经济和社会负担。

腰痛的危险因素很多，随着年龄的增加，椎间盘及小关节退变不可避免，同时腰背肌肌肉力量下降、韧带劳损，严重影响了脊柱的稳定性，使其容易发生腰痛。腰痛的发生与体力劳动的强度呈正相关。要求经常弯腰和扭转的职业，如推、拉、抬重物等会加速椎间盘、小关节退变和腰部肌肉、韧带劳损，易产生腰痛。在要求长时间坐位或站立位的职业中，腰痛的发生率一般较高。中医认为，本病与感受外邪、跌仆损伤、劳欲太过等因素有关。病位在腰部，与足少阴肾经及足太阳膀胱经、督脉等关系密切。基本病机是腰部经气阻滞，或失于温煦、濡养。

迄今为止，学界对于腰痛病程的划分尚未完全统一。目前较为普遍接受的腰痛病程划分如下：①病程在 1 个月之内的为 ALBP；②病程在 1~3 个月之间的为亚急性腰痛（subacute low back pain，SLBP）；③病程超过 3 个月的为慢性腰痛（chronic low back pain，CLBP）。

目前腰痛的临床治疗方法主要包括以下几种：康复治疗、药物治疗、神经阻滞疗法、手术治疗、微创治疗以及中医治疗。在过去的十几年间，一部分的临床指南陆续认可了针刺对于腰痛的疗效，如 2017 年美国内科医师协会发布的《急性、亚急性和慢性腰痛的无创治疗》、2010 年美国医疗保健研

---

[1] DA C M C L，MAHER C G，HANCOCK M J，et al. The prognosis of acute and persistent low-back pain：a meta-analysis [J]. Canadian Medical Association Journal，2012，184（11）：E613-624.

[2] DA SILVA T，MILLS K，BROWN B T，et al. Risk of Recurrence of Low Back Pain：A Systematic Review [J]. The Journal of Orthopaedic and Sports Physical Therapy，2017，47（5）：305-313.

[3] HARTVIGSEN J，HANCOCK M J，KONGSTED A，et al. What low back pain is and why we need to pay attention [J]. Lancet，2018，391（10137）：2356-2367.

究与质量局发布的《腰痛的补充替代疗法Ⅱ》、2009 年英国皇家全科学院发布的《腰痛：持续性非特异腰痛的早期管理》。尤其是在《急性、亚急性和慢性腰痛的无创治疗》中指出：①考虑到多数急性、亚急性患者能够随着时间的推移，症状得到改善，所以医生可选择非药物疗法，包括针刺治疗（证据质量弱）。②慢性腰痛患者，临床医生可首选非药物疗法，包括针刺（证据质量中等，强推荐）。《腰痛：持续性非特异腰痛的早期管理》推荐在患者没有得到满意的改善时，可以根据患者的偏好选择锻炼、手法治疗或者针灸。并且在 2002 年世界卫生组织发布的《针刺临床试验报告的回顾和分析》中已明确将腰痛纳入针刺的治疗疾病谱。

二、临床研究

针灸治疗腰痛的研究较多，选穴以足太阳膀胱经、足少阳胆经和督脉穴位为主，急性腰痛的常用穴位包括腰痛点、委中、后溪、阿是穴、肾俞等[1]；慢性腰痛常用委中、肾俞、大肠俞、环跳、腰阳关、阳陵泉、阿是穴等穴[2]。

（一）标准对照

目前临床上治疗腰痛较为有效的药物包括非甾体抗炎药、阿片类镇痛药物、肌肉松弛剂、糖皮质激素等。Shin JS 采用非甾体抗炎药——双氯芬酸注射作为阳性对照，纳入了 58 例 ALBP 伴严重活动受限的患者，结果显示动针在对 ALBP 伴活动受限患者的急性疼痛缓解和功能受限恢复上优于双氯芬酸注射[3]。Zaringhalam J 在其试验中采用肌松药——巴氯芬作为阳性对照治疗 84 例慢性 NLBP，结果表明与巴氯芬相比，针刺更能降低 VAS 和 RDQ（Roland-Morris disability questionnaire，Roland-Morris 功能障碍问卷）评分，有效缓解疼痛[4]。

---

[1] 林玉蕙. 近 5 年针灸治疗急性腰扭伤的腧穴应用规律性研究 [D]. 广州：广州中医药大学，2017.

[2] 戴雪梅. 下腰痛针灸治疗方案选择与疗效评价的临床研究 [D]. 沈阳：辽宁中医药大学，2018.

[3] SHIN J S, HA I H, LEE J, et al. Effects of motion style acupuncture treatment in acute low back pain patients with severe disability: a multicenter, randomized, controlled, comparative effectiveness trial [J]. Pain, 2013, 154（7）: 1030-1037.

[4] ZARINGHALAM J, MANAHEJI H, RASTQAR A, et al. Reduction of chronic non-specific low back pain: a randomised controlled clinical trial on acupuncture and baclofen [J]. Chinese Medicine, 2010（5）: 15.

（二）安慰对照

Inoue M 纳入了 31 例腰痛患者，通过 VAS 显示对比非穴位非刺入安慰针刺，真针刺能够更显著地缓解疼痛 [1]。Vas J 纳入了 275 例急性 NLBP 患者，随机分为常规治疗、常规治疗联合真针刺、假针、安慰针 4 组，结果发现 3 组针刺疗效显著优于常规治疗组，但是真针、假针和安慰针三组之间疗效无显著性差异 [2]。Seo BK 纳入慢性 NLBP 患者 54 人，按 1 ∶ 1 比例随机分组，每天服用 180mg 洛索洛芬钠基础上，分别接受为期 3 周的蜂针和安慰针（生理盐水注射）治疗，结果显示与安慰针相比，蜂针组可多降低 VAS 量表 1.09 个单位 [3]。

（三）空白对照

Yeung CK 通过电针联合功能锻炼对比单独功能锻炼，发现电针联合功能锻炼更能改善慢性腰痛的疼痛和活动受限 [4]。Thomas KJ 采用个体化的针刺疗法联合常规护理，与常规护理相比，发现针刺在一年时对持续性的非特异腰痛的作用较弱，而在两年时的效果更强 [5]。

三、作用机制

腰痛的针刺作用机制属于针刺镇痛范围，其原理包含在针刺镇痛机制的大范围之下，目前专门研究针刺治疗腰痛机制的实验相对较少。在外周机制中，多数学者认为内源性阿片肽广泛参与针刺的止痛作用。针刺能够引起局

---

[1] INOUE M, KITAKOJI H, ISHIZAKI N, et al. Relief of low back pain immediately after acupuncture treatment--a randomised, placebo controlled trial [J]. Acupuncture in Medicine：Journal of the British Medical Acupuncture Society, 2006, 24（3）：103-108.

[2] VAS J, ARANDA J M, MODESTO M, et al. Acupuncture in patients with acute low back pain：a multicentre randomised controlled clinical trial [J]. Pain, 2012, 153（9）：1883-1889.

[3] SEO B K, HAN K, KWON O, et al. Efficacy of Bee Venom Acupuncture for Chronic Low Back Pain：A Randomized, Double-Blinded, Sham-Controlled Trial [J]. Toxins, 2017（9）：11.

[4] YEUNG C K, LEUNG M C, CHOW D H. The use of electro-acupuncture in conjunction with exercise for the treatment of chronic low-back pain [J]. Journal of Alternative and Complementary Medicine, 2003, 9（4）：479-490.

[5] THOMAS K J, MACPHERSON H, THORPE L, et al. Randomised controlled trial of a short course of traditional acupuncture compared with usual care for persistent non-specific low back pain [J]. British Medical Journal , 2006, 333（7569）：623.

部组织的炎症细胞，如淋巴细胞、单核细胞 / 巨噬细胞和粒细胞等，释放内源性阿片肽，进而起到止痛的作用。此外，电针能够通过激活交感神经纤维上调内源性阿片肽水平。电针还能上调内源性大麻素和 2 型大麻素受体水平。研究发现针刺可促进小鼠体内腺苷（一种参与镇痛的神经递质）的释放，同时增加 A1 受体的表达；直接注射腺苷 A1 受体激动剂，可模拟针刺的镇痛效果；而腺苷酶抑制剂则可增加针刺释放的腺苷量，这提示在针刺镇痛的外周机制中腺苷 A1 受体也发挥着重要作用。在脊髓水平阶段，针刺镇痛的机制极其复杂，针刺可以通过调控一系列的传递因子达到镇痛的效果，如脊髓内阿片肽、5-HT、NE、Glu、胶质细胞因子、GABA、P 物质、丝裂原活化蛋白激酶等。相比于外周和脊髓水平，大脑水平的针刺镇痛机制研究时间尚短，机制还不是很明确，针刺可能通过抑制疼痛的感觉维度起到止痛作用。

对大鼠分别进行针刺和坐骨神经电刺激，多普勒超声结果显示两种治疗方式均能增加坐骨神经和神经根供血量，这提示在上述镇痛机制的基础上，增加坐骨神经血流量，改善马尾神经和神经根循环可能是另一个重要的针刺治疗腰痛的机制[1]。通过对实验性急性腰痛（第 4 腰椎棘突旁开 2cm 肌内注射 10ml 溶度为 5% 的生理盐水）的患者进行针刺，并配合功能磁共振扫描发现，针刺可有效降低边缘系统、默认网络的活动，从而减轻疼痛[2]。

四、研究范例

2006 年《英国医学杂志》上报道了一项针刺对比常规医疗治疗持续性非特异性腰痛的临床随机对照研究[3]。

[1] INOUE M，KITAKOJI H，YANO T，et al. Acupuncture Treatment for Low Back Pain and Lower Limb Symptoms-The Relation between Acupuncture or Electroacupuncture Stimulation and Sciatic Nerve Blood Flow [J]. Evidence-based Complementary and Alternative Medicine，2008，5（2）：133-143.

[2] SHI Y，LIU Z，ZHANG S，et al. Brain Network Response to Acupuncture Stimuli in Experimental Acute Low Back Pain：An fMRI Study [J]. Evidence-based Complementary and Alternative Medicine，2015，2015：210120.

[3] THOMAS K J，MACPHERSON H，THORPE L，et al. Randomised controlled trial of a short course of traditional acupuncture compared with usual care for persistent non-specific low back pain [J]. British Medical Journal，2006，333（7569）：623.

（一）背景和目的

非特异性腰痛的患病率高达 16%，给社会带来巨大的经济负担。患者往往寻求药物或其他非手术疗法，而系统评价提示针刺具有短期的改善疼痛、提高功能的作用，但是针刺的长期疗效并不确定。本试验的目的是评估针刺与常规医疗相比，治疗持续性非特异性腰痛的长期疗效。

（二）方法

本试验在英国的 3 家私人诊所和 18 家综合性医院开展，纳入年龄在 18~65 岁的疼痛时间持续 4~52 周的非特异性腰痛患者。纳入标准：受试者年龄在 18~65 岁之间，初次就诊时经全科医师诊断为非特异性腰痛，并且腰痛持续时间在 4~52 周之间，签署知情同意书。排除标准：目前正在接受针刺治疗；患有脊柱疾病（比如癌症）；严重的或进行性的运动无力；椎间盘脱出；过去接受过脊柱手术；血液疾病（比如血友病）等。该试验的主要结局指标是在 12 个月时评价的简明健康状况调查表 36 项（SF-36）的身体疼痛维度评分，次要结局指标包括 Oswestry 疼痛障碍评分、麦吉尔疼痛指数、SF-36 其他维度的评分、止痛药的使用、安全性以及患者满意度。常规治疗组接受其全科医师的治疗，针刺组在接受其全科医师治疗的基础上接受额外的针刺治疗。在为期 3 个月的干预期内，针灸组受试者需要接受 10 次针刺治疗，针刺依据中医理论及受试者需求采取个体化治疗。每个针灸师都要求在英国针灸协会注册，并至少有 3 年的针灸临床经验。该试验由计算机产生区组随机序列，并实施分配隐藏。本试验是开放性试验，受试者和研究者均未被设盲，但是数据统计分析人员是被盲的。本试验治疗 3 个月，随访 24 个月。

（三）结果

在第 12 个月时，针刺组的 SF-36 疼痛评分的平均分增加了 33.2 分，增加到了 64.0 分，对照组的 SF-36 疼痛评分的平均分增加了 27.9 分，增加到了 58.3 分。在第 12 个月时组间的干预效应值差异为 5.6（95%CI，−0.2-11.4），$P=0.06$，在第 24 个月时组间的干预效应值差异为 8.0（95%CI，2.8-13.2），$P=0.003$。

（四）结论

在第 12 个月时针灸治疗持续性非特异性腰痛的证据强度较弱，但在第 24 个月时有更有力的证据表明，针灸对持续性非特异性腰痛有一定疗效。

（五）启发与转化

该试验纳入了 241 例受试者，是较大样本的临床随机对照试验，但是在报告文献中未详细报告样本量的估算方法。其次本试验未提及诊断标准，仅表示由全科医生诊断为持续性非特异性腰痛，可重复性不强，各试验之间可比性也不强。排除标准不详细，如哺乳期或孕期妇女是否排除，严重的肝肾功能损害患者是否排除，患有焦虑抑郁的患者是否排除。因为这些因素都有可能会影响到受试者是否能够顺利完成试验或影响结局的评判。此外，该试验前期试验准备不充分，导致最终修改试验方案中的主要结局指标。原则上，我们应该提前进行充分调研，采集相关数据，或进行一定的预试验以制定完善的正式试验方案。如研究方案在实施过程中确实有必要修改，应像本实验一样如实报告。本试验是一个实用性的临床设计，采用个体化治疗，有其特点，符合临床实际，但未详细描述取穴情况，不利于试验的重复及试验之间的比较。

第六节　膝骨关节炎

一、概述

膝骨关节炎是最常见的肌肉骨骼疾病之一[1]，好发于中老年人，尤其是女性。国内流行病学研究显示 50 岁以上老年人群中症状性膝骨关节炎的患病率女性约为 10.3%，男性约为 5.7%，并且随着年龄的增长而增加[2]。膝骨关节炎临床主要表现为缓慢发展的关节疼痛、僵硬、关节肿胀、活动受限和关节畸形等。膝骨关节炎迁延不愈，反复加重可使患者丧失活动能力，给患

---

[1] HOCHBERG M C, ALTMAN R D, APRIL K T, et al. American College of Rheumatology 2012 recommendations for the use of nonpharmacologic and pharmacologic therapies in osteoarthritis of the hand, hip, and knee [J]. Arthritis Care and Research, 2012, 64（4）：465-474.

[2] TANG X, WANG S, ZHAN S, et al. The Prevalence of Symptomatic Knee Osteoarthritis in China: Results From the China Health and Retirement Longitudinal Study [J]. Arthritis and Rheumatology, 2016, 68（3）：648-653.

者和社会带来了巨大的经济负担[1]。

欧洲抗风湿病联盟、美国风湿病学会、美国骨科医师协会、英国国家卫生与临床优化研究所、国际骨关节炎研究协会以及中华医学会骨科学分会和中华医学会风湿病学分会均制订了骨关节炎诊断及治疗指南。目前临床治疗膝骨关节炎的总体原则是非药物与药物治疗相结合，必要时外科治疗。各指南均强调改变生活和锻炼方式等非药物治疗的重要性。2012年美国风湿病学会指南发布，推荐传统针灸用于膝骨关节炎的治疗。2013年美国骨科医师协会指南第2版发布，因证据强度不高，不推荐使用针灸疗法。2014年国际骨关节炎研究协会新版指南中将非药物治疗放在首要位置，针灸疗法因缺乏证据支持其有效性，被判定为"不明确"。2015年中国针灸学会发布了《循证针灸临床实践指南：膝骨关节炎》标准（ZJ/T E014-2015），制订了膝骨关节炎的针灸治疗原则，并对不同针灸治疗方法的应用进行了证据等级推荐。

二、临床研究

针灸作为一种非药物疗法，治疗膝骨关节炎的历史悠久，安全性较高，得到广大患者的认可，临床报道显示针灸对膝骨关节炎有治疗作用。针灸治疗膝骨关节炎所用腧穴主要分布于10条经脉，其中以足阳明经腧穴使用频次最高，占所有腧穴使用总频次的28.48%，其次为足太阴脾经17.94%，经外奇穴使用频率为16.48%，使用频次由高到低排前10位的腧穴依次为犊鼻、内膝眼、血海、阳陵泉、足三里、梁丘、阴陵泉、鹤顶、膝关和膝阳关[2]。

（一）标准对照

针刺与常规药物对比的随机对照试验结果显示，针刺组的WOMAC评分显著降低，疼痛症状显著改善，僵硬症状和日常生活活动能力方面显著改善[3]。

[1] WOOLF A D，PFLEGER B. Burden of major musculoskeletal conditions [J]. Bulletin of the World Health Organization，2003，81（9）：646-656.

[2] 李永婷，石广霞，屠建锋，等.针灸治疗膝骨关节炎选穴规律分析[J].辽宁中医杂志，2017，44（10）：2179-2182.

[3] SCHARF H P，MANSMANN U，STREITBERGER K，et al. Acupuncture and knee osteoarthritis：a three-armed randomized trial [J]. Annals of Internal Medicine，2006，145（1）：12-20.

（二）安慰对照

针刺与假针刺对比的随机对照试验结果显示，针刺组的 WOMAC 评分显著降低，在功能活动方面则降低更为显著，VAS 评分显著下降[1]。一项纳入 294 例膝骨关节炎患者的多中心随机对照试验结果显示，针刺组可明显缓解患者的疼痛和功能障碍，但在随访的 52 周时，针刺组和安慰针刺的差异不再具有显著性，治疗效果随着时间而减弱[2]。

（三）空白对照

针刺与空白干预对比的随机对照试验结果显示，针刺组的 WOMAC 功能评分、疼痛评分及患者总体评价上均有显著改善，提示针刺更能显著改善膝骨关节炎患者的功能状态，缓解其疼痛[3]。一项纳入 352 例膝骨关节炎患者的多中心随机对照试验结果显示，针刺对膝骨关节炎患者的疼痛症状没有额外的改善[4]。

三、作用机制

在膝骨关节炎发病机制中，软骨组织代谢活跃，IL-1β、IL-6 等炎症因子可促进软骨基质降解，进一步诱导软骨细胞凋亡，从而介导软骨组织损伤[5]。氧化还原失衡引起的氧化应激也是导致关节软骨损伤、退化、变性和变形的重要因素。

---

[1] MAVROMMATIS C I, ARGYRA E, VADALOUKA A, et al. Acupuncture as an adjunctive therapy to pharmacological treatment in patients with chronic pain due to osteoarthritis of the knee: a 3-armed, randomized, placebo-controlled trial [J]. Pain, 2012, 153（8）: 1720-1726.

[2] WITT C, BRINKHAUS B, JENA S, et al. Acupuncture in patients with osteoarthritis of the knee: a randomised trial [J]. Lancet, 2005, 366（9480）: 136-143.

[3] BERMAN B M, LAO L, LANGENBERG P, et al. Effectiveness of acupuncture as adjunctive therapy in osteoarthritis of the knee: a randomized, controlled trial [J]. Annals of Internal Medicine, 2004, 141（12）: 901-910.

[4] FOSTER N E, THOMAS E, BARLAS P, et al. Acupuncture as an adjunct to exercise based physiotherapy for osteoarthritis of the knee: randomised controlled trial [J]. British Medical Journal, 2007, 335（7617）: 436.

[5] VINCENT H K, PERCIVAL S S, CONRAD B P, et al. Hyaluronic Acid（HA）Viscosupplementation on Synovial Fluid Inflammation in Knee Osteoarthritis: A Pilot Study [J]. The Open Orthopaedics Journal, 2013（7）: 378-384.

膝骨关节炎患者膝关节 X 片的影像学严重程度以及滑膜的炎性反应程度与患者的疼痛程度无关[1]，表明膝骨关节炎的外周机制不能完全解释膝骨关节炎患者的临床表现。针刺对膝骨关节炎患者大脑的调控是广泛的，主要调控膝骨关节炎患者疼痛、疼痛情感、疼痛认知、疼痛记忆相关的脑区的功能和结构以发挥治疗作用。一项针刺真穴相对于针刺假穴的 fMRI 研究，研究结果显示针刺真穴：①能够保护性提高后部内侧前额叶的皮质厚度衰减，并且能够更有效地调动后部内侧前额叶和喙部前扣带回、中脑导水管周围灰质（periaqueductal gray matter，PAG）和内侧前额叶与后部内侧前额叶的功能联系[2]；②能够特异性地提高右侧额颞叶网络和执行控制网络与喙部前扣带回和内侧前额叶的功能连接[3]；③能够特异性地调整 PAG- 内侧前额叶和 PAG- 海马旁回的静息态功能连接度[4]。

四、研究范例

针刺对慢性膝痛疗效的随机对照研究[5]。

（一）背景和目的

慢性膝痛是 50 岁以上的老年人咨询家庭医生中最常见的疼痛问题，通常与骨关节炎相关。该研究立足"针刺治疗膝痛仍存争议"的命题，设置空白对照，分别在 12 周治疗结束时与 1 年随访期两个观察时间点，对比评价针刺、激光针、假激光针对患者膝关节疼痛和膝关节功能的改善情况。

（二）方法

采用 Zelen 设计进行临床试验（即在知情同意之前进行随机分组），由

[1] BEDSON J，CROFT P R. The discordance between clinical and radiographic knee osteoarthritis：a systematic search and summary of the literature [J]. BMC Musculoskeletal Disorders，2008（9）：116.

[2] CHEN X，SPAETH R B，RETZEPI K，et al. Acupuncture modulates cortical thickness and functional connectivity in knee osteoarthritis patients [J]. Scientific Reports，2014（4）：6482.

[3] CHEN X，SPAETH R B，FREEMAN S G，et al. The modulation effect of longitudinal acupuncture on resting state functional connectivity in knee osteoarthritis patients [J]. Molecular Pain，2015（11）：67.

[4] EGOROVA N，GOLLUB R L，KONG J. Repeated verum but not placebo acupuncture normalizes connectivity in brain regions dysregulated in chronic pain [J]. NeuroImage Clinical，2015（9）：430-435.

[5] HINMAN R S，MCCRORY P，PIROTTA M，et al. Acupuncture for chronic knee pain：a randomized clinical trial [J]. JAMA，2014，312（13）：1313-1322.

家庭针灸师对患者进行治疗，12 周内完成 8~12 次针刺。研究共分为 4 组：空白对照组（ n=71 ），传统针刺组（ n=70)，激光针组（ n=71 ）和假激光针组（ n=70 ）。主要指标为治疗 12 周后的平均膝关节疼痛程度 [NRS 评分，0（ 无痛 ）~10（ 最痛 ）；最小临床重要差异（ minimal clinically important difference，MCID ）为 1.8 分] 和功能 [WOMAC，0（ 不困难 ）~68（ 极端困难 ）；MCID 为 6 分]。对于缺失的数据采用多重插补法进行 ITT 分析。

（三）结果

试验共纳入了 282 个患者（ 年龄 ≥ 50 岁，具有慢性膝关节痛 ），12 周后有 26 人（9%）脱落，1 年后有 50 人（18%）脱落。研究结果发现，与假激光针相比，针刺与激光针不管对膝痛程度还是膝关节功能均无明显改善；与空白对照组相比，尽管针刺和激光针均能轻度缓解膝痛，但其改善程度并未达到最小临床重要差异，同时这种镇痛效应也不能持续到 1 年随访期结束；对于膝关节功能而言，针刺较空白对照在治疗结束时虽存在改善，但是与假激光针对比仍不存在显著差异，同时在 1 年随访期该疗效也不能持续。其余次要结局指标均无显著差异。

（四）结论

与假激光针治疗相比，传统针刺和激光针对于 50 岁以上的中重度膝痛患者关节疼痛和生理功能无明显改善作用。该研究结果不支持这些关节疼痛患者采用针刺治疗。

（五）启发与转化

1. Zelen 试验设计法　在同意针刺之前进行随机分组并且未接受针刺的对照组对于本试验不知情，可有效促进随机分组和提高患者入组率，还能在一定程度上减少或避免由于分组原因带来的偏倚。然而，本研究的空白对照组并未进行知情同意，存在伦理问题。

2. 统计方案　研究人员设置了多个主要结局指标，且多个组比较而不采用校正，甚至在最后的敏感性分析中采用 PP 分析的情况下使用最小二乘法来分析。

3. 针刺刺激量　针刺手法、剂量、频率、疗程不足，可能会导致疗效假阴性。在现有针刺刺激量的基础上，针刺对于慢性膝痛可以产生一定的缓解作用，但由于本研究中所采用的刺激量不足，不能产生具有明显临床意义的作用。

第七节 痛 经

一、概述

凡在经期或经行前后，出现周期性小腹疼痛，或痛引腰骶，甚至剧痛晕厥者，称为"痛经"，亦称"经行腹痛"。痛经病位在冲任和胞宫，主要病机是"不通则痛"和"不荣则痛"。

西医学把痛经分为原发性痛经和继发性痛经，前者又称功能性痛经，系指生殖器官无明显器质性病变者；后者多继发于生殖器官某些器质性病变，如盆腔子宫内膜异位症、子宫腺肌病、慢性盆腔炎等。功能性痛经容易痊愈，器质性病变导致的痛经病程较长，缠绵难愈。针灸治疗痛经的科学研究主要集中于原发性痛经方面，对继发性痛经的研究较少，本节主要介绍原发性痛经。原发性痛经是青春期女性的常见病之一，67% 的青少年女性患有痛经。痛经亦会影响人们的正常学习和生活，其中 17% 的人因痛经而缺课，25% 的人因痛经而旷工[1]。

2005 年加拿大妇产科学杂志（*Journal of Obstetrics and Gynaecology Research*）上刊登了一篇原发性痛经的诊疗指南，是由加拿大妇产科医师协会制定，简称第 169 号指南[2]。在此之前，国际上并无公认的针对原发性痛经的指南。第 169 号指南是当时最新的关于痛经诊断、研究、体格检查和外科治疗的总结。在非药物疗法部分，该指南认为非药物疗法主要包括运动疗法、经皮神经电刺激或针刺疗法、脊柱推拿疗法、行为干预疗法和局部热疗。指南提出了 2 点建议：①高频经皮神经电刺激疗法与低频组和安慰剂组相比能更有效地缓解痛经，因此对于不能耐受药物的女性，高频经皮神经电刺激疗法可以作为补充疗法治疗痛经。②目前，有限的证据表明针刺可以缓解痛经；没有证据支持脊柱推拿治疗痛经是有效的；支持局部热疗可缓解痛经的

---

[1] SHARMA P，MALHOTRA C，TANEJA D K，et al. Problems related to menstruation amongst adolescent girls [J]. Indian Journal of Pediatrics，2008，75（2）：125-129.

[2] LEFEBVRE G，PINSONNEAULT O，ANTAO V，et al. Primary dysmenorrhea consensus guideline [J]. Journal of Obstetrics and Gynaecology Canada，2005，27（12）：1117-1146.

证据也是有限的。

2017 年加拿大妇产科医师协会又对该指南进行了修订，整合了从 2005 年到 2017 年期间的研究成果，同样发表于 *Journal of Obstetrics and Gynaecology Research* 上，简称第 345 号指南。第 345 号指南对补充与替代疗法进行了扩展和说明，指出穴位刺激适用于有意愿使用补充替代疗法治疗的女性。

二、临床研究

目前对于针灸治疗原发性痛经的研究多集中在国内，针刺多选用足太阴脾经、任脉、足太阳膀胱经和足阳明胃经的穴位，同时足少阴肾经、足厥阴肝经和督脉的穴位也有选用，其中三阴交、关元和地机是选用频次最高的穴位[1]；艾灸多选用任脉、足太阴脾经、足太阳膀胱经、足阳明胃经以及督脉穴，其中任脉选穴最多，使用频次最高的穴位是关元，其次是三阴交和神阙，艾灸神阙穴又自成一独特的疗法——脐疗法[2]。研究的着手点各不相同，以平行随机对照临床研究为主，同时也穿插有整群随机分组研究以及队列研究；以针刺治疗为主，穴位按压、艾灸、耳针治疗也有所涉及。本部分按处理措施分类论述。

（一）标准对照

对照组以西药为主，最常用的为非甾体抗炎药和口服避孕药，除此之外还有使用抗雌激素药物枸橼酸他莫昔芬的。也有试验将中药制剂月月舒作为对照组。非甾体抗炎药多用布洛芬、吲哚美辛（消炎痛）、双氯芬酸钠（诺福丁），其中布洛芬是最常用的。

王海军等将口服布洛芬作为对照组，针刺组主穴为秩边透水道，随证配穴，观察了对 62 例痛经患者的治疗作用，针刺组疼痛 VAS 评分和痛经症状积分均显著降低，针刺组疗效显著优于对照组（*P*<0.05）[3]。郝仓仓与王昕将隔姜灸神阙配合针刺作为治疗组，对照组为口服布洛芬缓释胶囊，观察

---

[1] 陈伟豪，林淑君，张毅敏，等. 基于数据挖掘技术分析针灸治疗痛经的经穴规律 [J]. 针刺研究，2017，42（5）：467-470.

[2] 余思奕，杨洁，任玉兰，等. 基于数据挖掘技术分析艾灸治疗原发性痛经的选穴特点 [J]. 中国针灸，2015，35（8）：845-849.

[3] 王海军，曹玉霞，姬俊强，等. "秩边透水道"针法治疗原发性痛经 31 例 [J]. 中国针灸，2019，39（11）：1245-1246.

了对 60 例原发性痛经患者的疗效。发现治疗组的即时疗效、近期疗效和远期疗效均显著优于对照组（$P<0.05$）[1]。Sriprasert I 观察了针刺与口服避孕药对痛经的疗效，显示两组间在疗效方面没有显著不同，均可有效缓解痛经症状，但针刺副反应少，不像口服避孕药会出现激素相关的副作用，因此针刺疗法是痛经患者不错的选择[2]。

（二）安慰对照

安慰对照主要有非穴按压、非相关穴按压、非穴针刺与穴位轻触几种，穴位按压治疗痛经多采用以上几种对照设置。

Smith CA 等观察了针刺传统经穴与非穴对痛经的疗效，治疗周期为 3 个月，结果显示在治疗结束后两组之间并无显著差别，但在 6 个月时经穴组疗效优于非穴组，在 12 个月时两组之间的疗效又无明显差异[3]。该结果与 Bazarganipour F 等的研究有相似之处，Bazarganipour F 等选取了 194 个病例对太冲与非穴按压治疗痛经的效果进行比较[4]。结果显示在第 1 个治疗周期两组间无明显差别，但在第 4 个治疗周期时太冲组要明显优于非穴组。以上研究均说明针刺疗法具有累积效应和半衰期，观测时间点的选择很重要。Mirbagher-Ajorpaz N 等比较了三阴交穴位按压与轻触对痛经的效果，观察指标为 VAS 评分，结果表明穴位按压能有效缓解疼痛症状，在治疗后 3h 其治疗效果达到峰值，治疗效应至少持续 3h，而三阴交轻触并没有治疗效应[5]。

---

[1] 郝仓仓，王昕. 针灸治疗寒凝血瘀型原发性痛经疗效观察 [J]. 中华中医药学刊，2018，36（3）：659-662.

[2] SRIPRASERT I，SUERUNGRUANG S，ATHILARP P，et al. Efficacy of Acupuncture versus Combined Oral Contraceptive Pill in Treatment of Moderate-to-Severe Dysmenorrhea：A Randomized Controlled Trial [J]. Evidence-based Complementary and Alternative Medicine，2015，2015：735690.

[3] SMITH C A，CROWTHER C A，PETRUCCO O，et al. Acupuncture to treat primary dysmenorrhea in women：a randomized controlled trial [J]. Evidence-based Complementary and Alternative Medicine，2011，2011：612464.

[4] BAZARGANIPOUR F，LAMYIAN M，HESHMAT R，et al. A randomized clinical trial of the efficacy of applying a simple acupressure protocol to the Taichong point in relieving dysmenorrhea [J]. International Journal of Gynaecology and Obstetrics：The Official Organ of the International Federation of Gynaecology and Obstetrics，2010，111（2）：105-109.

[5] MIRBAGHER-AJORPAZ N，ADIB-HAJBAGHERY M，MOSAEBI F. The effects of acupressure on primary dysmenorrhea：a randomized controlled trial [J]. Complementary Therapies in Clinical Practice，2011，17（1）：33-36.

Yeh ML 等采用耳穴压豆治疗痛经，对照组选用的是无痛经治疗效应的穴位（气管、咽、喉、食道、内鼻和扁桃体），治疗组是有痛经治疗作用的穴位（神门、肾、肝、内生殖器、缘中和内分泌），结果显示治疗组疗效明显优于对照组，说明穴位具有特异性，辨证取穴很重要[1]。

以上结果表明针灸能有效治疗原发性痛经，但穴位的选择、刺激的强度以及治疗持续时间都可影响针刺疗效。

（三）空白对照

针灸治疗原发性痛经的空白对照都是采用等待治疗的方式，即对照组在试验期间不给予任何治疗措施。

许世闻等对 45 例原发性痛经患者进行经前针刺，对照组为空白等待，治疗 3 个月经周期后显示针刺能显著改善患者的痛经症状，而且针刺的治疗效应可以持续到治疗结束后 3 个月[2]。Ma 等的一项研究也得出了类似的结论。Ma 共观察了 600 例痛经患者，将其分成单穴经前针刺、单穴经痛时针刺、多穴经前针刺、多穴经痛时针刺和等待治疗组，同样治疗 3 个月经周期，结果显示经前针刺组疗效显著优于经痛时针刺组，且多穴针刺组疗效优于单穴针刺组[3]。以上试验都揭示了针刺具有累积效应。

三、作用机制

原发性痛经的机制尚未完全了解，一般认为是由于血浆前列腺素增加，导致子宫平滑肌收缩并造成缺血引起；也可能与卵巢激素间平衡失调，雌激素、孕激素失衡影响子宫内膜前列腺素合成有关；还可能与子宫峡部神经刺激有关。另外观察到该病女性黄体晚期雌激素水平显著增高，治疗前黄体中期、经期 β- 内啡肽（β-EP）含量显著降低也可能是痛经原因之一。

[1] YEH M L, HUNG Y L, CHEN H H, et al. Auricular acupressure for pain relief in adolescents with dysmenorrhea: a placebo-controlled study [J]. Journal of Alternative and Complementary Medicine（New York, NY）, 2013, 19（4）: 313-318.

[2] 许世闻, 于川, 赵吉平, 等. 经前针刺对原发性痛经的镇痛作用及疗效观察 [J]. 北京中医药, 2014, 33（01）: 41-43.

[3] MA Y X, YE X N, LIU C Z, et al. A clinical trial of acupuncture about time-varying treatment and points selection in primary dysmenorrhea [J]. Journal of Ethnopharmacology, 2013, 148（2）: 498-504.

针刺治疗痛经机制体现在以下两个方面：

（一）针刺可改善血液流变学

研究发现电针三阴交可明显增加大鼠子宫微血管、毛细血管的条数，使微血管、毛细血管的管径明显扩张，从而缓解子宫血管的痉挛状态，改善子宫微循环，缓解疼痛症状[1]。电针能改善痛经患者盆腔、子宫的血液循环，改善血液的流变性，降低血液黏度及红细胞的聚集状态，缓解痛经[2]。

（二）针灸调节神经内分泌系统

针刺能降低痛经模型大鼠血清卵泡刺激素、黄体生成素、雌二醇含量，显著升高孕酮含量；能促进下丘脑及卵巢促性腺激素释放激素、垂体促性腺激素释放激素受体、子宫雌激素受体 mRNA 表达[3]，推测针刺治疗原发性痛经的神经 - 内分泌机制可能与针刺调节下丘脑 - 垂体 - 卵巢轴的性激素及其受体表达有关。对痛经患者的研究也发现针刺可以良性调节下丘脑 - 垂体 - 卵巢轴的功能，能直接作用在雌性生殖生理内分泌系统上，明显抑制卵巢性激素的分泌，从而减轻痛经症状。

电针"三阴交"能明显增加大鼠子宫局部镇痛物质 β- 内啡肽的含量，还可显著降低血浆血栓素 B2（thromboxane B2，TXB2）及 6- 酮 - 前列腺素 $F_{1\alpha}$（6-keto-PGF$_{1\alpha}$）的水平，改善血管内环境，缓解平滑肌的痉挛状态，从而减轻痛经症状[4]。针刺能降低子宫组织中催产素受体、血管升压素受体 mRNA 的表达，起到镇痛作用。有学者还发现隔盐加姜片灸可使痛经患者经血中 PGF$_{2\alpha}$ 含量显著降低，从而达到止痛效应[5]。

---

[1] 李春华，赵雅芳，嵇波，等. 电针介入对痛经模型大鼠子宫微循环的影响 [J]. 针刺研究，2011，36（1）：12-17.

[2] 任蓉，庄礼兴. 电针对原发性痛经子宫动脉血流动力学和血液流变学的影响 [J]. 中华中医药学刊，2010，28（3）：649-651.

[3] 刘芳，熊瑾，黄光英，等. 针刺对痛经大鼠神经 - 内分泌影响的机制初探 [J]. 针刺研究，2009，34（1）：3-8.

[4] 李春华，任晓暄，嵇波，等. 预先电针对实验性类痛经模型大鼠血浆血栓素 B2 及 6- 酮 - 前列腺素 $F_{1\alpha}$ 的影响 [J]. 中华中医药杂志，2012，27（4）：1038-1042.

[5] 葛建军，孙立虹，杨继军，等. 隔物灸治疗寒湿凝滞型原发性痛经的疗效及其对经血和血清 PGF$_{2\alpha}$ 含量的影响 [J]. 中华中医药杂志，2011，26（3）：541-544.

电针可使大鼠相应节段脊髓背角浅层 κ- 受体表达明显增加，中脑导水管周围灰质（PAG）、脑啡肽、β- 内啡肽的含量明显升高 [1]，说明电针可通过调节中枢痛觉调制系统内的阿片肽类物质而达到镇痛作用。

四、研究范例

单穴针刺治疗原发性痛经的随机对照临床试验 [2]。

（一）背景和目的

原发性痛经是导致青少年和青年女性短期缺课和旷工的主要原因。目前该病的治疗主要是服用非甾体抗炎药、前列腺素拮抗剂以及抗痉挛药，但这些药物只能暂时减轻疼痛且具有副作用。而针刺疗法长期以来被用于缓解疼痛，没有相关的副作用，但以往针刺治疗痛经的研究样本量小且方法学质量低，为了获得令人信服的证据，团队设计了这一样本量大、方法学严谨的试验。为了证明穴位的特异性，试验设计了 3 组：三阴交组（与治疗痛经相关的穴位）、悬钟组（与治疗痛经无关的穴位）和非穴组（非穴位）。

（二）方法

研究为多中心（6 家）随机对照临床试验，保证研究严格执行临床试验的共同准则——赫尔辛基宣言等，且通过了伦理委员会的批准。

1. **受试者和针灸师** 纳入患者为中重度疼痛（VAS 评分 ≥ 40），为保证最大化地施盲，所有患者以前均未接受过针灸治疗。治疗前对患者进行了体格检查和超声检查，并签署了知情同意。针灸师要有 6 年以上的从业经验，都经过了规范化的培训且有详细的研究协议手册和标准的操作流程说明。监察员每 2 个月对研究协议的遵守情况进行监察。

2. **随机化和盲法** 采用中央随机，随机序列由计算机生成，按 1：1：1 的比例分为 3 组，随机化名单仅负责随机化的研究协调员知晓。患者、数据

[1] 任晓暄，郭孟玮，赵雅芳，等. 电针对大鼠类痛经痛反应、脊髓 κ- 受体表达及中脑导水管周围灰质脑啡肽和 β- 内啡肽含量的影响 [J]. 针刺研究，2012，37（1）：1-7.

[2] LIU C Z, XIE J P, WANG L P, et al. A randomized controlled trial of single point acupuncture in primary dysmenorrhea [J]. Pain Medicine, 2014, 15（6）：910-920.

收集人员和数据分析师不知道分组情况。

3. **干预措施和结局指标** 在月经的第一天进行针刺治疗，每次 30min，每天 1 次，共治疗 3 天。在穴位旁 0.5cm 处扎一根辅助针以连接电针，电流为 0.5~1.6mA，依个人痛阈选择，频率为 2/100Hz。

主要结局指标为 VAS 评分，测量时间点为第一次治疗时，分别测量针刺入后 5min、10min、30min 和起针后 30min 的疼痛程度。另外试验还采用了一些次要结局指标，评估了针刺前、针刺时以及针刺后 3 个月经周期的痛经状况。

（三）结果

共有 501 位患者进行了随机，其中 9 例误纳入，493 位患者完成了试验。第一次治疗后显示三阴交组疗效优于悬钟组和非穴组，有统计学差异但无临床意义，而悬钟组和非穴组之间无明显差别。次要结局指标也得出类似的结果，表明治疗痛经的经典穴位三阴交比痛经无关穴位悬钟以及非穴有效。研究期间共有 4 例不良事件，血肿 2 例，针刺后疼痛 1 例，眩晕 1 例，无严重不良事件。

（四）结论

虽然 3 组之间有统计学差异，但无临床意义，这可能是因为试验选取的均是单穴，治疗效果不强，以后可以考虑选取多穴配伍来治疗痛经。

（五）启发与转化

以往的研究样本量过小而且质量不高，该研究样本量达 501 例，且样本量是根据前期试验用科学的方法推算得来的，方法严谨。该研究新颖之处体现在如下方面：设计了 3 个组，分别是与痛经相关穴位组（三阴交）、与痛经无关穴位组（悬钟）和非穴组，意在观察穴位的治疗效果；观测时间点为针刺入后 5min、10min、30min 和起针后 30min，可为留针时间的选择提供科学依据。

主要结局指标采用国际公认的疼痛评分量表——VAS 量表，便于推广。采集了治疗期间、治疗前以及治疗后共 3 个月经周期的数据，可以观察针刺的持续效应。

随机分配、盲法设计科学而完备，细节描写详细清楚，保证了研究的质量。

该研究不仅将每个观测时间点的治疗效应进行了统计分析，还将治疗与时间交互作用进行了分析。不仅比较了 3 种干预措施之间的统计学差异，还分析了临床意义，可以更好地指导临床。

该研究对依从性进行了计算，这是很有必要的，因针灸这种刺入疗法会让部分患者感到恐惧，从而减少依从性，而多数针刺治疗痛经的研究却并未对此进行描述，这是这些研究的不足之一。

研究的不足之处是结局指标的选择过于主观化，缺少客观量化的指标，容易造成结果偏倚。

第八节 功能性消化不良

一、概述

功能性消化不良（functional dyspepsia，FD）不是一个独立的症状，而是由胃和十二指肠功能紊乱所引起的一组临床综合征，无器质性、系统性或代谢性疾病[1]。临床上主要表现为餐后饱胀、早饱感、上腹痛、上腹烧灼感（表7-8-1），还可兼有上腹胀、嗳气、恶心、呕吐等症状。据美国的流行病学研究显示，功能性消化不良的患病率为 12%~15%，其中约有四分之一的患者会寻求医学治疗。在亚洲，功能性消化不良的患病率更高，为 8%~23%[2]。亚洲各国的患病率相差较大，中国人的发病率最高，为 18%~45%。功能性消化不良虽然不危及患者生命，但长期患病可使患者出现焦虑、抑郁等心理障碍，不仅降低了患者的生存质量，还给患者家庭和整个社会带来了巨大负担。

[1] PALSSON O S, WHITEHEAD W E, VAN TILBURG M A, et al. Rome IV Diagnostic Questionnaires and Tables for Investigators and Clinicians [J]. Gastroenterology, 2016（150）：1481-1491.

[2] MAHADEVA S, FORD A C. Clinical and epidemiological differences in functional dyspepsia between the East and the West [J]. Neurogastroenterology and Motility：the Official Journal of the European Gastrointestinal Motility Society, 2016, 28（2）：167-174.

表 7-8-1　功能性消化不良主症的定义 [1]

主症	主观感觉	要点
餐后饱胀	餐后食物较长时间存留在胃内的不舒服感	与胀气（胃内气体过多）区别
早饱感	进食后很快感觉胃内饱胀不适，不能完成正常餐量	排除重叠腹部膨隆的患者
上腹痛	中上腹主观的、强烈的和不舒服的感觉	中上腹上限是胸骨剑突下 1~2cm，下限是脐上方
上腹烧灼感	中上腹部灼热不舒服的主观感觉	

　　根据功能性胃肠病最新的罗马Ⅳ标准，功能性消化不良分为餐后不适综合征（postprandial distress syndrome，PDS）和上腹痛综合征（epigastric pain syndrome，EPS）两个亚型。其中餐后不适综合征以早饱和餐后饱胀为主要症状，而上腹痛综合征以上腹痛、上腹部烧灼感为主要症状，也有患者可以同时患有餐后不适综合征和上腹痛综合征。PDS 多因进餐诱发消化不良症状，而 EPS 则不仅发生在餐后，也可能发生在空腹，甚至可能在进餐后症状有所改善。一项横断面研究 [2] 显示，餐后不适综合征患者占全部功能性消化不良患者的 61%，同时有餐后不适综合征和上腹痛综合征的患者占 21%，上腹痛综合征患者占 18%。

　　针灸是临床上广泛用于治疗功能性消化不良的补充替代疗法之一，但其治病的潜在机制尚不明确。既往临床试验表明针刺可有效改善餐后不适综合征患者临床症状 [1, 3, 4]。近期的多个系统评价也证实了针刺治疗的疗效和安

[1] ZHENG H，XU J，SUN X，et al. Electroacupuncture for patients with refractory functional dyspepsia：A randomized controlled trial [J]. Neurogastroenterology and Motility：The Official Journal of the European Gastrointestinal Motility Society，2018，30（7）：e13316.

[2] AZIZ I，PALSSON O S，T RNBLOM H，et al. Epidemiology，clinical characteristics，and associations for symptom-based Rome IV functional dyspepsia in adults in the USA，Canada，and the UK：a cross-sectional population-based study [J]. The Lancet Gastroenterology and Hepatology，2018，3（4）：252-262.

[3] MA T T，YU S Y，LI Y，et al. Randomised clinical trial：an assessment of acupuncture on specific meridian or specific acupoint vs. sham acupuncture for treating functional dyspepsia [J]. Alimentary Pharmacology and Therapeutics，2012，35（5）：552-561.

[4] YANG J W，WANG L Q，ZOU X，et al. Effect of acupuncture for Postprandial Distress Syndrome：A Randomized clinical trial [J]. Amals of Internal Medicine，2020，172（12）：777-785.

全性[1,2]。需要注意的一点是，在欧美国家开展的临床研究基本没有支持针刺治疗功能性消化不良的。

功能性消化不良全球发病广泛，其发病率与临床表现因地域、人种、性别、年龄等因素而大有不同，故不同的国家地区出台了不同的临床指南。纵观临床上针对功能性消化不良患者的诸种治疗手段，迄今尚无任何一种疗法能适用于所有患者。在 WHO 推荐采用针灸治疗的 43 种疾病之中，功能性消化不良也属于其中之一。多种研究证实针刺治疗功能性消化不良具有较好的效果，其疗效优于胃肠促动力药、多潘立酮、伊托必利和莫沙必利等西药治疗。巴西联邦大学消化性内窥镜科 Lima 教授指出在功能性消化不良患者的临床治疗中，推荐针灸作为一种补充疗法，其临床疗效优于常规治疗[3]。

日本胃肠病学会 2015 年 1 月发布了关于功能性消化不良最新临床实践指南，新指南总结了日本对于功能性消化不良患者的诊疗方针。该指南推荐使用经皮电刺激疗法作为 FD 的补充疗法，但其疗效需要进一步确定。

二、临床研究

近年来，针灸治疗功能性消化不良的临床运用率逐年提高，副作用少，安全性高，越来越受到人们重视。临床上针灸治疗功能性消化不良所用腧穴涉及 13 条经脉，对穴位特异性分析可知，临床分经选穴以胃经穴位及任脉上与胃腑相关的腧穴最为多用，同时配伍脾经腧穴；分类选穴近取俞募穴调节脏腑功能，远取合穴、下合穴、八脉交会穴疏调经气。经络使用频率较高的依次为胃经、任脉和心包经，穴位使用频次居前 10 位的依次是：足三里、中脘、内关、太冲、脾俞、胃俞、期门、三阴交和阳陵泉[4]。

[1] KIM K N, CHUNG S Y, CHO S H. Efficacy of acupuncture treatment for functional dyspepsia: A systematic review and meta-analysis [J]. Complementary Therapies in Medicine, 2015, 23 (6): 759-766.

[2] PANG B, JIANG T, DU Y H, et al. Acupuncture for Functional Dyspepsia: What Strength Does It Have? A Systematic Review and Meta-Analysis of Randomized Controlled Trials [J]. Evidence-based Complementary and Alternative Medicine, 2016, 2016: 3862916.

[3] LIMA F A, FERREIRA L E, PACE F H. Acupuncture effectiveness as a complementary therapy in functional dyspepsia patients [J]. Arquivos de Gastroenterologia, 2013, 50 (3): 202-207.

[4] 刘武，马鋆，刘晓娜，等. 基于数据挖掘的功能性消化不良针灸取穴规律 [J]. 亚太传统医药，2019, 15 (10): 157-159.

针刺频次和针刺疗程是针刺治疗方案的重要内容，也是影响针刺疗效的关键因素。针刺频次过低或治疗疗程过短会导致针刺累积效应不够，疗效不佳。反之，针刺频次过高或治疗疗程过长会使患者产生耐受，且当疗效达到"平台期"后继续治疗，会增加患者的经济负担。

（一）标准对照

有研究比较了针刺与伊托必利治疗功能性消化不良的疗效[1]，将纳入的712 例功能性消化不良患者随机分配至胃经特定穴组（冲阳、丰隆、足三里、梁丘）、胃经非特定穴组（条口、犊鼻、阴市、伏兔）、俞募穴配穴组（胃俞、中脘）、胆经特定穴组（丘墟、光明、阳陵泉、外丘）、非穴浅刺组和伊托必利药物组，各组患者被给予为期 4 周治疗和 12 周随访。结果显示，所有组在治疗结束时消化不良症状和生活质量均得到了改善，并且疗效可持续到整个随访结束。胃经特定穴组的有效率最高为 70.69%，非穴浅刺组的有效率最低（34.75%）。这表明针刺胃经特定穴的疗效要优于针刺胃经其他穴位、俞募配穴、其他经特定穴、非穴浅刺和口服伊托必利。

（二）安慰对照

研究比较了电针和假电针治疗难治性功能性消化不良患者的临床疗效，采用多中心双臂、单盲、随机对照临床试验，对 200 例经质子泵抑制剂、促动力药、根除幽门螺杆菌或抗抑郁药治疗无效的功能性消化不良患者进行了为期 24 周的治疗[2]。结果表明：针刺有效改善了难治性功能性消化不良患者的消化不良症状和焦虑、抑郁情况。Jin 等采用单盲随机对照临床试验的方法，观察针刺治疗功能性消化不良患者的临床疗效，隔天针刺 1 次，每周 3 次，共治疗 1 个月，随访 3 个月，研究发现传统针刺对改善功能性消化不良患者的消化不良症状、精神状态和生活质量有较好的效果，且具有一定的持续效应[3]。

---

[1] MA T T, YU S Y, LI Y, et al. Randomised clinical trial: an assessment of acupuncture on specific meridian or specific acupoint vs. sham acupuncture for treating functional dyspepsia [J]. Alimentary Pharmacology and Therapeutics, 2012, 35 (5): 552-561.

[2] ZHENG H, XU J, SUN X, et al. Electroacupuncture for patients with refractory functional dyspepsia: A randomized controlled trial [J]. Neurogastroenterology and Motility, 2018, 30 (7): e13316.

[3] JIN Y, ZHAO Q, ZHOU K, et al. Acupuncture for Functional Dyspepsia: A Single Blinded, Randomized, Controlled Trial [J]. Evidence-based Complementary and Alternative Medicine, 2015, 2015: 904926.

（三）空白对照

彭坤明观察针刺治疗伴情绪障碍的功能性消化不良患者疗效，将90例功能性消化不良伴情绪障碍患者按数字随机表法分为两组，每组45例，对照组给予多潘立酮片、氟哌噻吨美利曲辛片口服治疗，治疗组在对照组治疗基础上给予针刺治疗，每周5次，共治疗4周，随访6个月，结果证明针刺可有效缓解功能性消化不良伴情绪障碍患者症状，改善焦虑、抑郁状态，有临床推广应用价值[1]。

三、作用机制

（一）针刺对胃肠动力的影响

针刺对胃肠动力有显著的良性调节作用。研究显示，针刺可以改善功能性消化不良患者胃电图的主频、慢波频率[2]；缩短B超胃排空的时间，增加B超振幅和频率；可以提高患者近端胃壁的弹性，促进近端胃的容受性与适应性舒张功能。

（二）针刺对胃肠激素的影响

胃肠激素又叫脑肠肽，是脑和胃肠道中双重分布的肽类，能够调节进食、食欲及消化。MTL、GAS、CCK、生长抑素和饥饿素等胃肠激素，对胃肠的功能活动起着重要的调节作用。其作用方式包括：作为肽能神经递质；直接与相应受体结合发挥效应；调节其他神经递质释放和传递；通过迷走神经介导，在中枢和外周水平上对胃运动和胃排空进行精细调节等。功能性消化不良患者在针刺治疗后，其GAS水平显著升高且与健康人GAS水平相近[3]。针刺功能性消化不良患者足三里后，胃肠道运动的激素——MTL水平显著升高；而血浆中抑制胃肠道运动的激素——生长抑素水平则显著降低[4]。电针刺激功能性消化不良患者足三里和内关穴，可使诱发饱胀感的CCK水平显著降低，同时神经肽Y水平显著升高[5]。

[1] 彭坤明，罗鹏. 针灸治疗功能性消化不良伴情绪障碍疗效观察 [J]. 针灸临床杂志，2016，32（6）：1-4.

[2] 李宏军，李国萍. 针刺治疗功能性消化不良的疗效观察 [J]. 中国针灸，2004（2）：16-18.

[3] 赵青，金玉莲，洪洋，等. X线胃钡餐动态摄影评价针刺治疗功能性消化不良的初步研究 [J]. 现代中西医结合杂志，2014，23（31）：3424-3427.

[4] 任秦有，张超，黄裕新，等. 针刺功能性消化不良患者足三里穴对其胃排空及相关激素水平影响的临床研究 [J]. 山西医科大学学报，2010，41（9）：819-821.

[5] 盛建文，范惠珍，尹卫华，等. 电针治疗功能性消化不良疗效及对血浆 CCK、神经肽 Y 的影响 [J]. 中国中医基础医学杂志，2013，19（11）：1336-1338.

（三）针刺对内脏高敏性的调节

内脏高敏感性被认为是诱发功能性胃肠道疾病的主要机制之一。大量的功能性消化不良患者存在胃和上段小肠对机械刺激感觉高敏，此外还对化学刺激如腔内酸度也表现高敏感。内脏感觉过敏可能与外周感受器、传入神经中枢整合异常有关。针刺可以显著提高功能性消化不良患者的初始耐受容积和压力以及最大耐受容积和压力阈值，显著降低患者在相同容积胃扩张时的症状积分值，表明针刺可以显著提高功能性消化不良患者对机械性胃扩张的内脏感觉阈值，降低内脏敏感性[1]。

（四）针刺对代谢产物的调节

功能性消化不良患者胃肠功能障碍，意味着食物的消化吸收障碍，组织代谢异常。相关研究发现与功能性消化不良相关的主要代谢变化为糖降解和糖异生增强，脂肪动员增加和脂代谢、蛋白质代谢紊乱。针刺俞募穴可以提高亮氨酸、异亮氨酸、苏氨酸、赖氨酸的含量，说明针刺俞募穴可以改善患者胃肠道的吸收功能。研究探讨了俞募配穴对功能性消化不良大鼠的代谢组学机制，发现针刺俞募穴均对大鼠血清中低密度脂蛋白、极低密度脂蛋白等大分子代谢产物有影响；促进了胃肠道对脂类物质的消化吸收；增加了 N-乙酰糖蛋白的含量；改善了糖代谢，这可能是针刺保护胃组织，改善胃功能，同时提高机体免疫力的重要途径[2]。

（五）针刺对脑功能区域的调节

与健康人的脑成像相比，功能性消化不良患者脑葡萄糖代谢异常增高。有研究采用 PET-CT 观察了针刺对功能性消化不良患者的脑糖代谢改变以及大脑反应与临床疗效的相关性[3]。结果显示，针刺可以使患者大脑异常激活区出现更广泛的去激活状态，而且脑区的去激活与症状的改善存在相关性。这可能是针刺治疗功能性消化不良取得较好疗效的潜在机制。通过观察针刺

[1] 姚筱梅，姚树坤，张瑞星，等. 针刺对功能性消化不良患者内脏敏感性的影响 [J]. 针刺研究，2006（4）：228-231.

[2] 吴巧凤，毛森，蔡玮，等. 针刺俞、募穴对功能性消化不良大鼠血清大分子代谢产物的影响 [J]. 针刺研究，2010，35（4）：287-292.

[3] ZENG F，QIN W，MA T，et al. Influence of acupuncture treatment on cerebral activity in functional dyspepsia patients and its relationship with efficacy [J]. The American Journal of Gastroenterology，2012，107（8）：1236-1247.

胃经特定穴与非特定穴对功能性消化不良患者脑葡萄糖代谢的影响，发现针刺胃经特定穴能唤起情绪、认知、内脏感觉运动三大脑功能网络的协同响应，对与疾病相关的重点脑区具有更强的靶向性调节[1]。此外，相关研究进一步表明针刺对中枢的调节是一个动态的过程，当患者机体状态呈现良性改变时，针刺对某些疾病的靶向脑区可能呈现非特异性。

四、研究范例

个体化针刺治疗功能性消化不良的临床疗效观察：一项随机对照试验[2]。

（一）背景和目的

本研究是参照罗马Ⅲ的诊断标准。流行病学研究报告显示，亚洲有8%~23%的人有功能性消化不良，虽然这并不是一种危及生命的疾病，但它严重降低了患者的生活质量，并给社会带来了巨大的经济负担。由于临床上缺乏令患者满意的治疗手段，许多功能性消化不良患者仍然在寻求副作用小、疗效好的补充和替代疗法。在补充和替代医学的众多模式中，针刺疗法已成为全球公认的治疗功能性消化不良的首选。针刺治疗功能性消化不良在亚洲已经有几千年的历史，但由于缺乏高质量的临床试验，能够支持针刺治疗功能性消化不良有效的临床证据仍然有限。迄今为止，很少有临床试验能够反映针刺疗效的实际情况。既往用以验证针刺治疗功能性消化不良的疗效的研究多数不实用的，因为研究中所使用的针刺频率、疗程并不符合临床实际情况，研究中所采用的固定取穴也不符合个性化针刺治疗（辨证论治）。这与传统的个性化针刺疗法形成了鲜明的对比，这种疗法允许医生根据病人在每一疗程的症状来决定治疗方案，包括选择不同的穴位。因此，需要精心设计一个临床试验来研究个性化针刺疗法对功能性消化不良患者的疗效，这能准确反映实际的临床诊疗情况。本研究旨在评价个体化针刺疗法治疗功能性消化不良的疗效。

[1] 方莉，马婷婷，曾芳，等.针刺胃经穴治疗功能性消化不良的^{18}F-FDG PET/CT研究[J].上海针灸杂志，2013，32（3）：157-161.

[2] KO S J, KUO B, KIM S K, et al. Individualized Acupuncture for Symptom Relief in Functional Dyspepsia：A Randomized Controlled Trial [J]. Journal of Alternative and Complementary Medicine，2016，22（12）：997-1006.

（二）方法

1. **试验设计**　本研究采用随机、等待对照、双中心的试验设计。有 76 名功能性消化不良患者参加试验，受试者被随机分配到两个组中的一个：个体化针刺治疗组和等待对照组。针刺治疗组连续 4 周接受针刺治疗，然后随访 4 周不予治疗。等待对照组前 4 周不进行任何治疗，在随后的 4 周接受与针刺治疗组相同的治疗（如图 7-8-1）。

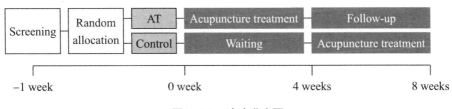

图 7-8-1　试验进度图

2. **受试者**　本研究的受试者从韩国两家医院招募，所有受试者均签署知情同意书，并且充分了解研究细节。受试者年龄为 18~75 岁，且符合罗马Ⅲ的诊断标准。受试者的整体消化不良症状在 VAS 上得分 ≥ 40（0 表示没有，100 表示极度消化不良）。

3. **随机**　随机分配序列表是由一个单独的统计学家使用区组随机来进行。使用 SAS 9.2 的 PROC 计划生成随机数。每个数字被隐藏在一个序列编号不透明的信封中，直至参与者被分配入组抽取随机号。

4. **干预措施**　本研究在中国传统经络理论、专家共识的基础上，结合前人的研究成果，采用个性化针刺治疗。每周进行两次，为期 4 周，每名受试者的穴位从 9 个到 19 个不等。

治疗穴位包括 9 个主穴和 10 个配穴。9 个主穴包括：LI 4（合谷）、ST 36（足三里）、LR 3（太冲）、SP 4（公孙）（双侧）、CV 12（中脘）（单侧）。10 个配穴包括 GB 21（肩井）、SI 14（肩外俞）、PC 6（内关）、EX-HN 5（太阳穴）和 ST 34（梁丘）。配穴只在受试者有特定症状时使用，如头痛（EX-HN 5）、肩或背疼痛（GB 21 和 SI 14）、恶心或呕吐（PC 6）、胃灼热或胃脘痛（ST 34）。

临床研究协调员根据症状选择配穴，以尽量减少医生和受试者之间的接触。唯一的例外是由针灸医生诊断背部压痛，以确定采用 GB 21、SI 14 或相对应的阿是穴。在每家医院由同一位医生进行治疗，两名医生均进行了超过 10 个小时的规范化训练和模拟。

5. **结局指标**　对患者的症状缓解、尼平消化不良指数（Nepean dyspepsia index，NDI）、功能性消化不良相关生活质量量表、贝克忧郁量表、特质性焦虑量表、针灸信念量表和针刺可信度测评等指标进行评估。主要结局指标为第 4 和 / 或第 8 周充分缓解（adequate relief）的患者比例。

（三）结果

治疗 4 周后，有效应答率明显提高（针刺组为 59%，等待治疗组为 3%，*P*<0.001），但在第 8 周的时候，这种差异不再显著。等待治疗组在接受针刺治疗后表现出类似的症状改善情况（针刺组为 68%，等待治疗组为 79%）。与等待治疗组比较，针刺组 NDI 总分显著降低（*P*=0.03）。比较针刺组与等待治疗组，NDI 量表中各项表现为：不适（*P*=0.01）、烧灼感（*P*=0.02）、进食后饱腹感（*P*=0.02）和打嗝（*P*=0.02）明显改善，针刺组较等待治疗组症状改善明显。其他次要结局指标组间无显著差异。

（四）结论

个体化针刺疗法可有效缓解功能性消化不良患者的症状，治疗效果可持续 8 周。

（五）启发与转化

为了提高针刺治疗功能性消化不良临床试验结果的实用性和可推广性，应尽可能地将试验设计还原于临床。对干预措施的设计应尽量符合临床诊疗实际情况，同时要结合临床医生的出诊情况和患者的就诊情况，就针刺选穴、针刺时间、针刺频率、针刺疗程设计个体化针刺治疗方案。在近期报道的临床试验中，关于头痛、过敏性鼻炎和骨关节炎的相关试验均采用个体化的治疗方案，而该试验是首次将个体化针刺疗法应用到功能性消化不良的临床试验。目前大多数临床研究仍试图通过选择固定穴位来维持功能性消化不良治疗的一致性，而不考虑其症状的差异性。在本研究中，非消化不良症状，如头痛、恶心和 / 或呕吐、胃灼烧感、肩痛或背痛也因个体化治疗而有所改善。与最近有关功能性消化不良的研究不同，在这次试验中，针刺频率是每周 2 次，这被认为是一个门诊患者在实际诊疗过程中能够坚持治疗的最佳频率。本研究表明，该干预措施对功能性消化不良的消化不良和非消化不良症状均有效。

本试验也存在一些局限。首先，没有使用安慰剂对照，因而无法完全排除针刺的安慰剂效应。针刺入皮肤会引起生理反应，可能会产生各种非特异性的效果。基于以上考虑，未来需要设计更为严格的试验研究，包括各种类型的安慰针（皮肤穿刺和非皮肤穿刺方法）。此外，本研究时间相对较短，研究对象为本土化的民族且样本量小，研究结果可能并不能适用于其他研究人群。未来的研究需要更长的研究周期、更大的样本量、多中心、多民族（跨国）来证明研究结果的有效性和可推广性。

第九节　颈　　痛

一、概述

颈痛是特定位于颈的解剖区域的疼痛，有或没有辐射到头部、躯干或上肢，其特点是周期性的缓解和不同程度的功能恢复[1]。所谓的"颈痛"仅是临床常见症状，并非特指某种疾病。颈痛的病因可分为可改变因素（创伤、肿瘤、感染、颈椎间盘退行性改变等）与不可改变因素（如年龄、家族史、既往创伤结果等）。

颈部疼痛是第四大致残原因，年患病率超过 30%[2]。在我国香港特区，颈痛年患病率是 64.6%，其中约 37.8% 的颈痛患者表现为中度至重度疼痛[3]。国外临床研究显示颈痛患病率在世界范围内从 16.7% 到 75.1% 不等，据《英国医学杂志》上一份调查研究显示，全球约有 2/3 的人在其一生中会经历颈痛，且约 10% 会转变为慢性疼痛[4]。

颈部疼痛患者有各种侵入性和非侵入性的治疗选择，包括药物、注射、物理方式、补充和替代疗法、教育或建议和手术。

[1] MONTICONE M，IOVINE R，DE SENA G，et al. The Italian Society of Physical and Rehabilitation Medicine（SIMFER）recommendations for neck pain [J]. Giornale Italiano di Medicina del Lavoro ed Ergonomia，2013，35（1）：36-50.

[2] COHEN S P. Epidemiology，diagnosis，and treatment of neck pain [J]. Mayo Clinic Proceedings，2015，90（2）：284-299.

[3] CHIU T T，LEUNG A S，LAM P. Neck pain in Hong Kong：a telephone survey on consequences and health service utilization [J]. Spine，2010，35（21）：E1088-1095.

[4] BINDER A I. Cervical spondylosis and neck pain [J]. British Medical Journal，2007，334（7592）：527-531.

意大利物理和康复医学协会将颈痛分为急性、亚急性或慢性，并对各型颈痛的原因及预后做了说明，在治疗建议时指出针灸可以短期缓解亚急性和慢性颈痛，其证据级别为Ⅰ级，推荐强度为A级。我国康复医学会颈椎病专业委员会于2010年制定了《颈椎病诊治与康复指南》，该指南指出大部分颈椎病患者经非手术治疗效果优良，仅一小部分患者经非手术治疗无效或病情严重而需要手术治疗，且针灸疗法已被该指南列为颈椎病的非手术疗法之一，并且在安全性上优于正骨和推拿。

二、临床研究

通过整理颈痛相关文献，分析其取穴规律和配伍特点，发现所用腧穴涉及十四正经中的十三条经脉，其中以手足太阳经、手足少阳经、督脉为主。穴位配伍以邻近、远端选穴为主，局部选穴较少[1]。目前现代临床上治疗颈痛多选取局部穴位及手足太阳经穴。主穴以颈夹脊穴、天柱、后溪、申脉和悬钟为主，配合辨证取穴，如风寒痹阻配风门、大椎；肝肾亏虚配肝俞、肾俞；上肢疼痛配曲池、合谷等[2]。2015年国内《循证针灸临床实践指南：神经根型颈椎病》[3]从临床实际出发，推荐选穴以局部取穴为主，结合远端取穴，采用针刺、电针为主的综合治疗方法。选穴处方如下：根据神经节段选取局部夹脊穴；针对疼痛、手麻、无力、肌力减弱、肌肉萎缩等症状和体征进行对症选穴治疗；针对痛点和阳性反应点选取阿是穴，疏通局部气血，通络止痛。

（一）安慰对照

Dong等在针刺治疗慢性颈肩痛时，所选针刺对照穴位在原穴位旁开1~4cm位置[4]。研究结果发现，穴位组患者的生活质量和睡眠均有改善，与对照组相比，有统计学意义。Sahin等比较了电针和假针刺对慢性颈痛的治

---

[1] 姜硕，狄忠，符文彬. 针灸治疗颈痛古代取穴规律研究 [J]. 江苏中医药，2012，44（7）：56-57.

[2] 高树中，杨骏. 针灸治疗学 [M]. 北京：中国中医药出版社，2016：145.

[3] 中国针灸学会. 循证针灸临床实践指南：神经根型颈椎病 [M]. 北京：中国中医药出版社，2015.

[4] HE D, H STMARK A T, VEIERSTED K B, et al. Effect of intensive acupuncture on pain-related social and psychological variables for women with chronic neck and shoulder pain-an RCT with six month and three year follow up [J]. Acupuncture in Medicine：Journal of the British Medical Acupuncture Society，2005，23（2）：52-61.

疗效果后认为，电针与假针刺均能改善治疗 3 个月后的视觉模拟评分，但组间差异不明显，电针对身体疼痛的即刻效应较显著，但传统穴位的针刺通常不优于刺激颈部非特异性穴位[1]。本研究中假针刺的方法是在治疗组穴位旁开 1~2cm 选择非穴位点作为进针点，其刺激方法亦采用电针，与治疗组不同之处在于，对照组不采用行针手法操作，当患者感到针刺处有电流时即停止电针。然而作者自己也质疑这种假针刺的方法是否真的无效，鉴于经络系统的全身性联系，加之基础实验已证实机体任何部位进行针刺均可产生一定程度的生理镇痛效应，亦不能排除非穴区与经络系统之间的可能联系。Sun 等对针刺治疗慢性颈部纤维肌痛综合征的疗效进行研究，认为真针刺与假针刺组相比，无论是治疗 4 周还是治疗 12 周后，关节活动范围、活动相关疼痛、简化麦吉尔疼痛问卷三个指标均无显著差异，但是真针刺对健康调查简表（SF-36）的生理功能、情感职能方面有显著改善[2]。

（二）空白对照

出于伦理及可行性方面的考虑，空白对照可演变为等待治疗，即在试验观察阶段，不给予对照组任何针灸相关的治疗，观察期结束后再给予相应针刺治疗。也可给予对照组以相同于试验组的基础护理，支持疗法或者常规治疗等。Matsubara 等为研究局部和远端穴位按压对女性慢性颈痛患者疼痛状态的影响，将 33 名女性随机分为三组：局部穴位组在局部穴位（肩井穴、肩外俞、肩中俞）接受指压，远端穴位组在远端穴位（合谷穴、手三里穴、曲池穴）接受按压，对照组未接受任何刺激[3]。研究结果表明，局部和远端穴位的穴位按压显著降低了疼痛相关的各种参数，如口述评分量表（VRS）、焦虑量表、肌肉硬度和颈部残疾指数，而对照组的所有参数均无

[1] SAHIN N, OZCAN E, SEZEN K, et al. Efficacy of acupuncture in patients with chronic neck pain-a randomised, sham controlled trial [J]. Acupuncture and Electro-therapeutics Research, 2010, 35（1-2）: 17-27.

[2] SUN Z R, YUE J H, TIAN H Z, et al. Acupuncture at Houxi（SI 3）acupoint for acute neck pain caused by stiff neck: study protocol for a pilot randomised controlled trial [J]. BMJ Open, 2014, 4（12）: e006236.

[3] MATSUBARA T, ARAI Y C, SHIRO Y, et al. Comparative effects of acupressure at local and distal acupuncture points on pain conditions and autonomic function in females with chronic neck pain [J]. Evidence-based Complementary and Alternative Medicine, 2011, 2011: 543291.

显著差异。可见穴位按压不仅可以改善局部痛觉症状，而且可以改善远端痛觉症状。韩国学者 Cho 等[1] 比较针刺加非甾体抗炎药或单用非甾体抗炎药或单用针刺对于慢性颈部痛的疗效。其结果显示各组治疗前后 VAS 均有显著变化，而组间差异不明显。结论认为该研究方案是可行的，治疗组与对照组的副反应是可耐受的，还需进一步的试验来验证针灸对于慢性颈部痛的疗效。

三、作用机制

针刺治疗颈痛相关机制研究较少，多是从以下几方面加以论述：

1. **闸门控制理论**　通过外周神经脊髓背角释放神经抑制冲动，控制疼痛信息从周围神经向中枢系统传递，类似于"闸门"的机制。通过针刺可使粗纤维一定程度上兴奋，使闸门"关闭"，从而抑制疼痛信息的传入。结合针刺的选穴原则，颈痛患者针刺局部穴可兴奋局部区域的周围神经中的粗纤维，激发"闸门"调节，抑制病变部位信息传入，从而起到镇痛的作用。

2. **内源性镇痛系统理论**　针刺刺激机体，使人体内源性系统发生变化，通过调节机体的内源性镇痛系统，从而产生从外周到中枢神经系统的神经信号因子，进而引起反抗疼痛的针刺镇痛作用。

3. **DNIC**　通过刺激某一非疼痛区域可缓解另一区域的疼痛程度，达到镇痛效应。有研究比较了针刺刺激穴位和非穴区的镇痛作用，发现给予足够的刺激强度后，可起到同等镇痛作用。但目前关于 DNIC 的具体生理机制还不清楚。

四、研究范例

针刺治疗颈痛的随机对照试验[2]。

---

[1] CHO J H, NAM D H, KIM K T, et al. Acupuncture with non-steroidal anti-inflammatory drugs （NSAIDs）versus acupuncture or NSAIDs alone for the treatment of chronic neck pain：an assessor-blinded randomised controlled pilot study [J]. Acupuncture in Medicine：Journal of the British Medical Acupuncture Society, 2014, 32（1）：17-23.

[2] MACPHERSON H, TILBROOK H, RICHMOND S, et al. Alexander Technique Lessons or Acupuncture Sessions for Persons With Chronic Neck Pain：A Randomized Trial [J]. Annals of Internal Medicine, 2015, 163（9）：653-662.

（一）背景和目的

对于颈痛的治疗以及预防保健是非常复杂的。研究者一直致力于寻求全面的医疗保健方法，以往的研究发现针刺或亚历山大疗法以及常规护理均可缓解颈痛，但其长期疗效仍不确定。该研究的主要目的是评价亚历山大疗法（一种使运动功能和心理功能得以协调和康复的身体训练方法）或针刺治疗慢性非特异性颈痛的临床疗效。

（二）方法

本试验旨在评估针刺加常规护理，亚历山大疗法加常规护理，或仅常规护理治疗颈痛的疗效，该研究为平行随机对照试验。纳入标准：受试者年龄18 岁以上伴颈痛史 3 个月以上，且 Northwick Park 颈痛问卷（NPQ）中得分至少为 28%。排除标准：目前正在接受针刺治疗者；正在参加另一项临床试验者；在过去两年曾参与亚历山大课程者；英语交流障碍者；酒精或者药物依赖者；积极寻求赔偿或等待诉讼者；曾有以下病史者：颈椎手术史、精神疾病史、类风湿关节炎、强直性脊柱炎、骨质疏松症、血友病、癌症、艾滋病或肝炎。

针刺组受试者接受每周一次 50min 的针刺治疗（总计 12 次）加上常规护理。针灸师是英国针灸委员会的专家。亚历山大技术组的受试者接受每周两次 30min 的一对一课程（总共 20 次）加上常规护理。亚历山大技术组的教师是亚历山大技术教师协会的成员。两组均是每两周进行一次评价。常规护理组是提供给患者的常规颈部疼痛治疗，例如处方药物治疗和物理治疗以及其他保健治疗。主要结果指标是 NPQ 评分量表，其主要终点为 12 个月。分数以百分数表示，分数越高则痛苦和残疾程度越高。NPQ 数据以 3 个月、6 个月和 12 个月为基线并通过邮寄问卷收集汇总。次要结果指标包括目前疼痛强度 [0（无疼痛）至 8（极度疼痛）]、生活质量量表12 项简明调查简表（SF-12v2）以及患者自我效能感。同时，试验参与者及医师均要求对试验过程中的不良事件进行监测与汇报，且将不良事件归类为严重事件（定义为涉及死亡、住院、持续残疾或危及生命的风险）或不严重。

（三）结果

主要结局指标方面，与常规护理相比，针刺组与亚历山大课程组在12 个月的 NPQ 评分下降明显，分别减少为 3.92%（*P*=0.009）和 3.79%

（*P*=0.010）。同时在 3 个月和 6 个月时干预组疼痛和相关残疾也显著减少。

次要结局指标方面，干预组与常规护理组在 6 个月、12 个月 SF-12v2 生理功能方面评分没有显著差异，但在 6 个月 SF-12v2 精神成分评分方面比常规护理组有显著提高 [针刺组，1.76（CI，0.15-3.37），*P*=0.033；亚历山大课程组，2.12（CI，0.42-3.82），*P*=0.016]。在 6 个月的患者自我效能感方面，干预组明显优于常规护理组 [针刺组，0.80（CI，0.46 to 1.15），*P* <0.001；亚历山大课程组，1.09（CI，0.63 to 1.55），*P*<0.001]。

试验期间共报道 80 项不良事件，涉及 73 名参与者，其中 30 个事件（37%）被分类为严重事件，50 个（63%）被分类为非严重事件。

（四）结论

针刺疗法和亚历山大疗法在 12 个月的时间里，使颈部疼痛和相关残疾程度显著减轻。

（五）启发与转化

1. 该试验共纳入了 517 例受试者，属于大样本的临床随机对照试验。但参加人员属于两个主要的英国专业协会，所招募的样本具有明显的白人色彩，这可能限制了调查结果的可推广性。

2. 该试验中未将所有主次结果标记，其中一个次要结果未在文章中提及，因此临床试验研究设计应符合 CONSORT 指南要求，对试验研究结果进行标记，尽可能减少出现选择性报告结果的风险。

3. 中医传统疗法多样性和取穴多样性，导致不能形成统一的操作规范。

第十节 肿 瘤

一、概述

肿瘤是指机体在各种致癌因素的作用下，局部组织细胞在基因水平上生长调控异常，导致克隆性异常增生而形成的病变，临床常表现为局部肿块。根据肿瘤细胞的特性和对人体的危害程度，可分为良性肿瘤和恶性肿瘤两大类。来源于上皮组织的恶性肿瘤为"癌"，来源于间叶组织的恶性肿瘤为"肉瘤"。一般来讲，"癌症"是所有恶性肿瘤的总称，包括"癌""肉瘤"和"血液系统肿瘤"等[1]。2018 年 2 月，国家癌症中心发布的全国癌症统计数据显示：2014 年我国肿瘤发病率为 278.07/10 万（男性为 301.67/10 万，女性为 253.29/10 万），死亡率为 167.89/10 万，0~74 岁累计发病率为 21.58%，累计死亡率为 12%[2]。恶性肿瘤目前已成为我国居民重要的死亡原因之一，每年用于恶性肿瘤患者的医疗费用远高于其他慢性疾病，越来越受到重视。

恶性肿瘤的病因尚未完全明确，多数人认为是由多个致癌因素和促癌因素综合作用的结果。致癌因素是癌症发生必不可少的因素，促癌因素指对癌症发生有促进作用的因素，二者可以直接作用于靶细胞或间接作用到机体的其他组织而产生致癌效应。目前已知的致癌因素有：化学致癌因素，例如烷化剂、多环芳香烃类化合物、芳香胺类化合物等；物理致癌因素，如电离辐射、创伤、长期慢性刺激等；生物致癌因素，如病毒等。促癌因素包括：遗传因素、激素因素、免疫因素、营养因素等。约 60% 的癌症死亡可以通过减少上述因素的暴露来预防，如控制慢性感染可减少 29% 的癌症死亡，主要是胃癌、肝癌和宫颈癌；控制吸烟可以减少 23%~25% 的癌症相关死亡[3]。

美国国立综合癌症网络每年发布并修订的《NCCN 肿瘤学临床实践指南》是目前全球肿瘤临床实践应用最广泛的指南，其中姑息支持治疗指南中的成人癌痛、止吐指南中推荐了针灸疗法。成人癌痛指南在非药理学综合干预中推荐了针灸疗法，指南认为"非药理学综合干预在脆弱人群例如虚弱、老年人、儿科中可能特别重要，因为在这些人群对标准的药理学干预耐受性较差"。止吐指南在预期性呕吐的预防和治疗中推荐了针灸疗法。中国临床肿瘤学会结合中国的肿瘤综合治疗的特点，制定和公布符合中国患者的临床实践指南。其中《癌症疼痛诊疗规范》（2011 年版）的癌痛治疗的其他方法中推荐了针灸疗法。中医指南主要参考中华中医药学会标准（ZYYXH/T 136~156—2008）《肿瘤中医诊疗指南》，包括鼻咽癌等在内的 21 项指南中，鼻咽癌、食管癌、

[1] 侯丽，许亚梅，董青. 血液病中医名词术语整理与诠释 [M]. 北京：北京科学技术出版社，2014.

[2] 曾红梅，陈万青. 中国癌症流行病学与防治研究现状 [J]. 化学进展，2013，25（9）：1415-1420.

[3] CHEN W，ZHENG R，BAADE P D，et al. Cancer statistics in China，2015 [J]. CA：A Cancer Journal for Clinicians，2016，66（2）：115-132.

胃癌、大肠癌、胰腺癌、肝癌、多发性骨髓瘤、前列腺癌 8 项指南的治疗中推荐了针灸疗法[1]。

二、临床研究

目前针灸治疗肿瘤的临床研究多集中在肿瘤的症状管理或缓解肿瘤治疗过程中的药物不良反应，主要涉及疼痛、恶心呕吐、潮热、疲乏、放射性口干、术后肠梗阻延长、焦虑/情绪障碍、睡眠障碍、呼吸困难等。

（一）癌性疼痛

癌性疼痛，是指由癌症本身或治疗等原因所致的疼痛，严重影响患者的生活质量。约 60% 的肿瘤患者伴随癌性疼痛，超过 1/3 的肿瘤幸存者在治疗结束后会经历癌性疼痛，严重影响了肿瘤患者的生活质量。近 90% 美国国立癌症研究所都建议癌症中心尝试针灸疗法，超过 70% 癌症中心将针灸作为缓解癌性疼痛的治疗手段[2]。

1. **标准对照**　目前临床多根据 WHO 推荐三阶梯止痛原则治疗癌性疼痛，第一阶梯药物主要是阿司匹林为代表的非阿片类药物（多为非甾体抗炎药），第二阶梯药物主要是以曲马多为代表的弱阿片类药物，第三阶梯药物主要是以吗啡为代表的强效阿片类药物。辅助用药有皮质类固醇、抗惊厥药、抗抑郁药、NMDA 受体拮抗剂等，多与三阶梯药物联合使用。

Zhou 等进行了一项随机、对照研究，采用阿片类药物硫酸吗啡（MOR）作为阳性对照，纳入了 60 例原发性肝癌经导管动脉栓塞化疗术后 VRS 评分大于 3 分的患者，结果显示针刺干预后 6h，针刺组疼痛缓解明显优于 MOR 组（$P < 0.05$），腹胀发生率低于 MOR 组（$P < 0.05$）。提示针刺治疗可减轻原发性肝癌经导管动脉栓塞化疗术后中重度疼痛，同时也降低了术后腹胀的发生率[3]。

[1] 中华中医药学会. 中华中医药学会标准 ZYYXH/T136~156-2008：肿瘤中医诊疗指南 [S]. 北京：中国中医药出版社，2008：11.

[2] LI Z，SHI Q，LIU M，et al. Validation and Application of the MD Anderson Symptom Inventory for Traditional Chinese Medicine（MDASI-TCM）[J]. Journal of the National Cancer Institute Monographs，2017，2017：52.

[3] ZENG K，DONG H J，CHEN H Y，et al. Wrist-ankle acupuncture for pain after transcatheter arterial chemoembolization in patients with liver cancer：a randomized controlled trial [J]. The American Journal of Chinese Medicine，2014，42（2）：289-302.

2. **安慰对照** Dawn 等进行了一项随机、对照、单盲临床研究，比较针刺与非穴浅刺对绝经后接受芳香化酶抑制剂的乳腺癌患者肌肉骨骼疼痛的治疗作用[1]。结果显示，经过为期 6 周，每周 2 次的治疗，针刺组的短期疼痛量表（BPI-SF）平均值低于非穴浅刺组（3.0 vs 5.5，$P=0.002$），疼痛严重程度（2.6 vs 4.5，$P<0.001$）和疼痛相关干扰（2.48 vs 4.54，$P<0.002$）均存在差异。针刺组 80% 的患者有至少 2 个部位的疼痛得到缓解，高于非穴浅刺组 22%（$P<0.001$）。提示针刺能够有效缓解绝经后乳腺癌患者口服芳香化酶抑制剂导致的关节疼痛。

（二）恶心呕吐

化疗相关性恶心呕吐（CINV）的发生率约 80%，是降低肿瘤患者的生存质量并导致治疗终止的主要原因之一[2]。CINV 主要有 5 种类型：急性发作、迟发性、预期性、一过性和难治性，其中临床最常见的类型是急性发作和迟发性。急性 CINV 是指接受化疗 24h 内发生恶心呕吐，一般为接受化疗后 5~6h 出现，迟发性 CINV 一般出现在接受化疗后 2~3 天，可持续 5 天。目前治疗 CINV 的药物包括多拉司琼、格拉司琼和昂丹司琼等为代表的 5-HT$_3$ 受体拮抗剂，阿瑞匹坦为代表的 NK-1 受体拮抗剂，和地塞米松、甲氧氯普胺等，上述药物虽然有效，但存在头痛、头晕、便秘、失眠等诸多副作用[3]。

1. **标准对照** Tarinee 等进行了一项随机、交叉研究，观察针刺对妇科肿瘤接受紫杉醇＋卡铂治疗后迟发性 CINV 的预防和治疗作用[4]。试验组在化疗前和化疗后第 2 天针刺内关穴并留针 30min，对照组在化疗前 30min 静脉滴注昂丹司琼 8mg。所有患者连续 3 天口服地塞米松 5mg，每日 2 次；如果

[1] CREW K D, CAPODICE J L, GREENLEE H, et al. Randomized, blinded, sham-controlled trial of acupuncture for the management of aromatase inhibitor-associated joint symptoms in women with early-stage breast cancer [J]. Journal of Clinical Oncology, 2010, 28（7）：1154-1160.

[2] GRUNBERG S M. Chemotherapy-induced nausea and vomiting：prevention, detection, and treatment--how are we doing？ [J]. The Journal of Supportive Oncology, 2004, 2（1 Suppl 1）：1-10, inside back cover；quiz 1.

[3] 于世英，印季良，秦叔逵，等. 肿瘤治疗相关呕吐防治指南（2014 版）[J]. 临床肿瘤学杂志，2014，19（3）：263-273.

[4] RITHIRANGSRIROJ K, MANCHANA T, AKKAYAGORN L. Efficacy of acupuncture in prevention of delayed chemotherapy induced nausea and vomiting in gynecologic cancer patients [J]. Gynecologic Oncology, 2015, 136（1）：82-86.

出现恶心呕吐，则每 12h 补充口服昂丹司琼 4mg。将 70 例患者随机分为两组，在 2 个化疗周期交替接受试验组或对照组的治疗。结果显示，试验组和对照组控制急性 CINV 无差异。试验组控制迟发性 CINV 的完全有效率（52.8%）明显高于对照组（35.7%），$P=0.02$。试验组迟发性恶心控制率（54.3.7%）明显高于对照组（34.3%），$P=0.004$；试验组呕吐发作率、恶心评分、口服昂丹司琼剂量明显低于对照组（$P=0.04$、$P<0.001$ 和 $P=0.002$）；试验组便秘次数（$P=0.02$）、失眠（$P=0.004$）的不良反应明显减少，提示针刺能有效控制延迟性 CINV，副作用较少，可作为一种治疗 CINV 的替代方案。

2. 空白对照 Li 等进行了一项随机对照试验，将 56 例胃癌患者随机分为针刺组和空白对照组，所有患者接受奥沙利铂 + 紫杉醇化疗，每日静脉注射埃索美拉唑预防胃肠道症状[1]。试验组连续 14 天接受足三里、上巨虚、天枢、三阴交、内关 5 个穴位针刺并留针 30min，对照组不接受针刺治疗。结果显示：试验组和对照组恶心持续时间分别为（11 ± ）3min 和（32 ± 5）min，$P<0.05$。试验组和对照组平均每天呕吐次数分别为（2 ± 1）次和（4 ± 1）次，$P<0.05$。试验组每天腹痛持续时间和腹泻次数 [（7 ± 2）min 和（1 ± 1）次] 均优于对照组 [（16 ± 5）min 和（3 ± 1）次]，$P<0.05$。提示针刺能够明显减轻化疗所致的恶心呕吐等胃肠道症状，提高晚期胃癌患者的生活质量。

（三）潮热

超过 80% 接受他莫昔芬等芳香化酶抑制剂治疗乳腺癌的妇女会出现由于血管收缩不稳定而导致的潮热等症状，往往较绝经期妇女更加严重和持久，降低了乳腺癌妇女的生活质量[2]。目前治疗药物主要有 5-HT 再摄取抑制剂（如帕罗西汀、舍曲林等），5-HT 和 NE 再摄取抑制剂（如文拉法辛）、加巴喷丁等，但上述药物容易引起口干、食欲减退、便秘、嗜睡等副反应，患者往往不能坚持服用。

1. 标准对照 一项四臂随机对照研究评价电针与加巴喷丁治疗乳腺癌

[1] ZHOU J, FANG L, WU W Y, et al. The effect of acupuncture on chemotherapy-associated gastrointestinal symptoms in gastric cancer [J]. Current Oncology, 2017, 24（1）: e1-e5.

[2] LOPRINZI C L, ZAHASKY K M, SLOAN J A, et al. Tamoxifen-induced hot flashes [J]. Clinical Breast Cancer, 2000, 1（1）: 52-56.

患者伴发潮热的疗效[1]。120 名伴发潮热的乳腺癌患者被随机分为针刺组和药物组，针刺组和药物组又分别设置了安慰对照，即针刺组分为电针组和假针组，药物组分为加巴喷丁组和安慰剂组。电针组每周治疗 2 次，连续治疗 2 周，后每周治疗 1 次，连续治疗 6 周，干预 8 周，共计 10 次治疗，留针 30min 并接受 2Hz 电刺激。假针组采取非穴浅刺的方式，电针连接无电流，其他与电针组一致。加巴喷丁组参与者第 1~3 天口服加巴喷丁 300mg，睡前 1 次；第 4~6 天口服加巴喷丁 300mg，每天 2 次；之后服用加巴喷丁 300mg，每天 3 次，连续 50 天（总共 8 周）；在第 9 周第 1~3 天口服加巴喷丁 300mg，每天 2 次，第 4~6 天口服加巴喷丁 300mg，每天 1 次，之后停止服药。安慰剂组采用乳糖水合物作为安慰剂，服药方式和频率与加巴喷丁组一致。主要评价指标为潮热复合分数（HFCS），来源于患者记录的潮热日记，评价节点为第 8 周、第 12 周和第 24 周。研究结果显示，第 8 周假针组 HFCS 的降低明显大于安慰剂组（–2.39，$P=0.035$）。在所有治疗组中，与基线相比，HFCS 降低幅度依次为电针组（–7.4）＞假针组（–5.9）＞加巴喷丁组（–5.2）＞安慰剂组（–3.4），$P<0.001$。药物组与治疗相关的不良事件高于针刺组，加巴喷丁组（39.3%），安慰剂组（20.0%），电针组（16.7%）和假针组（3.1%），$P<0.05$。第 24 周的远期疗效显示，HFCS 的降低幅度依次为电针组（–8.5）＞假针组（–6.1）＞安慰剂组（–4.6）＞加巴喷丁组（–2.8），$P<0.001$。但针刺的安慰剂效应与加巴喷丁接近，提示该研究可能存在着主观干扰因素，需要更大的随机对照试验和长期随访进行进一步验证。

2. **空白对照** Giorgia 等进行了一项多中心随机对照试验，比较针刺与增强自我护理在改善乳腺癌患者伴随潮热中的疗效[2]。190 名乳腺癌伴潮热患者随机分为针刺组和护理组。两组患者均收到一本有关更年期综合征的自我护理手册，手册包括潮热、肿瘤相关的饮食、运动和心理方面自我护理，并要求受试者按照手册内容进行至少 12 周的自我护理。针刺组除自我护理外，

[1] MAO J J, BOWMAN M A, XIE S X, et al. Electroacupuncture Versus Gabapentin for Hot Flashes Among Breast Cancer Survivors：A Randomized Placebo-Controlled Trial [J]. Journal of Clinical Oncology，2015，33（31）：3615-3620.

[2] LESI G, RAZZINI G, MUSTI M A, et al. Acupuncture As an Integrative Approach for the Treatment of Hot Flashes in Women With Breast Cancer：A Prospective Multicenter Randomized Controlled Trial （AcCliMaT）[J]. Journal of Clinical Oncology，2016，34（15）：1795-1802.

接受为期 12 周、每周 1 次的针刺治疗，针刺方案由操作大夫根据患者情况进行选择。主要结局指标为每日评价潮热分数（HFS），来源于患者记录的潮热日记，评价节点为治疗前 1 周、第 12 周、第 3 月和第 6 月。研究结果显示，针刺组在第 12 周、第 3 月、第 6 月降低 HFS 评分的幅度均优于护理组（–11.36、–7.86、–8.82），$P<0.05$。提示针刺结合自我护理是有效的综合干预措施，能够控制乳腺癌患者伴发的潮热，并提高其生活质量。

（四）癌性疲乏

癌性疲乏是一种持续的、主观的与癌症或癌症治疗相关的疲乏感或疲惫感，妨碍患者的日常生活。癌性疲乏诊断多采取国际疾病分类标准第 10 版（ICD-10）中的癌因性疲乏诊断标准为主，疗效评估多采用癌因性疲乏量表（FACT-F）和简明疲乏量表（brief fatigue inventory，BFI）等。癌性疲乏的影响因素有疼痛、情感苦闷、睡眠障碍、不良睡眠卫生、贫血、营养不良、活动水平下降、药物不良反应、非癌性伴发疾病等。非癌性伴发疾病的评估应包括心、肝、肺、肾、胃肠、神经、内分泌系统疾病，如潮热、甲状腺功能减退、性腺功能减退、肾上腺功能不全、感染等。目前的干预措施主要有：健康教育和咨询；一般性干预措施，如节约体能法、分散注意力法等；非药物性干预措施，如运动疗法、物理疗法（针刺、按摩等）、心理干预、营养咨询、睡眠管理等；药物性干预措施，包括改善睡眠类药物、以哌甲酯和莫达非尼为代表的中枢兴奋剂，以人参为代表的中药等[1]。

1. 标准对照　癌性疼痛的患者常伴有疲劳、睡眠障碍、抑郁和焦虑等症状，Mao 等设计了一项试验，探讨针刺是否能减轻癌性疼痛患者的疲劳等伴随症状[2]。该研究纳入了 67 例芳香化酶抑制剂相关关节痛的乳腺癌患者，随机分为电针组、假针组和护理等待组，电针组患者接受每周 2 次（第 1~2 周）和每周 1 次（第 3~8 周）的治疗，治疗 8 周，共 10 次，电流频率 2Hz，留针 30min。电针组在疼痛关节周围选择不少于 4 个穴位治疗关节痛，在远端

[1] LESI G, RAZZINI G, MUSTI M A, et al. Acupuncture As an Integrative Approach for the Treatment of Hot Flashes in Women With Breast Cancer：A Prospective Multicenter Randomized Controlled Trial （AcCliMaT）[J]. Journal of Clinical Oncology, 2016, 34（15）：1795-802.

[2] MAO J J, FARRAR J T, BRUNER D, et al. Electroacupuncture for fatigue, sleep, and psychological distress in breast cancer patients with aromatase inhibitor-related arthralgia：a randomized trial [J]. Cancer, 2014, 120（23）：3744-3751.

选择不少于 4 个穴位治疗焦虑、抑郁、疲乏等伴随症状。假针组采取非穴非穿刺针进行治疗，疼痛关节周围取穴要离疼痛部位 5cm 以上，无电刺激，治疗频率和持续时间与电针组一致。结局采用 BFI、匹兹堡睡眠质量指数和医院焦虑抑郁量表，在第 4 周、第 8 周和第 12 周进行评价。研究结果显示，受试者的疲乏、睡眠障碍和抑郁均与芳香化酶抑制剂导致的关节痛相关，皮尔逊相关系数分别为疲乏 $r=0.75$、$P<0.001$，睡眠障碍 $r=0.38$、$P=0.002\,6$，抑郁 $r=0.58$、$P<0.001$。在 12 周的干预和随访期间，与护理等待组相比，电针组受试者疲劳（$P=0.009\,5$）、焦虑（$P=0.044$）、抑郁（$P=0.015$）均有明显改善；假针组仅有抑郁症状有改善（$P=0.008\,8$）。提示，电针能够改善肿瘤患者的癌性疲乏，并改善相应的焦虑和抑郁状态，提高生存质量。

2. **空白对照** Alexander 等将 300 名患者按 1∶3 的比例随机分为护理组和针刺组（针刺 + 护理），并按照多维疲劳量表的疲劳总分（≤ 16，17—18，19—20）、是否接受曲妥珠单抗治疗、是否接受他莫昔芬或戈舍瑞林治疗进行随机分层设计，评价针刺治疗乳腺癌相关癌性疲乏的有效性[1]。所有受试者均收到一本小册子（疲劳管理手册），要求按照手册里推荐的内容进行自我护理。针刺组接受每周 1 次针刺治疗，留针 20min，持续 6 周。主要结局指标为多维疲劳量表，在第 6 周测定。研究共纳入 302 名患者，其中 246 名在 6 周时提供了完整的数据。研究结果显示，针刺组多维疲劳量表疲劳总分、体力疲劳、脑力疲劳、活动减少、积极性下降均较基线得到明显缓解（–3.11、–2.36、–1.94、–2.29、–2.02，$P<0.001$）。针刺组医院焦虑抑郁量表焦虑、抑郁评分均较基线降低（–1.83、–2.13，$P<0.001$）。针刺组乳腺癌患者生命质量测定量表（FACT-B）生理状况、社会/家庭状况、情感状况、功能状况均较基线好转（3.3，$P<0.001$；1.05，$P=0.05$；1.93、$P<0.001$；3.57，$P<0.001$）。提示针刺是一种缓解癌性疲乏、提高患者生活质量的有效干预措施。

---

[1] MOLASSIOTIS A，BARDY J，FINNEGAN-JOHN J，et al. Acupuncture for cancer-related fatigue in patients with breast cancer：a pragmatic randomized controlled trial [J]. Journal of Clinical Oncology，2012，30（36）：4470-4476.

三、作用机制

（一）治疗癌性疼痛的作用机制

付桃芳等发现电针能够提高骨癌痛模型大鼠患侧背根神经节 μ 阿片受体、κ 阿片受体、δ 阿片受体、阿黑皮素原和强啡肽原 mRNA 的表达；电针还可提高骨癌痛大鼠蓝斑核中 MOR 阳性细胞的表达，提示电针抗癌痛的机制可能与提高外周或中枢神经系统的阿片受体或阿片前体 mRNA 的表达有关[1]。电针还可通过抑制脊髓背角胶质原纤维酸性蛋白的表达，协同吗啡减轻大鼠胫骨癌痛[2]。

5-HT 既是脑干下行抑制系统参与镇痛作用的神经递质，又是外周致痛的炎症介质，独立于阿片系统发挥镇痛作用。周民涛等[3]发现电针"内麻点"和内关穴能降低食管癌根治术后患者的 VAS 评分，并减少术中镇痛药用量，可能与增加内源性 β-EP 和抑制 5-HT、PGE_2 释放入血有关。Lee 等[4]发现蜂毒针刺能够提高大鼠脊髓内的 5-HT 水平，激活脊髓 5-HT 受体，减轻奥沙利铂所致大鼠急性冷痛。

（二）治疗 CINV 的作用机制

引起 CINV 的病理生理机制主要包括化疗药物刺激胃肠黏膜中的嗜铬细胞释放神经递质，通过肠壁上的迷走神经和内脏神经传入纤维，将信号传入到呕吐中枢或间接通过呕吐中枢旁的化学感受器出发区（chemoreceptor trigger zone，CTZ）启动呕吐反射。相关神经递质有 5-HT、SP、大麻素、DA、ACh 和组胺等。不同的神经递质在不同类型的 CINV 中作用不同，例如顺铂化疗后急性 CINV 主要由 5-HT 起主导作用，延迟性 CINV 主要由 SP

[1] 付桃芳,王玲玲,杜俊英,等.电针对骨癌痛-吗啡耐受大鼠蓝斑核 μ 阿片受体表达的干预[J].中国针灸，2017, 37（5）：513-520.

[2] 蒯乐，陈颢，章婷婷，等. 不同电流强度电针缓解大鼠胫骨癌痛的量效关系及抑制脊髓 GFAP 的表达 [J]. 中国针灸，2012, 32（4）：331-337.

[3] 周民涛，李毓，韩学昌，等. 电针对胸科手术后镇痛的临床研究 [J]. 中国针灸，2017, 37（7）：705-709.

[4] LEE J H, LI D X, YOON H, et al. Serotonergic mechanism of the relieving effect of bee venom acupuncture on oxaliplatin-induced neuropathic cold allodynia in rats [J]. BMC Complementary and Alternative Medicine，2014（14）：471.

和化疗导致的细胞损伤和炎症因子释放起主导作用。

Li 等发现电针大鼠内关穴对顺铂导致的恶心有抑制作用并可减少延髓最后区（area postrema，AP）c-fos 的表达，提示电针的止吐作用主要通过迷走神经途径并与 AP 有关[1]。Cui 等发现电针可降低顺铂化疗后大鼠的十二指肠 5-HT 水平及延髓孤束核（NTS）c-fos 表达，提示电针的止吐作用可能是通过抑制十二指肠 5-HT 的分泌和抑制 NTS 的活性来实现的[2]。

四、研究范例

针刺对比非穴浅刺治疗早期乳腺癌患者芳香化酶抑制剂相关关节症状的随机、盲法、对照研究[3]。

（一）背景和目的

芳香化酶抑制剂（aromatase inhibitors，AIs）能够显著延长激素敏感性乳腺癌患者的生存期，减少乳腺癌复发。但接受 AIs 治疗的患者中有 5%~35% 出现 AIs 相关的关节症状，包括关节疼痛、关节僵硬等，有近 5% 的患者因为上述副作用而停止治疗。针刺作为非药物疗法可以治疗肌肉骨骼疼痛，既往一些小样本临床研究提示针刺可以缓解 AIs 相关的骨关节痛，因此设计了此项随机、假对照试验，评估针刺治疗 AIs 相关的关节痛、僵硬及改善关节功能方面的益处。

（二）方法

纳入标准：Ⅰ~Ⅲ期乳腺癌，雌激素受体阳性；绝经 1 年以上或卵泡刺激素超过 20mIU/ml（子宫切除术后）；口服第三代芳香化酶抑制剂（阿那曲唑、来曲唑、依西美坦）至少 3 个月；口服芳香化酶抑制剂后出现 1 个或多个关节疼痛或僵硬，近 1 周简明疼痛评估量表（BPI-SF）评分 ≥ 3 分。

排除标准：近 6 个月接受过针刺治疗；既往有炎性关节病、代谢性关节

[1] LI S, LEI Y, CHEN J D Z. Chemotherapy-Induced Pica in Rats Reduced by Electroacupuncture [J]. Neuromodulation, 2018, 21（3）: 254-260.

[2] CUI Y, WANG L, SHI G, et al. Electroacupuncture alleviates cisplatin-induced nausea in rats [J]. Acupuncture in Medicine, 2016, 34（2）: 120-126.

[3] CREW K D, CAPODICE J L, GREENLEE H, et al. Randomized, blinded, sham-controlled trial of acupuncture for the management of aromatase inhibitor-associated joint symptoms in women with early-stage breast cancer [J]. Journal of Clinical Oncology, 2010, 28（7）: 1154-1160.

病、神经病性关节病病史；近 6 个月患肢有骨折或手术史；正在接受皮质醇类或麻醉剂治疗；严重凝血病病史。

干预措施：受试者随机分为针刺组和非穴浅刺组，接受每周 2 次为期 6 周的针刺干预。针灸师是该研究唯一未设盲人员。为评估针灸师操作的干扰，所有受试者均在治疗结束后接受了关于自己是否接受针刺治疗的调研。

结局指标：①主要评价指标为 BPI-SF 量表；②次要评价指标，下肢关节选用 WOMAC 评分量表评价，上肢关节选用 M-SACRAH 评分量表评价，生活质量选用 FACT-G 量表。评价时间点：受试者在治疗前、治疗后第 3 周和治疗后第 6 周自行填写调查问卷进行评价。

（三）结果

51 名参与者完成了基线评价，共有 43 名受试者被随机分配到针刺组（23 人）和非穴浅刺组（20 人），最终有 38 名受试者完成了试验，其中针刺组 20 人、非穴浅刺组 18 人。

针刺组在第 6 周的 BPI-SF 的各项指标均较非穴浅刺组缓解，其中最痛得分针刺组优于非穴浅刺组（3.0 vs 5.5，$P<0.001$），疼痛严重程度针刺组优于非穴浅刺组（2.59 vs 4.53，$P<0.001$），疼痛相关干扰针刺组优于非穴浅刺组（2.48 vs 4.54，$P<0.001$）。针刺组的 WOMAC 评分和 M-SACRAH 评分亦均比非穴浅刺组得到缓解，针刺组的 WOMAC 评分和 M-SACRAH 评分较基线降低了 70%。针刺组 80% 的患者有至少 2 个疼痛部位得到缓解，高于非穴浅刺组 22%（$P<0.001$）。生活质量方面，针刺组 FACT-G 量表的生理状况评分优于非穴浅刺组（19.8 vs 15.4，$P=0.03$），而社会/家庭状况、情感状态、功能状况两组之间差异无统计学意义。盲法调查显示：针刺组 90% 的受试者认为自己接受了针刺治疗，非穴浅刺组 57% 的受试者认为自己接受了针刺治疗，$P=0.08$。7 名之前接受过针刺治疗的受试者均认为自己接受了针刺治疗，但其中 4 人实际分到了非穴浅刺组。

（四）结论

针刺能够改善 AIs 相关性关节痛、僵硬，可以作为一种有效的和耐受度高的治疗方法干预 AIs 及相关关节副作用。

（五）启发与转化

该研究是相对规范的随机盲法对照试验，并采取针刺组与非穴浅刺组对比，验证了针刺治疗乳腺癌芳香化酶抑制剂相关关节症状的有效性和穴位特异性。但该研究研究病例数相对较少，属探索性试验，病人脱失率约 12%，该研究结果仍需要在更大样本量、多中心的前瞻性研究中进一步验证。本研究的所有结局指标均为主观指标，又不能做到完全的盲法，可能会在一定程度上对结果产生干扰，未来研究可引入一些客观的测量手段。针灸研究的对照组选择一直存在争议。目前对照组的方法包括：在非穴位位置插入针、非插入模拟针或使用可伸缩针等，但上述方法各有利弊，非插入模拟针或使用可伸缩针容易被之前接受过针刺治疗的受试者破盲，在非穴位位置插入针并不能完全除外治疗作用，本研究的非穴选取未详细描述，阿是穴的作用不易排除，在今后的研究中增加空白对照组可能会更有说服力。

附录：术语缩略词中英文对照

5-HT：5-hydroxytryptamine，5-羟色胺

AAN：American Academy of Neurology，美国神经病学学会

ACh：acetylcholine，乙酰胆碱

ACTH：adrenocorticotropic hormone，促肾上腺皮质激素

AHA：American Heart Association，美国心脏协会

AHS：American Headache Society，美国头痛协会

ANF：atrial natriuretic factor，心房钠尿肽

AR：adrenergic receptor，肾上腺素受体

ASA：American stroke association，美国卒中协会

BOLD：blood oxygen level dependent，血氧水平依赖

β-EP：β-endorphin，β-内啡肽

CCK：cholecystokinin，胆囊收缩素

CGRP：calcitonin generelated peptide，降钙素基因相关肽

COX：cyclooxygenase，环氧合酶

CRH：corticotropin releasing hormone，促肾上腺皮质激素释放激素

DA：dopamine，多巴胺

DMN：default mode network，默认网络

DNIC：diffuse noxious inhibitory controls，弥漫性伤害抑制性控制

ELISA：enzyme-linked immunosorbent assay，酶联免疫吸附测定

ET：endothelin，内皮素

FD：functional dyspepsia，功能性消化不良

fMRI：functional magnetic resonance imaging，功能磁共振成像

GABA：γ-aminobutyric acid，γ-氨基丁酸

GAS：gastrin，促胃液素

Glu：glutamic acid，谷氨酸

NIH：National Institutes of Health，美国国立卫生研究院

HPA：hypothalamic-pituitary-adrenal axis，下丘脑 - 垂体 - 肾上腺轴

HPG：hypothalamic-pituitary-gonadal axis，下丘脑 - 垂体 - 性腺轴

HRP：horseradish peroxidase，辣根过氧化物酶

Iba-1：ionized calcium bindingadaptor molecule-1，离子钙接头蛋白

IFN-γ：interferon-γ，γ 干扰素

IL：interleukin，白细胞介素

ITT analysis：intention-to-treat analysis，意向性分析

JAK：just another kinase/Janus kinase，JAK 激酶

mAChR：muscarinic acetylcholine receptor，毒蕈碱型乙酰胆碱受体

MAPK：mitogen activation protein kinase，丝裂原激活蛋白激酶

MCP-1：monocyte chemoattractant protein-1，单核细胞趋化蛋白 -1

MDA：malondialdehyde，丙二醛

MTL：motilin，胃动素

nAChR：nicotinic acetylcholine receptors，烟碱型乙酰胆碱受体

NADPH：reduced nicotinamide adenine dinucleotide phosphate，还原型烟酰胺腺嘌呤二核苷酸磷酸，又称 "还原型辅酶 II"

NE：norepinephrine，去甲肾上腺素

NF-κB：nuclear factor-κB，核因子 κB

NMDA：N-methyl-D-aspartate，N- 甲基 -D- 天冬氨酸

NO：nitric oxide，一氧化氮

NOS：nitric oxide synthase，一氧化氮合酶

PAG：periaqueductal gray matter，导水管周围灰质

PET：positron emission tomography，正电子发射断层显像

PI3K：phosphoinositide 3-kinase，磷脂酰肌醇 3 激酶

PG：prostaglandin，前列腺素

PP analysis：per-protocol analysis，符合方案集分析

PPI：proton pump inhibitor，质子泵抑制剂

PRO：patient reported outcomes，患者报告的结局指标

RCT：randomized controlled trial，随机对照试验

ROS：reactive oxygen species，活性氧

rt-PA：recombinant tissue-type plasminogen activator，重组组织型纤溶酶原激活剂

SOD：superoxide dismutase，超氧化物歧化酶

SP：substance P，P 物质

SPARC：stimulating peripheral activity to relieve condition，刺激外周神经缓解疾病症状

SPECT：single photon emission computed tomography，单光子发射计算机断层成像

STAT：signal transduction and activator of transcription，信号转导及转录激活因子

TIA：transient ischemic attack，短暂性脑缺血发作

TLR：Toll-like receptor，Toll 样受体

TNF：tumor necrosis factor，肿瘤坏死因子

TRPV：transient receptor potential vanilloid，瞬时受体电位香草酸亚型

VAS：visual analogue scale，视觉模拟评分法

VIP：vasoactive intestinal peptide，血管活性肠肽

WHO：World Health Organization，世界卫生组织

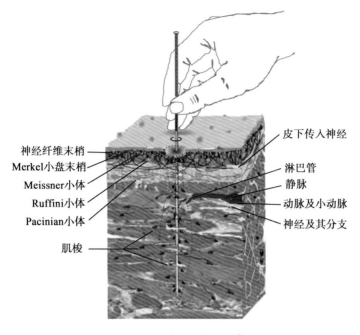

彩图 1 神经针刺单元[1]

神经纤维末梢
Merkel小盘末梢
Meissner小体
Ruffini小体
Pacinian小体
肌梭

皮下传入神经
淋巴管
静脉
动脉及小动脉
神经及其分支

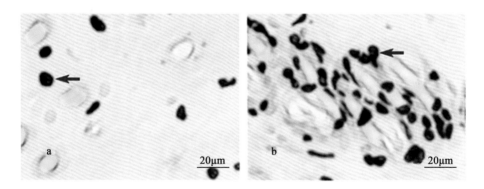

彩图 2 非穴处（a）和穴位处（b）肥大细胞的含量[2]

[1] ZHANG Z J，WANG X M，MCAlONAN G M，et al. Neural acupuncture unit：a new concept for interpreting effects and mechanisms of acupuncture[J]. Evidence-Based Complementary and Alternative Medicine，2012，2012：429412.

[2] HUANG M，WANG X Z，XING B B，et al. Critical roles of TRPV2 channels，histamine H_1 and adenosine A_1 receptors in the initiation of acupoint signals for acupuncture analgesia[J]. Scientific Reports，2018，8：6523.

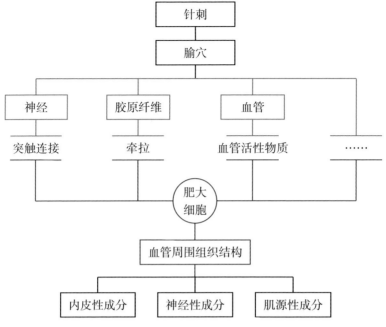

彩图 3 肥大细胞与神经、血管之间的联系

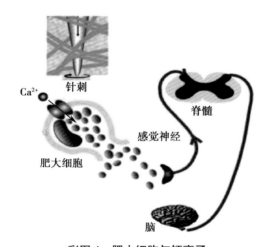

彩图 4 肥大细胞与钙离子

（针刺可以使肥大细胞内钙离子水平增加，促进 ATP
释放到细胞外，诱导神经元的兴奋[1]）

---

[1] YAO W，YANG H，YIN N，et al. Mast cell-nerve cell interaction at acupoint：modeling mechanotransduction pathway induced by acupuncture[J]. International Journal of Biological Sciences，2014，10（5）：511-519.

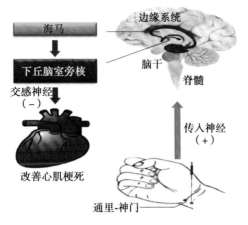

彩图5 针刺通过抑制交感神经的兴奋性改善急性心肌缺血[1]

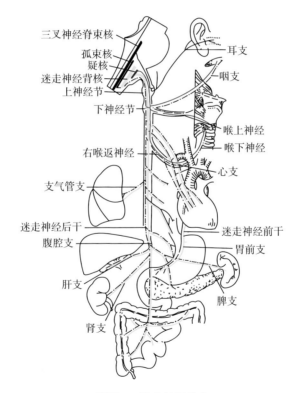

彩图6 迷走神经分支

[1] NISHIJO K，MORI H，YOSIKAWA K，et al. Decreased heart rate by acupuncture stimulation in humans via facilitation of cardiac vagal activity and suppression of cardiac sympathetic nerve[J]. Neuroscience Letters，1997，227（3）：165-168.

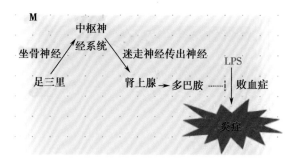

彩图7 针刺"足三里"抗炎通路[1]

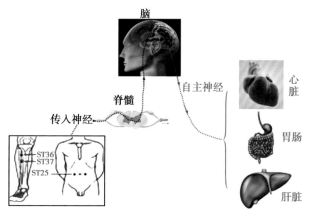

彩图8 针刺信息的神经传导通路

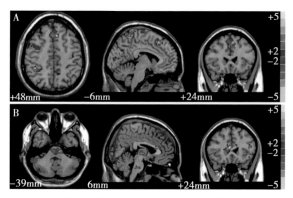

彩图9 针刺对侧（图A）或同侧（图B）条口穴治疗
肩周炎的脑区域一致性变化

[1] TORRES-ROSAS R，YEHIA G，PENA G，et al. Dopamine mediates vagal modulation of the immune system by electroacupuncture[J]. Nature Medicine，2014，20（3）：291-295.